보건프로그램 개발 및 평가

안옥희 정운숙 최희정 최혜정 심문숙 전미순 도은영 주영희 이경란 공저

메디컬코리아
Medical Korea

머리말

보건교육사 자격에 관하여 국민건강증진법에 명시되고 첫 시험이 시행된 2010년은 보건의료분야에서 활동하는 사람 누구나 의미 있게 기억할 것이다.

교육은 인간의 행동을 수정할 수 있는 가장 확실한 중재이다. 특히 보건교육은 교육내용이 어떻게 적용되어 대상자의 건강행태를 개선하였는지 교육의 효과를 확인하는 것이 중요하다. 그런 의미에서 보건교육사의 역할과 보건교육의 컨텐츠가 잘 구성된 보건프로그램의 중요성은 더욱 강조된다.

이렇게 중요한 보건프로그램을 개발하고 수행하며 평가한다는 것은 당연히 어려운 일이다. 그러나 전문직으로서의 보건교육사는 대상자의 건강행동을 변화시키기 위하여 대상자의 요구에 적합하고, 대상자가 자발적으로 참여할 수 있는 보건프로그램을 개발하여 보건프로그램의 평가가 우수하도록 최선의 노력을 다하여야 할 것이다.

사실 보건프로그램 개발 및 평가는 국가 및 지방자치단체 보건의료기관, 의료기관, 학교 및 사업장에서 보건프로그램을 개발하고 수행하며 평가하는 실무자 및 보건교육사를 준비하는 사람들에게 꼭 필요한 부분이나 교재가 많지 않다.

따라서 본서는 보건교육사 자격시험의 준비에 적합하도록 I부 보건프로그램의 이해, II부 보건프로그램의 개발, III부 보건프로그램의 평가 등으로 구분하였으며 현장에서 활용 가능한 지식과 정보를 제공하도록 노력하였다. 부디 보건프로그램이 어떻게 개발되고 평가되는지에 대한 학습에 직접적으로 활용되고 도움되기를 진심으로 기대한다.

무엇이든 한 번에 모든 목적을 달성하기는 어려울 것이다. 생각보다 많은 집필회의와 편집회의를 하는 동안 집필진의 역량도 많이 높아졌다. 앞으로 현장에서 교재로 직접 활용하면서 더 훌륭한 교재로 거듭나기 위한 노력을 아끼지 않을 것이다. 미흡한 부분에 대하여 지적과 조언을 부탁드린다.

한옥마을의 정취를 오감으로 느끼게 해주는 동락원의 사랑채에서 양문을 활짝 열고 장독대의 토속적인 간장냄새, 된장냄새를 벗 삼아 심도 있는 토론의 장을 마련하였던 집필진 교수님들과 한 여름의 지식데이트는 잊지 못할 것이다.

아울러 본 교재가 출간되기까지 항상 최상의 집필 환경을 마련해 주신 김기봉 사장님을 비롯한 메디컬코리아의 직원 선생님께 진심으로 감사드린다.

2010년 8월
집필위원 일동

CONTENTS HEALTHPROGRAMDEVELOPMENTASSESSMENT

머리말 | 3

I부 보건프로그램의 이해

1장. 보건프로그램 이해 _ 11

1. 건강과 삶의 질 | 13
2. 건강증진과 보건교육 | 14
3. 보건프로그램 | 18

2장. 보건기획 _ 21

1. 기획의 이해 | 23
2. 보건기획의 이해 | 31

3장. 건강행위이론 _ 39

1. 터너힐모형 | 41
2. 건강신념모형 | 43
3. 건강증진모형 | 45
4. 합리적 행위이론 | 48
5. 계획된 행위이론 | 49
6. 범이론적 모형 | 50

4장. 요구도조사 _ 55

1. 요구도조사의 이해 | 57
2. 요구도조사의 방법 | 64
3. 요구도조사의 단계 | 70

5장. 우선순위 결정 _ 83
1. 우선순위 결정의 필요성 | 85
2. 우선순위의 결정기준 | 87
3. 우선순위의 결정과정 | 95

6장. 목표설정 _ 99
1. 목표의 이해 | 101
2. 목표의 설정과정 | 104

II부. 보건프로그램의 개발

7장. 보건프로그램 대상 _ 109
1. 보건프로그램 대상의 이해 | 111
2. 생활터별 보건프로그램의 대상 | 112
3. 보건프로그램 대상의 선정 | 119

8장. 보건프로그램 전략 _ 131
1. 전략의 개념 | 133
2. 전략의 개발 | 146
3. 보건프로그램 전략의 실제 | 153
4. 보건교육과 건강증진 전략 | 157

9장. 보건프로그램 개발 _ 161
1. 보건프로그램의 기획 | 163
2. 보건프로그램의 개발 | 166

10장. 보건프로그램 수행계획 _ 173

1. 수행계획의 정의 | 175
2. 수행계획의 필요성 | 175
3. 수행계획의 구성 | 176
4. 수행계획의 절차 | 178

III부. 보건프로그램의 평가

11장. 보건프로그램 평가 _ 189

1. 보건프로그램 평가의 이해 | 191
2. 보건프로그램의 평가모형 | 193
3. 보건프로그램 평가의 유형 | 206
4. 보건프로그램의 평가지표 | 211

12장. 보건프로그램 평가과정 _ 217

1. 보건프로그램의 평가단계 | 219
2. 평가자료 수집방법과 고려사항 | 223
3. 평가결과의 정당화와 활용방안 | 225
4. 보건프로그램 평가 시 유의점 | 226

13장. 보건프로그램 평가보고서 작성 _ 229

1. 평가보고서의 개요 | 231
2. 평가보고서의 역할 | 231
3. 평가보고서의 구성 | 231
4. 평가보고서의 작성요령 | 233

참고문헌 | 271

찾아보기 | 276

부록 1. 보건교육관련 보건의약관계법규 | 235

부록 2. 통합평가지표 [금연] | 251

부록 3. 합동평가지표 [금연] | 265

I부

보건 프로그램의 이해

1장

보건프로그램 이해

LEARNING OBJECTIVES 학습 목표

1. 건강의 개념을 이해할 수 있다.
2. 삶의 질을 설명할 수 있다.
3. 건강증진의 개념을 이해할 수 있다.
4. 보건교육의 필요성을 나열할 수 있다.
5. 프로그램의 개념을 이해할 수 있다.
6. 보건프로그램의 개념을 정의할 수 있다.

고도의 경제성장과 과학기술 및 첨단의료기술의 발달은 우리 사회의 기대 여명을 현저하게 증가시키는 한편, 만성 성인병 질환과 같은 질병구조 양상 등을 포함한 현대 사회의 여러 가지 건강 변화 요인을 초래하였다.

실제적으로 2010년 우리나라는 국민소득이 2만 달러 수준의 선진국으로 진입되어 가면서 건강한 삶에 관한 국민들의 욕구가 증대하였고, 의학기술의 획기적인 발달과 다양한 요인들로 인해서 노인인구 비율이 10.7%로 고령화사회가 빠르게 진행되어가고 있다. 이는 국민의 의료비 부담 증가로 이어지므로 시급히 해결해야 할 과제이다.

더불어서 우리사회가 처한 상황은 질병을 지닌 상태에서 장비 및 시설에 의존하는 장애를 가진 사람들의 여명이 늘어남으로써 자기관리 능력의 적정기능 수준 향상을 위한 보건교육의 필요성이 점점 증가되고 있다. 따라서 국민건강증진 및 보건교육에 관한 전문지식을 지니고 보건교육프로그램의 기획, 운영 및 평가 등을 수행하는 전문 인력이 요구되는 시점에 이르렀다.

그러므로 우리나라는 국가자격증제도 도입을 통해 국민건강증진사업 및 보건교육사업 수행 인력의 자질과 전문성을 향상시킴으로써, 국민의 건강증진을 위한 질적 수준의 향상을 위한 보건교육사 제도를 시행하게 되었다. 따라서 국민 건강을 선도해 나아가는 건강에 관한 여러 전문 인력 중의 하나로서, 그 주어진 사회적 책임과 역할을 다하여야 하는 보건교육 전문가로서의 보건교육사들은 무엇보다도 먼저 건강과 이에 따른 삶의 질에 대한 깊은 이해가 요구된다고 하겠다.

본 장에서는 인간의 건강과 삶의 질 향상 그리고 건강증진에 관하여 설명하였으며 건강에 대한 우리 사회의 당면 과제를 해결하기 위한 보건교육의 구체적 사항들과 보건교육에 따른 프로그램의 개념과 보건프로그램의 개념에 대해 기술하였다.

1. 건강과 삶의 질

의 · 식 · 주 그리고 건강이란, 21세기를 살아가는 우리 사회 구성원들 삶의 필수적인 요소로 자리잡고 있다. 특히 현대인들에게 있어서 평균수명과 건강수명의 차이로 인하여 파생되는 여러 가지 곤란하고 복잡한 문제로 인해서 '건강' 이란 개념이 국민 모두의 화두로 정착된 지 이미 오래되었다.

건강에 대한 정의는 시대적 변화와 건강에 관련된 학자에 따라서 매우 다양하게 표현되어지고 있지만 개인의 신체적, 정신적, 정서적, 사회적 및 영적 측면들이 복합적으로 이루어졌다는 전인적 개념이 일반화되어 일컬어지고 있다.

세계보건기구(WHO)가 정의한 건강은 "단지 질병이나 장애가 없는 상태가 아닌 신체적, 정신적, 사회적으로 완전히 안녕상태"라 하였다.

즉, 신체적으로 건강한 사람은 삶의 활동성에 담긴 에너지가 있기 때문에 질병으로 인한 삶의 방해가 없는 상태이다. 정신적으로 건강한 사람은 정체성이 확고하여 그들의 삶에서 파생되어 야기되는 문제점에 대해서 모험으로 생각하며 이들 문제점에 관한 해결과 변형이 가능한 상태라고 생각한다. 정서적으로 건강한 사람은 그들의 감정에 대해서 인식하고 받아들임으로써 신뢰하고 공유할 뿐만 아니라, 자신들의 감정을 건설적으로 이끌어가는 사람이다. 그리고 사회적으로 건강한 사람은 타인을 좋아하고 신뢰하며, 그들 주변의 타인들과 조화로운 인간관계를 형성하는 동시에 책임감도 갖는 상태이다. 영적으로 건강한 사람들은 그들 삶의 도덕적 기준을 지니며 개개인의 삶을 향상시킬 수 있는 가치에 대한 확고한 믿음을 지니고 살아가는 상태에 있음을 의미한다.

그 외에도 어떤 심각한 불능의 상태를 나타내지 않고 적정하게 효과적으로 기능하는 상태, 안정과 편안함을 유지하기 위한 내 · 외적 자극에 대한 목적적 · 적응적 반응(신체적, 정신적, 감성적, 사회적으로), 일상 생활에서 기능의 심리적인 면, 인간 상호관계적인 면, 사회적인 면, 그리고 신체적인 면을 포함한 통합, 통합된 전인의 상태이고 또 그렇게 되는 과정 등이 있다(안옥희 외 2009).

한편, 학교건강교육연구에서는 건강을 "사람들이 살아가는 사회 복합체와 정신적 · 정서적 반응, 개인의 신체적 안녕 간의 역동적인 상호작용과 상호의존성을 포함하는 삶의 질"로 정의하고 있다.

21세기를 살아가고 있는 현대인들은 산업화됨에 따라 이룩하게 된 고도의 경제 수준 향상과 함께 보건위생 수준의 개선과 과학기술 및 첨단 의료기술 발달 등등의 여러 가지 건강에 관한 긍정적인 요인으로 인하여, 감염증과 같은 급성질환이 감소되었으며 풍

족한 식량과 좋은 영양상태 개선 효과에 따라서 모든 연령층의 사망률이 저하됨으로써 평균수명이 연장되어 가고 있는 상태에 있다. 이와 같은 현대인들의 평균수명 연장 현상은 건강수명 연장을 더욱 갈구하게 만들었다. 즉, 건강하고 행복하게 오래오래 살고자 하는 삶의 질 향상에 대한 욕구를 더욱 증대시켜가고 있는 것이다. 다시 말해서 질병이 없으며 타인이나 장비 및 시설에 의존하지 않는 상태로서 건강수명이 높아진 상태의 여명을 기대하는 것이다. 이는 곧, 적정수준의 자기건강관리 능력을 향상시키기 위한 방향으로 이어지는 개념으로 직결되는 것이다.

2. 건강증진과 보건교육

오늘날의 건강 개념은 질병이 아닌 건강에 대한 교육을 강조하는 것으로 확대되어감에 따라 건강 개념의 변화는 건강증진의 방향으로 강조되어 가고 있다.

공식적으로 건강증진이란 개념을 사용한 것은 1974년 캐나다에서 Lalond의 보고서와 1976년 영국정부의 "Prevention and Healthy; Everybody' s Business" , 그리고 1979년 미국에서 "Surgeon General' s Report; Healthy People" 이 발표되면서이다. 이 세가지 보고서에는 건강에 영향을 미치는 광범위한 환경적 요소들의 역할과 개인적 생활양식에 대한 논의를 하였고, 개인건강의 절반 이상이 개인의 조절 하에 있는 생활습관에 의해 결정된다고 설명하였다. 즉, 건강증진이란 한 마디로 건강을 증진시키는 것이다. 다시 말한다면, 건강한 한 개인이 일상생활을 정상적으로 수행해 나아갈 수 있도록 신체 및 정신적인 안녕상태를 증진시키는 것이라 말할 수 있다. 이는 또한 사람들로 하여금 자신의 건강에 관한 관리능력을 증가시키고 개선하도록 하는 체계적인 과정을 의미하는 것이다.

위와 같은 건강증진의 정의와 더불어서, 또 다른 관점에 따라 다양하게 기술되어진 내용들을 살펴보면 다음과 같다.

① Brubaker(1983)는 건강증진이란 '개인의 습관이나 환경의 변화를 촉진하는 과정을 통해서 높은 수준의 안녕을 향해 나아가는 건강관리' 라고 하였다.

② WHO(1984)는 건강증진은 '개인이나 지역사회로 하여금 건강결정인자에 대한 효과적인 통제를 통하여 자신의 건강을 향상시킬 수 있는 능력을 갖도록 하는 일련의 과정' 이라고 밝혔다.

③ Laffery(1985)는 건강증진이란 '더 높은 건강과 안녕을 성취하기 위한 목적으로 하는 행동이다' 라고 정의하였다.

④ 제1차 오타와 국제회의(1986)에서는 '사람들이 건강에 대한 관리 능력을 높이고 자신의 건강을 향상시킬 수 있게 하는 과정이다. 즉, 건강증진의 목적은 개인이나 지역사회의 자기관리능력을 높여 건강을 향상시키는 것이며, 건강증진사업 내용은 특정 건강관리사업 내용의 변화가 초점이기 보다는 건강관리사업 수행과정의 변화가 핵심인 것을 알 수 있다' 라고 밝혔다.

오타와 선언에서는 건강증진사업의 성공적 추진을 위한 5가지 필수전략이 채택되었으며, 이에 따라 세계보건기구는 다음의 5가지 전략을 권장하고 있다.

- 건강증진 활성화를 위한 공공정책을 수립한다.
- 건강증진을 지원할 수 있는 환경을 조성한다.
- 건강증진을 위한 지역사회활동을 강화한다.
- 건강증진을 위한 개인의 능력/역량을 개발한다.
- 건강증진에 적합하도록 보건의료서비스 방향을 재설정한다.

⑤ O' Donnell, M. P.(1986)은 건강증진이란, '최적의 건강상태를 향하도록 생활양식의 변화를 돕는 예술이며 과학이다' 라고 설명하였다.

⑥ Pender(1987)는 건강증진이란 '안녕의 수준을 증가시키고 개인, 가족, 지역사회의 건강잠재력을 실현시키도록 하는 활동으로 구성되며, 질병이나 문제 지향적이 아니라 건강의 긍정적인 잠재성을 확장시키기 위하여 추구하는 것' 이라고 정의하였다.

⑦ 제2차 아데레이드 국제회의(1988)에서는 오타와 헌장에서 확인한 5개의 건강증진 전략 중 공공정책의 4가지 우선 분야를 확인하였다.

- 식품과 영양
- 담배와 알코올
- 여성의 건강증진
- 지지적 환경의 조성

⑧ Kulbok과 Baldwin(1992)은 건강증진이란, '건강 습관을 선택하거나 부정적인 건강증진행위를 회피하는 것 이상의 의미로써, 건강과 관련된 지식, 태도, 행위의 복

잡한 망을 포함하며, 건강증진을 위해서는 경제적, 문화적, 사회적 환경 속에서 복합적인 개인의 생활방식을 선택하는 것이 필요하다' 고 하였다.

⑨ 제3차 선드볼 국제회의(1997)에서는 오타와 헌장에서는 확인된 5개의 건강증진 전략 중 건강에 대한 지지적 환경에 대한 회의로 인해 건강과 물리적인 환경 간의 필수적인 관계를 집중 조명하였던 바, 다음과 같이 6개의 분야에 초점을 맞추게 되었다.

- 교육
- 업무
- 운송
- 식품과 영양
- 가정과 이웃
- 사회적 지지와 돌봄

⑩ 제4차 자카르타 국제회의(1997)에서는 건강증진이란 '전통적인 한계를 극복하고 사회의 서로 다른 분야에서의 협력을 도모하는 것' 으로 정의하였다.
이 회의에서는 오타와 선언에서의 5가지 전략을 유지하고 우선순위를 아래와 같이 설정하고 있다.

- 건강증진을 위한 사회적 책임감 증진
- 건강증진사업의 전개를 위한 투자 증가
- 건강증진을 위한 협력관계의 구축과 강화
- 지역사회의 역량 증가와 개인에게 권한 부여 및 능력 증진
- 건강증진을 위한 하부구조의 확립

⑪ 제5차 멕시코 국제회의(2000)에서는 제4차 자카르타 국제회의의 기본전략 외에 취약한 환경에 거주하는 사람들의 건강과 삶을 향상시키고 계층간 · 지역간의 건강 불균형의 해소가 주요 논제로 토의되었다.
건강의 불균형을 유발하는 원인으로는 자원에의 접근성, 사회적 · 구조적 불균형, 성의 평등 등이 언급되었으며, 이를 해소하기 위한 건강증진전략으로는 건강 결정요인에 중점을 둔 전략을 유지하면서, 개인의 권한 및 능력 증가를 강조하고 건강 불균형의 결정요인에 역점을 두었다고 하였다.
또한 제4차 자카르타 국제회의에서 논의된 우선순위 외에 의료체계와 서비스 재

정비가 추가되었으며 아래와 같은 쟁점이 논의되었다.

- 건강증진의 적절성에 대한 재정의
- 건강결정요인에 중점
- 건강의 불균형 해소
- 건강증진의 정치적 변화에 따른 민감성
- 건강증진에서의 여성의 역할

위의 건강증진에 관한 정의를 종합해 본다면, 건강증진이란 개인이 처한 환경이나 개인적 습관을 변화시켜서 최고의 안녕에 도달하는 것으로 정의될 수 있으며, 건강을 위한 능동적인 의지와 목표가 있고 개인의 안녕수준, 자아실현 및 자기성취를 유지하고 증진시키기 위한 접근행위이다. 이러한 실천적 활동이나 행동을 지속적으로 유지시키는 것, 즉 건강증진 행위의 개념까지도 포괄하고 있는 광의의 개념임을 알 수 있다.

또한 가장 중요하고 우선적인 건강증진에 관한 기본적인 방향은 '건강을 위한 사회적인 책임을 조장하는 것' 이다. 따라서 건강생활실천(1차예방), 질병예방(2차예방), 질병관리(3차예방) 등의 단계별 국가개입전략을 적용함으로써, 질병치료 차원의 접근이 아닌 질병의 원인을 사전에 제거하는 예방적인 차원의 적극적인 국가건강관리 정책으로서의 전환을 위한 필수적인 사항인 것이다.

이상과 같은 국가보건의료 정책은 주민들의 보건의료에 대한 관심과 적극적인 참여를 높이면서 수요자 중심의 지역사회 건강증진사업을 확대해야 하므로, 보건소와 같은 공공보건의료기관의 기능과 책임이 한층 요구되며, 국가적, 사회적 또한 개인적 차원의 지속적인 건강증진 인프라 구축이 필요함을 인식하여야 할 것이다.

나아가서 공공부문 혹은 민간부문이 다 함께 건강에 유해한 일은 피하고 건강한 환경을 보호하여 보건자원의 지속적 이용을 가능토록 해야 하며, 인체에 해를 끼치는 상품이나 물질의 생신과 거래 등을 억제하도록 이끌어 나아가야 한다. 또한 국민건강을 해치는 상병 발생의 주요 요인이 생활양식 및 환경의 변화 등 복잡하고 다양한 복합적 성향임을 고려하여 공공보건의료기관의 건강증진사업 역시 보건교육적 수단, 예방의학적 수단, 환경, 보건학적 수단 등을 이용하여 다각적이고 종합적인 접근 방법을 고려해야 할 시점에 이르렀다.

이와 함께 국가와 각각의 지방자치단체는 물론 관련 보건의료기관과 민간단체, 각급 학교 및 다양한 사업장과 기타 지역사회조직등 각계 각층의 건강증진사업 참여와 협력을 유도하여 국민 건강증진사업이 활성화시킬 필요성에 따른, 지역사회 주민의 자기건강관리를 위한 보건교육 프로그램이 추진 · 활성화되어야 함이 높히 인식되어야 할 것이다.

결론적으로 보건교육의 국가적 또는 사회적 책임과 역할을 담당할 보건교육사는 보건교육 전문가의 책무를 다하기 위해 보건 프로그램에 관한 개념을 정립하고 기획하고 실행하여 평가할 수 있는 지식을 이 책을 통하여 갖추어 나아가야 할 것이다.

3. 보건프로그램

1) 프로그램의 개념

프로그램이란 '어떤 특정 과제 수행에 필요한 능력을 향상하기 위한 수단 또는 체계적인 활동을 제공하는 것', 또는 '특정한 목적달성을 위해서 자원과 기술이 투입되어 일정한 절차에 따라 행해지는 조직의 계획적인 활동체계'로 정의될 수 있다.

그러므로 프로그램을 이루는 기본적 요소에는 목적, 자원과 기술 그리고 계획된 활동 등이 있다.

우선, 프로그램의 목적은 프로그램 활동이 궁극적으로 추구하고자 하는 가치와 바람직한 미래의 상태를 의미한다.

둘째, 자원이란 보건기획가, 보건교육사 등의 인적자원과 예산을 포함하는 재원을 자원이라 한다. 또한 기술이란 프로그램의 기획모델과 건강증진을 위한 행동변화 이론 등을 포괄하는 이론 및 기법을 의미한다.

셋째, 계획된 활동이라 함은 프로그램 관리자가 일정한 기간을 설정하고 순차적으로 진행될 활동을 의도적으로 계획하여 진행시키는 것으로써 프로그램 매뉴얼, 지침서 등이 좋은 실예가 된다.

2) 보건프로그램의 개념

보건프로그램이란 '보건 종사자들의 주요 활동 요목들을 체계적이고 유기적으로 조직해 놓은 것'이라 할 수 있다.

특히, 보건프로그램은 극히 간단한 것에서부터 국가단위의 대규모 프로그램에 이르기까지 그 대상자의 포함 정도나 내용이 매우 다양하다.

양질의 프로그램이 갖는 특성에 대해서 다음과 같이 설명하였다.

① 특정 프로그램의 성격과 특성에 적합한 전문 · 비전문 인력이 적재적소에 배치되어야 한다.

② 개별 프로그램마다 목적, 대상, 개입방법 등에서 개성과 특성, 즉 고유의 정체성이 있어야 한다.

③ 성공적인 프로그램을 위하여 안정적이고 일관성 있는 자원의 공급이 필수적이다.

④ 프로그램 수행과 서비스가 제공되는 모든 활동에는 철학이 뒷받침되어야 한다.

⑤ 프로그램은 원인과 결과에 따른 연구와 조사가 수반되는 근거중심이어야 한다.

⑥ 프로그램 수행에 사용되는 모든 활동과 절차는 과학적인 이론적 근거 하에서 이루어져 야 한다.

⑦ 프로그램 서비스 대상자와 명확하게 의사소통되어야 한다.

⑧ 프로그램의 수행 후에는 과학적이고 체계적인 평가노력이 포함되어야 한다.

⑨ 프로그램의 수행 후에는 문제해결 결과에 관한 과학적이고 객관적인 성과를 확인할 수 있어야 한다.

2장

보건기획

LEARNING OBJECTIVES 학습 목표

1. 기획의 정의를 설명할 수 있다.
2. 기획의 특성을 설명할 수 있다.
3. 기획의 필요성을 이해할 수 있다.
4. 기획의 유형을 열거할 수 있다.
5. 기획과정을 나열할 수 있다.
6. 보건기획의 정의를 설명할 수 있다.
7. 보건기획의 필요성을 이해할 수 있다.
8. 보건기획의 유형별 과정을 기술할 수 있다.

우리들은 일상적인 보건업무 생활 속에서의 수많은 계획서가 무용지물이 되는 경우가 적지 않음을 인정하지 않을 수 없다. 그에 대한 여러 가지 중요한 원인 중에서 특히 간과하지 말아야 할 점이 있다. 이는 바로 기획에 대한 본질적 이해가 부족한 상태에서 규정이나 직장 상사의 지시 등 타율적으로 많은 사업기획이 이루어졌기 때문일 것으로 생각된다.

다양한 분야의 많은 학자들에 의한다면, 기획과정에 참여하는 기획자들은 기획이란 불가피하게 직면하게 되는 불확실한 미래의 변화에 대해 준비한다는 것임과 동시에, 과학이 아니기 때문에 매우 복잡하게 뒤엉킨 여러 가지 문제점을 해결하는 아주 정확한 답이 없음을 알아야 한다고 주장하고 있다.

이는 곧, 성공적인 기획을 하고자 노력하는 기획자에게는 무엇보다도 창의적이고 열린 사고가 필요함을 미리 밝히고자 한다.

따라서 본 2장에서는 생생하고 현장감 넘치는 보건기획을 하기 위해 우선, 기획에 관한 본질적인 이해차원에서 기획을 정의하였고, 기획이 갖는 4가지의 특성과 함께 그 필요성을 5가지로 열거하여 설명하였다. 또한 기획의 범위, 기획 대상, 기획에 따른 사용수단, 기간, 대상 지역 등에 따른 기획의 유형을 설명하였다. 그리고 Galloway의 기획과정 등을 포함한 5가지의 기획과정을 설명하였다.

또한 보건기획의 이해를 위하여 보건기획의 정의, 보건기획의 필요성, Precede-Procede Model을 포함한 9가지의 보건기획의 유형을 제시하였고, 각각의 유형에 따른 보건기획의 과정을 구체적으로 설명하였다.

1. 기획의 이해

기획이라는 단어의 개념적 탄생에 대해 역사적인 관점에서 단편적인 견해를 들어 설명하여 본다면 다음과 같다.

지금까지 발전을 거듭해 왔던 현상으로, 세계 각처에서 소규모로 이루어졌던 프로그램들은 매우 다양하고 복잡한 현대사회로 옮겨 오면서 다국적 기업 등과 같은 엄청나게 큰 조직으로 변화되어 왔다. 따라서 매우 비대한 조직으로 변화된 각종 그룹은 미래 불확실성을 특징으로 하는 현대사회에서 생존하기 위하여 그들 조직이 당면한 시장예측과 위험요인을 최소화하는 전문적 기술을 포함하는 사업기획 기술 등을 꾸준히 개발하여 왔다.

즉 조직의 규모와 복잡성으로 인한 여러 가지 어려운 문제점을 풀어 나가기 위해서 한층 신중하며 더더욱 명백하게 미래에 대한 의사결정을 할 수 있는 방법을 필요로 하기에 이르렀다.

이러한 영향으로 생겨나게 된 기획의 개념에 대하여 다음과 같이 정리하여 설명하고자 한다.

1) 기획의 정의

실제 일상생활 속에서 기획이라는 단어를 많이 사용되고 있으나, 흔히 기획과 계획을 구분하지 않고 혼동하여 동일한 의미로 사용하고 있는 실정이다.

기획이란 본질적으로 전략적인 의사결정 과정으로 사회나 조직을 위한 목표, 정책 그리고 절차나 방법같은 수단들을 선택하고 결정하는 과정이다. 이에 반해서 계획이란 기획 과정의 결과로 나타난 최종산물을 의미하는 것이다. 다시 말해서 계획은 기획서라고 할 수 있으며 일련의 과정으로서의 기획은 계획과는 확실히 다르게 구분되어져야 한다.

기획의 정의는 기획 전문가 또는 학자에 따라서 매우 다양하지만, 흔히 인용되어지는 기획의 정의를 간단히 살펴보면 다음과 같다.

① 기획이란 복잡한 상황에서 발생하는 새로운 문제들을 해결함으로써 바람직한 목표를 달성하기 위하여 최적의 전략을 개발하려는 의도적인 사회활동 또는 조직활동이라고 정의 될 수 있으며, 이 활동들은 선택된 전략을 집행하는데 필요한 자원과 권한을 수반하여야 한다(E. R. Alexander).

② 기획은 '미리 정해진 방법으로 대상에 변화를 가져올 수 있는 행동을 설계하는

것' 이다(H. Ozbekhan).

③ 보건기획은 보건상의 목표를 달성하기 위해 복수의 대안 중에서 최적의 안을 선택하여 조직적, 의식적, 계속적으로 노력하는 것이다(WHO).

이상과 같이 공통적이며 본질적으로 일컬어지는 기획이란 의도된 미래의 상(목표)에 맞추기 위하여 현재를 변화시키는 의사결정과정이라고 하겠다. 즉, 사회나 조직을 위한 미래의 목표, 정책과 더불어서 절차나 방법에 있어서는 현재와 미래에 이용가능한 수단을 효율적이며 적절하게 선택하고 결정하여 적용하는 명확하고 체계적인 행동과정이자 방법이라고 정의할 수 있다.

2) 기획의 본질적 특성

기획의 본질적 특성에 대해서 배상수(2008)는 다음과 같이 요약하여 설명하고 있다.

① 미래 목표지향성을 지닌다.

우리에게 불가피하게 다가오는 미래 불확실성을 최소화하는 동시에 미래 의도(목표)에 바람직하게 부합하도록 변화시키고자 하는 수단이며 노력이다. 따라서 우리 주변의 여러 가지 자료를 수집 · 분석하여 활용함으로써 미래에 대해서 정확한 예측과 통제가 가능하도록 작용한다. 즉, 미래 상황의 진전방향을 사전에 탐색할 수 있게 한다.

② 목표에 이르는 최적의 수단을 제시한다.

우리의 막연한 꿈과는 다르게 기획은 바람직한 목표에 도달할 수 있는 구체적인 수단을 제시한다. 또한 시행착오나 우연에 의한 문제해결 접근방법과는 달리, 기획은 목표에 이르기 위한 최적의 수단을 계획적으로 제시한다.

③ 권한과 자원을 동반한 행동 지향성을 지닌다.

기획은 단지 계획을 수립만 하는 것이 아니라 확고한 기획의 가치는 기획자에게 권한을 부여하여 계획을 성공적으로 수행할 수 있도록 하는 데 있는 것이다. 따라서 단순한 조사연구나 지식의 탐구 등과는 구별된다.

④ 체계적인 일련의 의사결정 과정이다.

기획은 일회적이거나 단편적인 의사결정들이 아니라 하나의 연속적인 과정으로써 계속적이며 반복적으로 이루어진다. 이러한 점은 계획과 구별되어지는 면이다. 또한 이와 같은 기획과정의 여러 단계는 체계적으로 연결되어서 상호작용하고 상호의존하며 서로 영향을 미친다.

3) 기획의 필요성

이상과 같은 기획의 본질을 접한 기획자는 현실적인 측면에서 제한된 인적, 물적자원을 이용하여 효율적으로 목표를 달성하기 위해서는 기획이 반드시 필요함을 인식하게 되었다.

그러므로 기획자가 기획의 필요성에 대해서 지각하는 것이 곧, 기획을 시작하는 계기가 된다고 할 수 있다.

이에 기획의 필요성에 대해서 배상수(2008)은 다음과 같이 정리하여 설명하고 있다.

① 지휘의 수단이다.

기획은 자원에 대한 제한을 비롯하여 여러 가지 현실적인 제약 하에서 미래 불확실성에 대처하는 동시에 변화를 추구하여야 하는 조직에게 지휘 수단으로써의 중요성을 지닌다.

또한 기획과정은 조직의 목표와 이것을 달성하는데 필요한 전략적 요소에 대하여 조직 내의 선택과 집중을 가능하게 한다.

즉, 주어진 목표에 대한 성과가 측정되고 목표가 제시하는 범위 안에서 의사결정을 하게 되기 때문에 관리자는 조직의 일반목표나 방침에 대하여 의식적인 선택과 집중 전략이 요구된다. 이는 조직 내의 여러 요소와 힘이 조직의 최종 목표를 향하여 나아가도록 제반 활동이 조정될 수 있도록 한다.

② 효과적인 통제의 수단이다.

성공적인 조직을 위하여 조직 전체에게 조직이 추구하고 달성해야 하는 목적이 제시되고 이해되어진다면 조직 구성원에 대한 효과적인 통제가 가능해질 것이다.

즉, 기획은 조직의 목표를 결정할 뿐만 아니라 일정한 시간과 공간의 범위 내에서 수행되어야 할 업무를 명확하게 확인시켜 준다. 따라서 훌륭한 기획일수록 업무성과에 대한 올바른 측정을 가능하도록 해준다. 따라서 기획은 효과적인 통제의 수단으로 작용할 수 있다.

③ 가용자원의 효율적 사용을 가능하게 한다.

기획에 의해서 조직 내에 단합된 분위기가 조성되고 가용자원의 상태와 사용에 대한 계획이 조직 내 모든 구성원에게 의사전달이 되는 것이 중요하다. 이러한 상황에서 조직 내의 가용 자원은 최대한 효과적으로 사용될 것이며, 이에 따라서 제반 경비의 절약이 가능할 것이다.

또한 기획은 여러 가지 대안 중에서 가장 효과적인 방안이 선택되어 예산의 절약과 생산적인 업무활동을 촉진시키며 조직의 통합적인 활동을 활성화시킴으로써 업무의 흐름을 개선시킬 수도 있다.

이와 같이 효과적인 기획은 계획성 있는 행동 및 그 지속성을 확보시켜 준다.

④ **업무 수행능력을 강화시킨다.**

기획은 업무수행 성과를 증진시키고 창의적인 방안을 찾는 중요한 방법이다. 동시에 의욕과 사기를 높이는 의사전달을 촉진하므로 구성원의 업무수행 역량의 증가를 돕는다.

⑤ **미래사회의 대비가 가능하다.**

기획은 장래에 발생할 수 있는 가능성 높은 사태에 대처하는 전략을 준비할 수 있게 한다. 즉, 서로 다른 기획과정에 기초하여 대체가 가능한 복수의 계획을 수립해서 예측 불가능한 사태가 발생할 수 있는 요인을 미리 예측하고 계획을 세워 침착한 대처가 가능하도록 해 준다.

4) 기획의 유형

기획에는 다양한 형식과 접근방법이 있다. 따라서 기획의 유형을 범위, 기획 대상, 기획을 위한 사용 수단, 계획기간, 대상 지역등에 준하여 다음과 같이 정리 · 기술하였다(배상수, 2008; 엔드류 그린 저, 지역보건연구회 역, 2002).

(1) 범위에 따른 유형

① **전략기획**

- 미래 불확실성에 대처하기 위해서는 전략적 사고가 필요하다는 인식이 확산되 었기 때문에 근래에 들어 강조되는 유형이다.
- 거시적 관점에서 광범위한 수행체계를 제공하기 위해 시도되는 분리된 활동으로 간주된다. 즉, 활동지침을 포함한 총괄적이고 장기적 대책을 강구하는 기획으로써, 한 조직이 수행해야 할 방향을 설정한 기술이다. 따라서 종합적 또는 통합적 기획이라고도 불린다.
- 조직의 비전과 미션에 기초하여 사업별 · 부서별로 우선순위를 정하고 가용 자원의 제한된 여건에서 프로그램들간의 조정을 꾀하게 된다.

② **프로그램기획**

- 민간조직에서 비롯된 개념으로써 종종 수입과 지출계획을 포함한 조직의 활동방향을 정립하기 위한 기획이다.
- 대부분의 경우 철학이나 장기전망과 같은 기본적 방향이 결여되어 있으므로 전략적 기획이 선행되어야 제시된 프로그램이나 정책들이 조직의 목표나 우선순위와 연관되어질 수 있는 제한점을 갖고 있다.

③ **실행기획**

- 운영기획이라고도 한다.
- 프로그램의 실행을 위한 자세하고 정확한 시간조절과 실행방법에 관한 활동기획으로써 예산, 일정, 담당자의 역할 등에 대한 기획이다.

④ **작업기획**

- 한 개인이나 소규모 부서의 활동에 관한 운영기획이다.

(2) 대상에 따른 유형

① **경제기획**

- 우선적으로 공공의 재원을 통한 경제부양이나 개발을 위주로 한 국가수준의 활동기획이다.
- 경제의 성장과 균형발전, 안정화 등을 위한 기획이다.

② **사회기획**

- 사회계층의 불균형과 불평등을 해소하고 나아가서 국민의 보건복지를 증진하기 위한 기획이다.

③ **행성기획**

- 조직을 효율적으로 관리하고 목표를 효과적으로 달성하기 위한 기획이다.

④ **환경기획**

- 쾌적한 생활환경의 확보와 관련되는 보건프로그램, 즉 유해환경관리 또는 상하수도관리 등에 관한 기획이다.

⑤ **인적자원 기획**

- 한 조직이나 국가의 인력양성 및 관리, 지역적 분포 및 활용목표 등에 관한 정확한

기준, 추계 등으로 인적 자원 요구와 양성에 초점을 맞춘 기획이다.

⑥ **물적 기획**
- 건물 구성요소와 관련된 기획으로 도시계획, 토지이용계획과 같이 공간 및 자연을 개발하고 공공편익을 증진하기 위한 기획이다.

(3) 수단에 따른 유형

① **규제적 기획**
- 바람직한 상태를 기술하고, 이를 위해서 승인된 범위나 한계를 벗어나는 개인적, 또는 민간영역활동의 의사결정이나 행동에 규제를 가하기 위한 기획이다.
- 계획을 집행하고자 하는 공권력이 요구되는 정부 기획담당 부서의 활동이다.
- 각 지방의 종합기본계획이나 환경에 관한 규제, 소비자 보호를 위한 규제 등이 그 예이다.

② **배분적 기획**
- 바람직한 목표나 활동을 자원공급을 통해 유도, 직접적인 규제가 아닌 유인에 의존하는 기획이다.
- 조세를 거두어 필요한 곳에 배분하는 것이 그 예이다.

③ **예시적 기획**
- 확실한 정보와 분석, 미래에 대한 정확한 예측, 대안적인 기준의 제시 등을 통해서 목표를 달성하고자 하는 기획이다.
- 중요한 당사자가 기획과정에 적극적으로 참여하는 것이 필수적이다.

(4) 기간에 따른 유형

기획의 목적과 용도에 따라서 단기, 중기, 장기 기획 중 어떤 기획을 할 것인가를 선택하여야 한다. 또한 단기, 중기, 장기 기획은 상호 연결되어 있다.

① **단기 기획**
- 보통 1년 내외의 연차기획이 해당된다.
- 현실과의 괴리가 적어 현실성이 높지만 여건에 따라서 수정 · 변동된다.

② **중기 기획**
- 일반적으로 5년 내외의 기간에 걸친 기획이 해당된다.

- 이미 설정된 목표와 목적을 달성하기 위해서 어떤 종류의 자원을 어디에 배정해야 할 것인지 그 방법과 수단에 더욱 관심을 기울인다.

③ **장기 기획**

- 10년 또는 20년에 걸친 기획이 해당된다.
- 구조적 변동이나 획기적 발전을 유도할 수 있다.
- 보건프로그램의 최종 목표인 건강수준의 변화는 장기 기획을 통해서 확인할 수 있다.
- 너무 길어지면 예측 정확성의 효율성이 저하된다.
- 기획가의 능력, 정보의 축적, 미래에 대한 예측을 위한 기법 등을 확보하여 장기 기획의 정확도를 높인다.

(5) 지역에 따른 유형

① **지방 기획**

- 시, 군, 구 단위의 기획으로 지역보건의료기획이나 건강증진사업기획이 그 예이다.

② **지역 기획**

- 광역 지역을 대상으로 지역보건의료기획이나 건강증진사업기획이 그 예이다.

③ **국가 기획**

- 국가 단위의 정책적 특성과 목표를 지닌 보건계획 등이 그 좋은 예이다.

④ **국제 기획**

- 세계보건기구, 국제개발은행 등이 보건에 대한 국제 기획을 담당하고 있다.

5) 기획 과정

일반적으로 여러 기획 전문가들이 제시하고 있는 기획 과정들은 다음과 같다. 그러나 이들 중에서 모든 사람들이 함께 동의할 수 있는 기획 과정은 없다고 말할 수 있다.

따라서 보건프로그램을 기획하려는 우리는 여러 형태의 일반적인 기획 과정을 참고하여 나름대로의 기획 과정을 설정하고 적용하는 것이 바람직할 것이다.

(1) Galloway

① 1**단계: 목표설정**

② 2**단계: 조사연구**

③ 3단계: 대안발견

④ 4단계: 정책작성

⑤ 5단계: 집행

(2) Millet

① 1단계: 목표설정

② 2단계: 현황측정

③ 3단계: 명백한 활동을 위한 기획의 실제

(3) Morrison

① 1단계: 기획 수립에 대한 결심

② 2단계: 필요한 사실의 수집과 미래예측

③ 3단계: 대안의 작성과 비용의 비교

④ 4단계: 대안적 기획의 결정

⑤ 5단계: 시행

(4) Koonz and O'Donnell

① 1단계: 목표설정

② 2단계: 기획 가정의 설정

③ 3단계: 대안적 행동노선의 모색과 시험

④ 4단계: 대안적 행동노선의 평가

⑤ 5단계: 하나 또는 복수의 행동노선의 선택

⑥ 6단계: 필요한 파생기획의 수립

⑦ 7단계: 문제 이슈의 대중매체 통한 제시

⑧ 8단계: 관련 상세 정보 또는 특집 기사의 지속적 제공

⑨ 9단계: 예상되는 미디어(기자)질문에 대한 대답과 대처 방안 준비

⑩ 10단계: 문제와 관련된 타 요인도 지속적으로 부각시켜 문제의 중요성 강조

(5) 일반적 기획 과정

① 1단계: 문제파악

② 2단계: 목표설정

③ 3단계: 자료 · 정보의 수집 및 분석

④ **4단계: 기획 전제의 설정**
⑤ **5단계: 대안의 탐색 및 평가**
⑥ **6단계: 최적의 대안 선택**
⑦ **7단계: 실행 및 모니터링**
⑧ **8단계: 결과평가**

2. 보건기획의 이해

보건교육사의 역할과 기능 중에서 보건프로그램을 설계하여 수행하고 수행된 프로그램을 평가하는 것은 매우 중요한 핵심적 업무라고 하겠다.

따라서, 여기에서는 앞에서 살펴보았던 기획의 본질적 의미를 바탕으로 보건기획의 정의와 필요성을 이해함과 동시에 보건프로그램을 현실적이며 합리적으로 기획할 수 있는 보건프로그램의 일반적인 의미와 양질의 보건프로그램 특성, 그리고 보건프로그램의 과정이 수행되는 순서를 설명하고자 한다.

1) 보건기획의 정의

앞에서 살펴 본 바에 따르면, 기획이란 의도된 미래의 상에 맞추기 위해 현재를 변화시키는 과정이라 하였다. 따라서 보건기획은 국민의 건강을 지키기 위해 합리적으로 보건 목표, 정책, 절차, 수단들을 선택하고 결정하는 제반 보건활동의 과정이라고 말할 수 있다.

즉, 보건에 관한 실제적인 프로그램이 성공적으로 실행되어 국민건강이라는 목적을 달성시키기 위한 필수적 과정인 것이다. 더불어, 세계보건기구(WHO)에서 보건기획이란 보건상의 목표를 달성하기 위한 복수의 대안 중에서 최선의 안을 선택하여 조직적, 의식적, 계속적으로 노력하는 것이라고 표현하고 있다.

2) 보건기획의 필요성

우리는 앞에서 일반적인 기획의 필요성을 살펴보았다. 따라서 보건분야에서의 기획의 필요성을 다시 말한다면, 보건기획의 기능이라고도 할 수 있겠다.

이에, 보건기획의 기능을 다음과 같이 설명한다.

① 보건조직의 사전 조정과 효과적 통제가 가능하도록 한다.

② 불확실한 미래의 변화를 예측하는데 도움이 되도록 한다.
③ 보건조직의 목표를 명료화하여 그 목표에 효과적으로 이르도록 한다.
④ 보건계획의 타당성을 제시할 수 있도록 한다.
⑤ 보건계획을 안정적으로 집행하도록 한다.
⑥ 보건관련 가용 자원의 효율적 활용을 돕는다.

3) 보건기획의 유형별 과정

(1) Precede-Procede Model(Predisposing, Reinforcing and Enabling, Constructs in Educational/Environmental Diagnosis and Evaluation)

• 교육적, 생태학적 접근으로써 보건교육의 계획부터 수행평가 과정의 연속적인 단계를 제공하는 포괄적인 건강증진계획에 관한 모형으로써 PRECEDE와 PROCEDE 두 과정으로 구성된다.
• PRECEDE과정은 보건교육 프로그램의 우선순위결정 및 목적설정을 보여주는 진단단계 이며, PROCEDE과정은 정책수립 및 보건교육 프로그램 수행과 프로그램평가에서의 대상 및 그 기준을 제시하는 건강증진계획의 개발단계이다.
• 보건교육 계획을 위한 체계적이고 조직적인 모형으로써, 보건교육의 최종결론으로부터 시작하여서 원인을 찾게 하는 연역적인 사고체계로 구성되어 있다.
• 대상자의 건강행동과 환경적인 요인을 설명하고, 이를 중재하기 위한 효과적인 프로그램을 기획하고 수행 및 평가하는 전 과정이다.
• 대상자의 건강행태요인을 특히 강조하여 건강과 건강행위에 영향을 주는 여러 가지 요인을 지표화하는 과정이다.
• 보건에 대해 포괄적으로 접근하기 보다는 문제중심적이다. 개인과 집단이나 지역사회의 요구와 본질을 분석할 수 있고, 보건교육 현장에 관계없이 적용 가능하다.

이 모형은 다음과 같이 9단계로 구성되어 있다.

① 1단계: 사회적 진단

• 건강은 사회적 유익이나 삶의 질과 관련이 되므로 개인의 요구나 삶의 질을 이해하기 위하여 광범위한 지역사회 참여와 지역사회에 대한 이해 증진을 위한 계획된 다양한 정보수집활동을 통해 사회적 요인을 사정하는 단계이다.

② 2단계: **역학적 진단**

- 삶의 질에 영향을 미치는 구체적인 건강문제를 찾아내고 해결하기 위한 우선순위를 설정하여 제한된 자원을 사용할 가치가 가장 큰 건강문제를 규명하는 단계이다.

③ 3단계: **행태 및 환경적 진단**

- 확인된 건강문제를 통제하는데 가장 우세한 개인적이고 총체적인 건강행위들과 사회적 물리적 환경요인을 분석하는 단계이다.
- PRECEDE에서는 행동적 요인만을 고려하였으나, PROCEDE에서는 생활양식과 환경적 요인을 고려하여 건강행위와 관련된 사회적, 물리적 환경요인을 분석하는 것이 포함된다.

④ 4단계: **교육 및 조직적 진단**

- 건강행위를 유발시키고 건강행위를 결정하는데 영향을 주는 요인들은 3가지 요인 즉, 성향요인, 가능요인, 강화요인으로 구분하여 진단하는 단계이다.

⑤ 5단계: **행정 및 정책적 진단**

- 프로그램을 수행하기 위해 필요한 행정적 또는 정책적인 사정이 이루어지는 단계이다.
- 행정적, 정책적 사정은 건강증진프로그램을 촉진하거나 방해하는 정책, 자원 및 조직의 환경을 분석하는 것을 포함한다.

⑥ 6단계: **수행**

- 프로그램을 개발하고 시행방안을 마련하여 시행하는 단계이다.

⑦ 7단계: **과정평가**

- 프로그램의 수행이 정책석, 이론적 근거와 프로토콜 등에 따라 잘 수행되었는지를 평가하는 단계이다.

⑧ 8단계: **영향평가**

- 목표행동과 선행요인, 강화요인, 촉진요인 및 목표행동에 영향을 미치는 환경요인에 대한 즉각적인 효과에 대한 평가를 하는 단계이다.

⑨ 9단계: **결과평가**

- 진단의 초기단계에서 사정된 건강상태와 삶의 질의 변화를 평가하는 단계이다.

(2) PATCH(Planned Approach To Community Health)

미국 질병관리본부(CDC, Centers for Disease Control and prevention)가 개발한 지역사회 보건기획 지침이다.

이 모형은 다음과 같이 5단계로 구성되어 있다.

① **1단계: 지역사회자원의 동원**

② **2단계: 자료수집 및 분석**

③ **3단계: 우선순위와 대상자 결정**

④ **4단계: 중재전략 개발 및 실행**

⑤ **5단계: 평가**

(3) MATCH(Multilevel Approach To Community Health)

- 정부나 보건관련 정책 기관들이 포괄적인 건강증진프로그램의 기획 과정에 많이 사용한다.
- 보건프로그램의 중재 전략을 생태학적인 여러 수준으로 나누어 다양한 접근법을 시도하는 것이 큰 장점이다.
- 개인의 행동과 환경에 영향을 주는 요인을 개인, 조직, 지역사회, 정부, 공공 정책 등 여러 수준으로 나누어 보건교육 프로그램을 기획한다.
- 특히 질병과 사고예방을 위한 행동과 환경적 요인을 규명하는데 활용하며, 우선순위가 정 해졌을 경우에 적용할 수 있다.
- 요구도에 관한 충분한 자료가 있고, 건강증진프로그램의 핵심과제 또는 대상 인구의 주요 보건문제에 대한 결정이 정해진 상태에서 시작된다.

이 모형은 다음과 같이 5단계로 구성되어 있다.

① **1단계: 목적설정**

- 역학적 자료를 분석하고 건강문제와 위험요인에 관한 중요성과 변화 가능성, 즉 건강상태에 관한 목적을 설정한다.
- 우선순위에 따른 인구집단을 선정한다.
- 건강상태에 영향을 미치는 행위적 위험요인과 관련된 목적을 설정한다.
- 건강상태에 영향을 미치는 환경적 위험요인과 관련된 목적을 설정한다.

② **2단계: 중재계획**

- 중재 목표, 중재 대상, 중재 접근방법과 활동을 모두 알맞게 조합한다.
- 중재가 어느 수준까지 영향을 미칠 수 있는가를 개인, 지역사회, 공공기관과 제도, 정책 등 다양한 수준별로 결정한다.

③ **3단계: 프로그램 개발**

- 프로그램 단위 또는 구성요소를 대상, 주제, 세팅, 교육단위, 전달 방법 등으로 나누어 구체적으로 기술한다.
- 기존의 교과과정을 선택하거나 새롭게 개발한다.
- 각 프로그램 단위별로 교육계획안을 작성한다.
- 교육에 필요한 여러 가지 자료를 수집하고, 필요한 자원을 구한다.

④ **4단계: 실행준비**

- 중재가 효과적이라는 증거를 수집한다.
- 변화 채택을 위한 계획안을 작성하고 대상자별 옹호활동을 준비한다.
- 변화를 위한 요구, 준비 정도, 환경적인 지지조건 등에 관한 사안을 개발한다.
- 변화를 지지하여 줄 수 있는 사회적인 지도자나 기관 단체를 파악하고 알린다.
- 사회적인 의사 결정권이 있는 사람들과 협조 관계를 꾀한다.
- 프로그램 운영자를 훈련하고 진행과정을 모니터링하며 지지할 수 있는 시스템을 개발한다.

⑤ **5단계: 평가**

- 과정평가: 중재계획과 과정상 유용성, 실제 수행에 관한 정도와 질, 프로그램 수행 후 즉시 나타난 교육적인 효과 등에 대한 평가를 한다.
- 영향평가: 프로그램의 단기적 결과로써 지식, 태도, 기술을 포함한 중간 효과와 행위 변화 또는 환경적인 변화를 포함한다.
- 결과평가: 프로그램 수행 후 나타난 결과에 대한 것으로 계획한 목표를 기준으로 평가하며 장기적 프로그램 효과를 측정한다.

(4) MAPP(Mobilizing for Action through Planning and Partnerships)

- 미국 National Association of County and City Health Officials(NACCHO)가 CDC와 함께 개발한 지역보건사업 기획지침이다.

이 모형은 다음과 같이 6단계로 구성되어 있다.

① **1단계: 기획의 성공을 위한 조직화와 협력체계의 개발**

② **2단계: 비전의 확립**

③ **3단계: 지역현황 평가**

- 지역의 건강수준 평가
- 지역사회의 관심과 장 · 단점 분석
- 지역보건체계의 평가
- 건강문제와 해결능력에 영향을 미치는 환경의 변화

④ **4단계: 전략적 문제 확인**

⑤ **5단계: 목표와 전략의 개발**

⑥ **6단계: 행동**

- 기획-실행-평가

(5) NIBP(Needs/Impact-Based Planning)

캐나다의 Metropolitan Toronto District Health Council(MTDHC)이 개발한 보건 프로그램 기획 방법이다.

이 모형은 다음과 같이 6단계로 구성되어 있다.

① **1단계: 문제의 발견**

② **2단계: 전략의 효과 평가**

③ **3단계: 우선순위의 결정**

④ **4단계: 서비스의 수급 불균형 분석**

⑤ **5단계: 실행**

⑥ **6단계: 모니터링과 결과의 평가**

(6) 캐나다 토론토 대학의 The Health Communication Unit에서 사용하는 기획 과정

이 모형은 다음과 같이 6단계로 구성되어 있다.

① **1단계: 사전단계 및 프로젝트의 관리**

② **2단계: 상황분석**

③ **3단계: 목적, 목표, 이해관계자의 확인**

④ **4단계: 전략, 세부 활동, 자원의 확인**

⑤ **5단계: 지표의 개발**

⑥ **6단계: 프로그램의 재검토**

⑦ **7단계: 실행**

⑧ **8단계: 결과평가**

(7) CDCynergy Process 모형

- CDCynergy 또는 Cynergy는 1997년 미국 질병관리본부(CDC)의 커뮤니케이션 오 피스에서 보건교육과 관련된 보건 전문인의 업무를 돕기 위한 목적으로 개발되었다.
- CDCynergy는 보건프로그램의 중재를 개념화하고 기획 · 수행 · 평가하는 모든 단계를 체계적으로 수행하는데 매우 유용한 도구이다.
- 리서치를 이용하여 프로그램의 중재 방안을 선택하는데 보건문제 원인을 조사하고 프로그램 대상자의 공통적인 특성으로 나누어 적용할 수 있다.
- 대상 인구집단에 적합한 전략을 체계적인 방법으로 선택할 수 있도록 한다.
- 보건프로그램의 기획 · 수행 · 평가 과정에서 의사소통의 중요성과 효율적 접근을 강조한다.
- 공중보건과 관련된 다른 중재프로그램 분야에서도 폭넓게 이용됨에 따라서 CDC는 CD-ROM의 형태로 제작되어 필요로 하는 모든 사람들이 활용 가능하다.

이 모형은 다음과 같이 6단계로 구성되어 있다.

① **1단계: 보건문제의 정의, 기술**

② **2단계: 보건문제의 분석**

③ **3단계: 보건교육 대상 파악 및 전체적 개요 기술**

④ **4단계: 커뮤니케이션 전략 개발**

⑤ **5단계: 평가 계획**

⑥ **6단계: 프로그램 수행 및 피드백**

(8) 사회 마케팅(Social Marketing)

- 마케팅이란 소비자들의 요구를 철저히 분석함으로써, 그들이 자발적으로 교환 행동을 일으킬 수 있도록 프로그램을 기획 · 수행 · 평가하는 것이다.
- 사회 마케팅은 마케팅의 개념을 광범위하고 보편적인 사회활동에 적용하여서 개인의 행위, 행태 변화에까지 확대시키는 노력이다.
- 사회 마케팅은 그 대상의 행위나 행태의 변화를 궁극적 목표로 하여 시민들의 자발적인 참여를 유도하고 정책이나 보건 목표달성을 추구하는 이론과 방법이다.
- 보건프로그램 기획에 마케팅의 개념이 도입되어 큰 효과를 거두고 있다.

사회 마케팅은 다음과 같이 4단계로 구성되어 있다.

① **1단계: 환경분석**

- 정부 보건정책의 초점정리
- 마케팅 목적 규명
- SWOT 분석
- 관련 보건정책의 활동 분석

② **2단계: 목표대상 선정**

③ **3단계: 상위목표/세부목표 선정**

④ **4단계: 목표대상/영향변수 분석**

⑤ **5단계: 4Ps의 분석**

- 마케팅믹스 전략의 구상
- 상품(Product) : 보건프로그램의 정책적 산출물 결정
- 가격(Price) : 건강행위, 건강행태 변화의 비용 산정
- 장소(Place) : 보건프로그램의 정책적 산출물의 전달 장소 설정
- 판촉(Promotion) : 홍보하고자 하는 메시지 전략, 전파 경로 설정

⑥ **6단계: 모니터링/평가기획 개발**

⑦ **7단계: 예산/재정 방안**

⑧ **8단계: 보건정책 집행계획 완성/지속**

(9) 미디어 옹호활동(Media Advocacy)

- 개인적 행동변화보다는 사회 또는 공공정책의 변화에 영향을 주는 것을 목적으로 한다. 따라서 장기적인 프로그램 목적 달성이 이루어지도록 한다.
- 대중매체(Media)는 보건프로그램을 수행하기 위한 전략적 도구 또는 수단이다.

미디어 옹호활동은 다음과 같이 6단계로 설명할 수 있다.

① **1단계: 하나의 보건문제 선택**

② **2단계: 정책에 초점을 둔 보건문제의 재정의 또는 재구성**

③ **3단계: 보건문제 이슈의 대중매체 통한 제시**

④ **4단계: 보건과 관련된 상세 정보 또는 특집 기사의 지속적 제공**

⑤ **5단계: 예상되는 미디어(기자) 질문에 대한 대처방안을 준비**

⑥ **6단계: 보건문제와 관련된 타 요인도 지속적으로 부각시켜 문제의 중요성 강조**

3장

건강행위이론

LEARNING OBJECTIVES **학습 목표**

1. 터너힐모형을 설명할 수 있다.
2. 건강신념모형을 설명할 수 있다.
3. 건강증진모형 설명할 수 있다.
4. 합리적 행위이론을 설명할 수 있다.
5. 계획된 행위이론을 설명할 수 있다.
6. 범이론적 모형을 설명할 수 있다.

산업화와 함께 이룩된 고도의 경제성장과 과학기술 및 첨단의료기술의 발달은 질병구조의 양상을 변화시켰고, 이는 자가관리능력의 적정수준 향상을 위한 보건교육의 필요성을 더욱 더 강조하고 있다.

국민건강증진 향상을 위한 보건교육사업을 성공적으로 추진하고 그 성과를 높이려면 주민들의 보건에 대한 의식행태 수준을 높여 건강생활을 습관화하도록 해야 한다.

따라서 보건교육의 효율성을 극대화하기 위하여 보건교육 프로그램의 내용이 잘 구성되어야 하고, 보건교육 프로그램을 대상자들의 건강행동 변화에 영향을 주는 요인들을 프로그램에 반영해서 건강행동이 긍정적으로 변화하도록 최적의 방법을 강구하고 수행하는데 있다. 그러므로 효과적인 보건교육은 주어진 상황에 가장 적절한 이론을 적용하여 이에 적절한 중재방법을 창출해내야 한다.

이론이란 어떤 현상의 특성을 묘사하거나 설명하기 위한 목적으로 쓰여진 진술이다. 이론은 변화시킬 행위 및 변화시킬 방법을 규명하는데 도움을 주므로 보건교육 프로그램 개발을 위한 지침이 될 수 있다.

보건교육의 이론은 사회과학의 하나로서 현실 속에서 건강행동이 어떠한 과정에 의해 영향을 받는지에 대한 개요를 알게 한다.

건강행동의 결정인자와 그들의 상호관련성을 규명하기도 하며 사람이 행동하려는 의도에 영향을 주는 중요 변수를 규명하고 정의할 뿐만 아니라 행동의도를 예측하는 변수들의 결과와 그들간의 상호관련성도 규명한다.

건강행위이론은 건강행동을 묘사하고, 설명하기 위한 진술이며, 건강행동의 현상을 구성하고 있는 기본요소에 대한 설명이며 진술이다. 따라서 건강행위이론을 폭넓게 이해할 뿐만 아니라 건강행동을 이해하고 행동에 관한 지식을 습득하여 건강을 향상시키기 위한 방향으로 보건교육 프로그램을 개발해 나가야 된다.

1. 터너힐모형

터너힐(Tannahill)의 건강증진 모형은 보건의료사업가들이 널리 사용하고 있는 모형이다. Tannahill은 건강증진 활동의 3가지 중복되는 영역, 즉 보건교육, 예방, 건강보호 영역을 제시하였다. 터너힐이 제시한 도표는 다양한 접근법들이 건강증진이라고 하는 포괄적인 과정에서 서로 어떻게 연관되는지를 보여준다(그림 3-1).

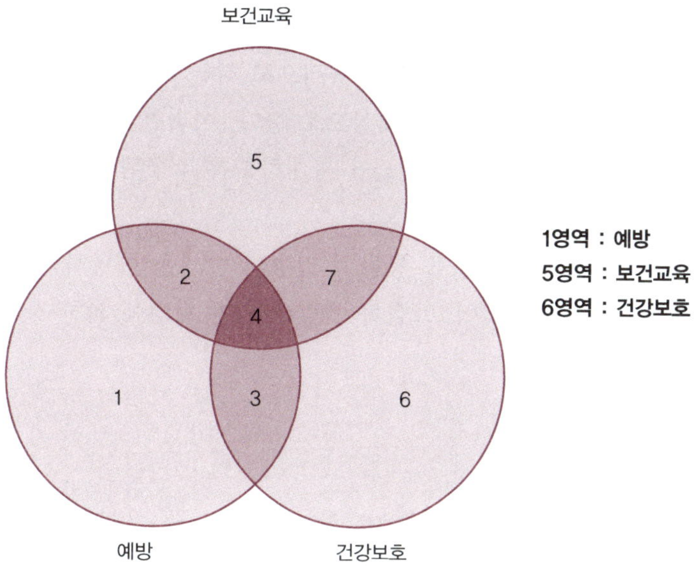

자료 : Jennie Naidoo(2000). Health Promotion Foundation for Practice 2nd. Harcourt Health Sciences.

(그림 3-1) 터너힐의 건강증진 모형

1. 예방서비스 : 예방접종, 자궁검진, 고혈압 발견, 금연을 위한 니코틴껌 사용, 감시체계
2. 예방적인 보건교육 : 금연상담과 정보제공
3. 예방적인 건강보호 : 수돗물 불소 첨가
4. 예방적인 건강보호를 위한 보건교육 : 안전벨트 의무사용 입법을 위한 로비활동
5. 긍정적인 보건교육 : 청소년 대상의 생활기술 습득 활동
6. 긍정적인 건강보호 : 작업장 금연정책
7. 긍정적인 건강보호에 목적을 둔 보건교육 : 담배광고 금지를 위한 로비활동

1) 보건교육

보건교육은 지식과 태도에 영향을 주어 안녕상태를 증진시키고 불건강을 예방하기

위한 의사전달 과정이다. 이러한 교육적 접근은 건강한 생활방식에 대한 지식과 기술을 증가시키기 위한 목적이 있으며, 정보제공이나 소그룹활동과 같은 방법을 통한 태도의 연구와 기술의 발전을 가져올 수 있다. 보건교육은 전문가 주도로 이루어지며 토의를 위한 쟁점의 협의에서 대상자와 관련될 수 있다.

2) 예방

예방은 의학적 개입을 통해 질병과 불건강을 감소시키는 것을 의미한다. 이러한 의학적 접근법은 이환율과 조기 사망률의 감소를 목적으로 하는 활동에 초점을 맞춘다. 예방활동은 전체 인구집단이나 고위험군을 대상으로 한다. 이러한 건강증진 접근은 불건강과 조기 사망을 예방하기 위한 의료사업들을 확대하도록 추구된다. 이러한 접근은 흔히 세 단계의 예방으로 기술된다.

일차 예방은 위험요인에 대한 교육을 통하여 질병의 발생을 예방하는 것이며, 이차 예방은 질병의 진행을 예방하는 것이고, 삼차 예방은 기존 질병에 의한 장애의 진행 및 고통의 감소, 질병 재발의 예방이다.

3) 건강보호

건강보호는 법률적, 재정적, 사회적 방법을 통해 인구집단을 보호하는 것이다. 이를 위해서 인구집단을 보호하기 위한 식품공급 정책 등 조직적인 정책 개발을 한다거나 식품표시 부착 등 공중보건을 위한 법안을 제정하는 활동과 기름기 적은 육류 생산을 위한 목축업자들을 보호하기 위한 재정적 조절 등의 활동이 있다.

이러한 활동을 위해서는 사회적 규정이 필요하며 대부분 상의하달식으로 진행되는 경우가 많다.

이 모형은 지역사회 현장에서 실행되는 것 위주로 기술되어 있으며, 건강증진사업가가 여러 다른 활동 영역에서의 가능성을 보는데 유용하고 아울러 건강증진의 범위를 이해하는데 유용하다. 그러나 이 모형으로는 사업 요원이 왜 다른 접근법 대신 특정 접근법을 선택했는지를 파악하기는 힘들다. 이 모형에서 모든 접근법들은 서로 관련되어 있지만 건강문제를 바라보는 방식에는 차이가 있음을 나타내고 있다.

2. 건강신념모형

건강신념모형(Health Belief Model, HBM)은 사회심리학자들에 의하여 1950년대에 개발된 것으로서 질병예방프로그램에 많은 사람들이 참가하지 않는 이유를 설명하기 위하여 개발되었다. 1950~1960년대에 미국의 많은 사람들이 무료 혹은 값싼 요금만을 받고 제공되는 결핵검진, 자궁경부암 발견을 위한 세포진(pap smear)검사, 예방접종 그리고 다른 예방방법 등 다양한 질병예방프로그램들에 참가하기를 꺼렸다. 이에 대해 예방대책을 누가 사용하고, 누가 사용하지 않은 것인가를 예측하고, 이의 사용을 꺼리는 사람들이 질병예방행위를 하도록 중재하는데 유용한 모형이다.

이 모형은 인간의 행위가 주로 특정한 목표에 대하여 개인이 생각하는 가치와 주어진 행위로 그 목표를 달성할 가능성에 대한 개인의 생각에 달려 있다고 가정하는 심리학 이론과 행위이론에서 개발되었다. 즉 자신이 객관적인 사실을 어떻게 보고 지각하느냐에 따라 행동하는 것이다. 건강신념모형은 질병을 피하거나 건강위험을 최소화하는 행동적 변화에 대한 인지적 요소, 변화를 촉구하거나 변화를 가능케 하는 환경요소인 영향요인, 행동자체에 대한 정서적 요소인 행위의 가능성 등으로 나뉜다. 이 변수들을 건강행위에 적용하면 질병을 피하거나 나아지려고 하는 바램과 특정한 건강행위가 질병을 예방하거나 낫게 할 것이라는 신념으로 개념화할 수 있으며 다음과 같다(그림 3-2).

1) 개인의 지각

- 지각된 감수성은 자신이 어떤 질병에 걸릴 위험이 있다고 지각하는 것으로, 어떤 특정한 질병에 대하여 각 개인이 반응하는 정도라고 정의할 수 있다.
- 지각된 심각성은 질병에 걸렸을 경우나 치료를 하지 않았을 때 어느 정도 심각한 상태가 될 것인가에 대해 지각하는 것으로 심각성의 질병을 생각함으로써 일어나는 정서상태의 심각성 뿐만 아니라 질병자체가 일으키는 어려움에 대해 예측하는 심각성의 정도를 포함한다.

2) 영향요인

- 인구학적, 사회 심리적, 구조적 변수는 연령, 성, 인종 같은 인구학적 변수와 성격, 사회적 지위, 동료의 압박 같은 사회 심리적 변수, 질병에 대한 지식, 과거 질병 경험 등의 구조적 변수 등이 있으며, 이러한 요소들은 질병에 대한 위협감이나 감수

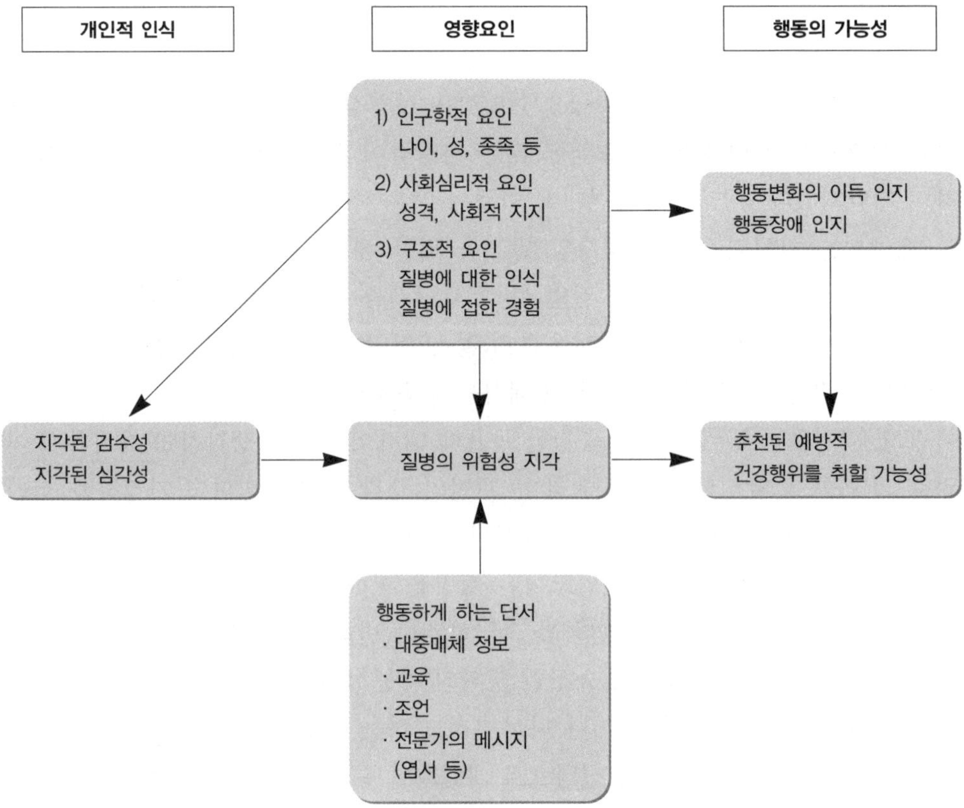

*자료 : Becker MH et al.(1974), The health belief model and personal health behavior. CBC.

(그림 3-2) Becker의 건강신념모형

성, 심각성, 이익이나 장애로 느끼는 것에 영향을 준다.

- 행위에 대한 중재는 의사결정을 하는데 필요한 자극으로 질병으로 인한 증상과 같은 내적 요인이나 대중매체, 대인관계, 의료진이 제공한 유인물과 같은 외적요인 등이 포함된다.

3) 행위변화 가능성

- 지각된 유익성은 특정 행위를 함으로써 얻을 수 있는 이익 또는 혜택으로, 어떤 조치나 행동이 질병의 가능성과 심각성을 줄이게 된다면 기대감의 대상자는 그 행위를 이익이 있는 것으로 생각한다.
- 지각된 장애성은 특정한 건강행위를 하려고 할 때 그 건강행위를 하지 못하도록 하

는 것, 비용부담, 위험성, 부작용, 불쾌감, 시간 소비 등이 해당된다.

이 모형은 몇 가지 비판을 받고 있는데 변화를 위한 건강증진 중재에 대한 설명이 부족하고, 신념을 직접 변화시키려는 노력은 성공할 가능성이 적고, 환경이나 조직의 변화 같은 다른 방법도 고려해야 하며, 질병의 위협을 가정하므로 건강증진 측면보다는 질병예방을 강조하고 있다는 것이다.

3. 건강증진모형

건강증진모형(Health Promotion Model)은 건강행위에 영향을 미치는 요인을 설명하는 것으로 건강신념모형과 사회학습이론에 기초하여 개발되었다. 건강신념모형이 질병관련 행위를 설명하는 것인 반면, 건강증진모형은 전반적인 건강증진행위를 설명한다는 것이 두 모형의 차이점이다. 초기 건강증진모형에서는 건강증진행위를 설명하는 개념들을 인지-지각요인과 조정요인으로 구분하여 직 · 간접으로 건강증진행위에 영향을 미치는 것으로 설명하였다. 그러나 이 모형을 검증하는 많은 연구를 통해 구성개념 중 건강의 중요성, 지각된 건강통제위, 행동의 계기를 삭제하고, 건강의 정의, 지각된 건강상태, 인구학적 특성, 생물학적 특성을 재구성하여 건강증진모형을 1996년에 개정하였다. 개정된 건강증진모형을 중심으로 제시된 구성개념은 다음과 같다(그림 3-3).

1) 개인적 특성과 경험

사람들의 행동에 영향을 미치는 요인에는 각자의 고유한 개인적 특성과 경험이 있다. 여기에 속하는 변수로 이전의 관련행위와 개인적 요인이 있다.

이전의 관련행위는 건강증진행위에 직 · 간접 영향을 미쳐 주의를 기울이지 않고 사동적으로 행위를 하게 하는 습관을 만든다. 또한 이전의 관련행위는 사회인지이론에 의하면 지각된 자기 효능, 유익성, 장애성, 활동관련정서를 통해 건강증진행위에 간접적인 영향을 미친다.

개인적 특성은 생물학적, 심리적, 사회문화적 요인으로 분류되며, 이 요인들은 건강증진행위뿐만 아니라 행위에 따른 인지와 감정, 정서에 직접 영향을 미치는 요소이나 변화가 어렵기 때문에 건강증진행위를 변화시키기 위한 중재로 구체화시키기는 어렵다.

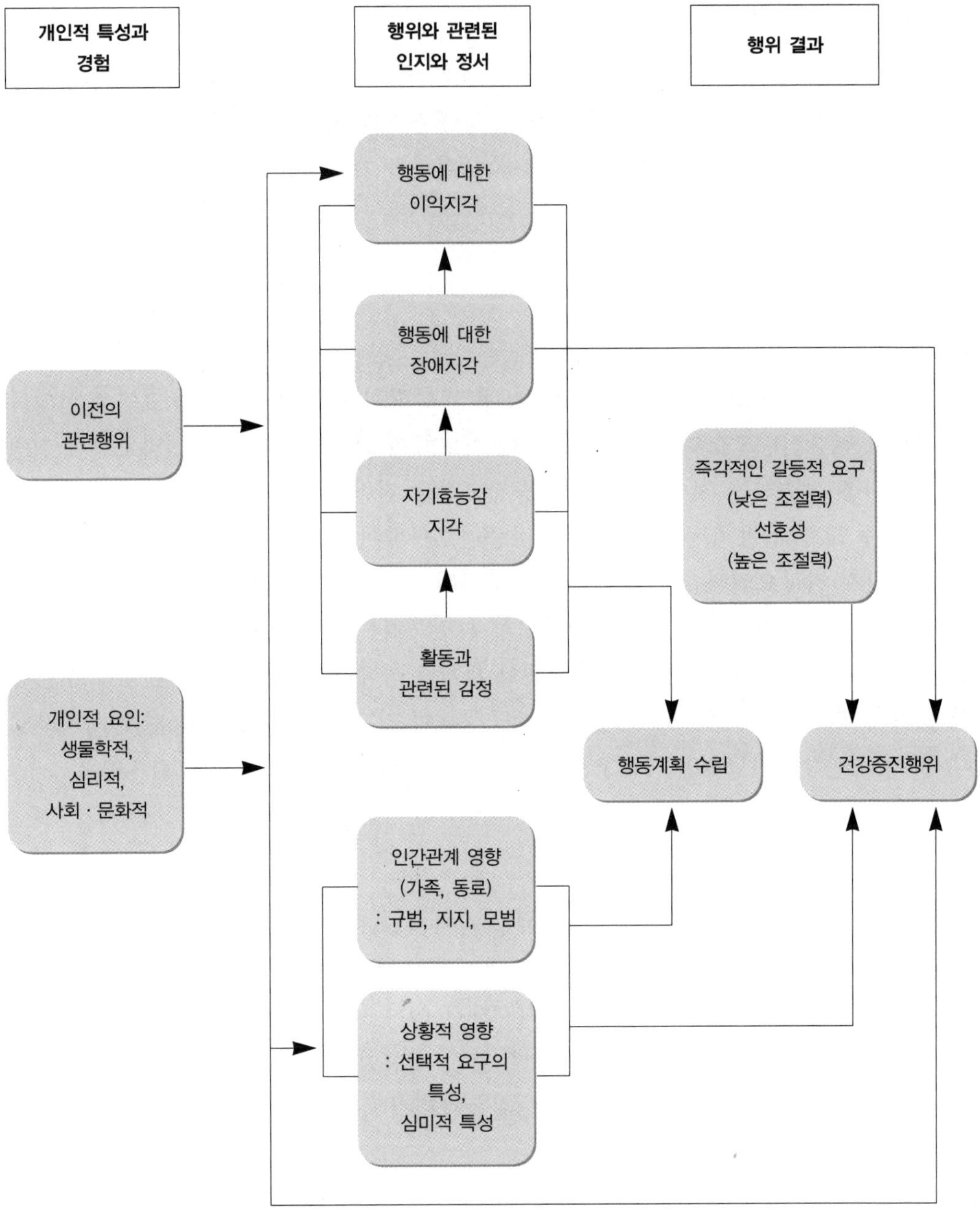

*자료 : Pender NJ.(1996), Health promotion in nursing practice Appleton and Lange.

(그림 3-3) Pender의 개정된 건강증진모형(1996)

2) 행위별 인지와 정서

이 요인은 변화가 가능하기 때문에 중재의 핵심이 된다.

지각된 유익성은 특정 행위에 대해 개인이 기대하는 이익이나 긍정적 결과를 말한다. 유익성의 두 가지 형태 중에서 내적 유익성은 피로감 감소, 기민성 등을 들 수 있고, 외적 유익성으로는 경제적 보상이나 사회적 상호작용이 증가하는 것 등이 있다. 건강행위를 지속시키도록 동기화시키는 데에는 내적 유익성이 더 강력하다.

지각된 장애성은 특정 행위에 대해 개인이 지각하는 장애, 걸림돌을 말한다. 이용하기 불편한 것, 값이 비쌈, 어려움, 시간 소요가 많은 것 등을 들 수 있다. 앞서 지각된 이익이 장애보다 크면 행위를 할 가능성이 증가하고, 반대로 장애가 이익보다 더 높게 지각될 때는 행위 가능성이 떨어지게 된다.

지각된 자기 효능감은 수행을 확실하게 성취할 수 있는 개인의 능력에 대한 판단이다. 이것은 행위와 관련된 정서에 영향을 받아서 정서가 긍정적일수록 자기 효능감에 대한 인지가 커지며, 자기 효능이 높을수록 지각된 장애 정도는 낮아진다. 자기 효능이 중요한 이유는 지식이나 관련기술만으로 수행하는 것이 불충분하기 때문이다. 개인이 자신의 능력을 어떻게 판단하고 효능에 대한 지각이 어떠한지가 그들의 동기화와 행위에 중요한 영향을 미친다.

활동과 관련된 감정은 주관적 느낌으로 행위 시작 전 · 중 · 후에 일어나며, 긍정적 감정을 동반한 행위는 반복될 가능성이 크지만, 부정적 감정을 동반하는 경우는 행위를 피할 가능성이 높다. 여기에는 행위에 대한 감정, 행위하는 개인과 관련된 감정, 환경과 관련된 감정 등이 있다.

인간 상호간의 영향은 다른 사람의 태도, 신념, 행위를 인지하는 것이다. 대인관계 영향으로는 가족, 동료 등과 규범(다른 사람의 기대치), 사회적 지지(수단과 정서 측면), 모델링(대리학습) 등이 있다.

상황적 영향은 상황에 대한 개인의 지각과 인지로 행위를 촉진하거나 방해한다. 사람들은 안전하고, 편안한 환경에서 환상적이고, 흥미있는 곳에서 행위 수행을 더 잘한다.

3) 행위의 결과

- 행동계획수립은 행동계획에 몰입하고 행위가 이루어지는 것으로서 개인의 인지과정을 포함한다. 목적을 가진 의도된 활동이어야 하며 행위를 수행 또는 강화시키기 위해 명확한 전략을 확인하는 것이 포함되어야 한다.

- 즉각적인 갈등적 요구와 선호성은 경쟁적인 다른 요구가 있을 때 처리하는 자신의 조절능력을 말한다. 건강이라는 요구를 얼마나 좋아하며, 우선시 하는가가 중요하며 이는 활동계획을 방해하기도 하므로 자기조절능력을 가져야 한다.
- 건강증진행위는 이 모형의 최종 목적지로 이를 통해 대상자가 건강상태에 도달할 수 있도록 한다.

이 모형은 많은 변수들을 고려하여 간편성이 부족하고 실제 적용이 까다롭다는 평을 받고 있지만 건강증진에 초점을 두고 있다.

4. 합리적 행위이론

합리적 행위이론(Theory Reasoned Action)은 가치기대이론에 기초하여 개발되어진 이론으로 인간의 행위를 행위의도로 설명하며, 사람들이 행동을 결정하고 환경에 적절히 대처하기 위해 합리적이고 체계적으로 정보를 사용한다고 가정하고 있다(그림 3-4).

행동이란 그 행동을 수행하려는 의도에 영향을 받게 되며, 이 행위 의도는 자신이 지닌 행위에 대한 태도와 주위의 의미있는 사람들이 그 행위를 어떻게 여길 것인지를 검토하여 결정된다고 보았다. 즉, 인간의 행위는 그 행위를 수행하고자 하는 의도에 의해 결정되고, 의도는 그 행위에 대해 개인이 가지는 태도와 주관적 규범에 의해 결정되므

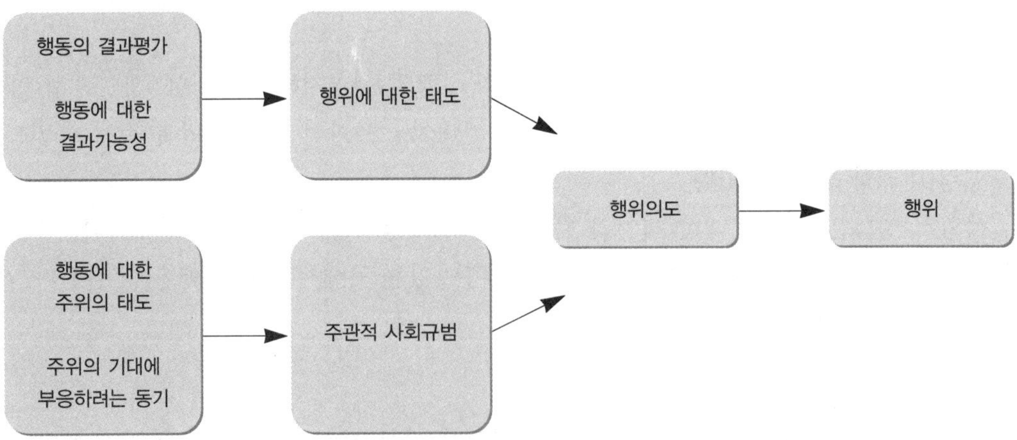

*자료 : Ajzen, I., & Fishbein, M.(1980), Understanding Attitudes and Predicting Social Behavior EglewoodCliffs: NJ, Prentice-Hall.

(그림 3-4) 합리적 행위이론

로 의도한 행위수행에 장애가 없다고 가정할 때 사회적 행위나 건강관련 행위를 예측할 수 있으며, 행위를 예측하기 위해서는 의도를 파악해야 한다.

행위의도를 파악하고 이해하기 위해서는 태도와 주관적 규범을 고려해야 한다. 태도는 신념에 따라 달라진다. 행동에 대한 태도는 행동이 초래할 결과의 가치와 그 결과들이 발생할 가능성을 따져서 결정된다. 주관적 규범은 주위의 중요한 사람들이 그 행동과 관련되어 어떠한 기대를 하는지에 대한 개인의 판단과 그러한 기대에 부응하고자 하는 사회적 역할수행에 대한 동기의 크기에 의해 결정된다.

5. 계획된 행위이론

계획된 행위이론(Theory of Planned Behavior)은 합리적 행위이론을 확장한 이론이다. 합리적 행위이론에서 인간의 행위의도만으로 행위를 설명하는 문제점을 제기하고, 행위통제를 포함시켜 인간의 다양한 사회적 행동을 설명하고자 계획된 행동이론을 개발하였다(그림 3-5).

계획된 행위이론은 인간의 사회적 행동을 이해하고 예측하는데 관심을 두고 행위에 영향을 주고 바람직한 방향으로 변화시키고자 하는 목적을 가지고 있다.

계획된 행위이론에서 중심요인은 주어진 행위를 수행하고자 하는 사람들의 의도이며, 의도에는 개인의 지식, 기술, 능력 등의 내적요인과 시간, 기회, 타인의 협조와 같은 외적요인이 있다. 행위에 대한 의도의 결정요인은 행위에 대한 태도, 주관적 규범, 지각된 행위통제이다. 태도는 특정행위를 수행하는 것에 대한 개인의 긍정적 또는 부정적

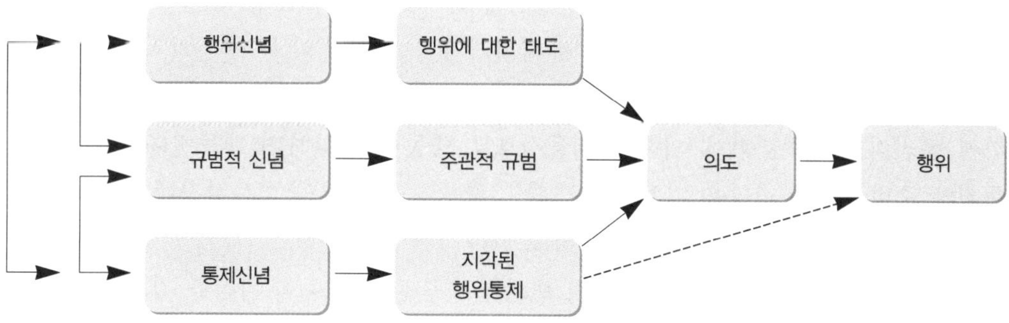

*자료 : Ajzen, I., & Madden, T.J.(1986), Prediction of goal directed behavior: attitudes, intentions, and perceived behavioral control.

(그림 3-5) 계획된 행위이론

평가 정도이며, 주관적 규범은 제시된 행위를 선택하도록 만드는 사회적 압력을 개인이 지각하는 정도이고, 지각된 행위통제는 특정행위를 실행하는데 있어서 자원, 기회의 유무, 예상되는 장애물을 지각하는 어려움을 말한다. 태도, 주관적 규범, 행위통제의 선행요인으로 신념이 있는데, 신념은 행위신념, 규범적 신념, 통제 신념 등이다. 행위신념은 행위를 수행한 후 기대되는 결과에 대한 신념으로 행위태도에 영향을 미치고, 규범적 신념은 주위의 의미있는 사람들이 행위실천에 대해 지지할지, 반대할지에 대한 믿음이며, 이는 주관적 규범에 영향을 미친다. 통제신념은 행위실행에 필요한 자원, 기회, 행위실행에 방해되는 요인의 존재유무에 대한 신념으로 지각된 통제행위에 영향을 미친다. 인구학적 요인이나 성격, 대상에 대한 태도는 배경요인으로서 신념의 일부에 영향을 준다.

많은 연구에서 행위는 지각된 통제신념과 의도변인에 의해 직·간접적으로 많은 영향을 받음을 알 수 있으며 행위에 대한 태도, 행위에 대한 주관적 규범, 지각된 행위통제의 변수들은 의도와 높은 관련성을 갖고 있으며, 이 의도는 행위에 영향을 주는 변수가 된다. 그리고 보건교육은 계획적 행위이론 변수와 의도에 변화를 주어 행위변화가 나타나는 것으로 알려졌다.

6. 범이론적 모형

범이론적 모형(Trans-Theoretical Model)은 행동변화과정과 행동변화단계를 핵심으로 인간의 행동변화를 설명하는 개념이다. 기존의 심리이론들이 인간의 행동변화를 이끌어내는데 한계를 가지고 있으므로 300개가 넘는 심리치료 이론을 체계적으로 통합시켜서 금연 프로그램에 적용하면서 금연행위를 하나의 과정으로 설명하는 모형이다. 즉, 개인의 행동을 변화시키고 그 변화를 유지시키기 위해 개인의 동기와 의지수준을 고려하여 개인에 맞는 중재를 제공해야 한다는 모형으로서 건강행위를 실천하고 유지하기까지 점진적인 변화단계에 의해서 역동적으로 행동이 변화하며 행동변화의 단계에는 동기와 준비정도가 영향을 미치며 인간의 건강행위는 개인의 의사결정에 기초하며 정서와 인지 및 행위를 포함한다고 설명하고 있다.

특정 건강행위는 다양한 변화단계와 변화과정을 통한 역동적 과정을 거치면서 그 행위로 인한 효과와 손실을 통한 의사결정균형과 어떤 특정행동을 지속할 수 있다는 자신감인 자기효능을 통하여 형성·유지·지속된다고 보았다. 변화의 초기단계에서는 정서적, 인지적 과정(경험적 과정)을 더 많이 사용하고, 후기단계에서는 행동적 과정이 강조된다고 하였다. 각 변화단계는 무관심단계(precontemplation stage), 심사숙고단계(contemplation stage), 준비단계(preparation stage), 실행단계(action stage), 유지단계(maintenance stage)의 5단계로 구분된다. 또 이 변화단계를 유지하고자 하는 경험적 과정과 행동적 과정이 있는데, 경험적 과정은 행동과 관련된 정서, 믿음, 가치 등 대상자의 인지적인 과정(동기부여)이며, 행동적 과정은 행동변화에 적용이 되는 과정이다.

1) 변화단계

① **무관심단계**(precontemplation stage)

6개월 이내에 행동변화의 의지가 없음. 자신의 문제를 인지하지 못한다.

② **심사숙고단계**(contemplation stage)

6개월 이내에 특정 건강행동을 할 것을 고려하는 단계. 문제의 장 · 단점과 해결책의 장 · 단점을 고려한다.

③ **준비단계**(preparation stage)

1개월 이내에 건강행동을 하려고 고려하는 단계.

④ **실행단계**(action stage)

행동시작기간이 6개월 이내인 단계. 행동변화가 실행되는 단계이다.

⑤ **유지단계**(maintenance stage)

행동변화 후 6개월 이상 지속. 이전단계로 돌아갈 수도 있다.

2) 변화과정

변화단계를 계속 유지하기 위하여 사람들이 사용하는 암묵적이거나 명백한 활동들로 크게 경험적 과정과 행동적 과정으로 나눌 수 있다. 경험적 과정에는 정서적 각성, 극적 전환, 자기재평가, 사회적 해방, 환경 재평가 등이 행동적 과정에는 자극 통제, 조력관계, 역조건형성, 강화관리, 자기해방 등이 포함된다.

(1) 경험적 과정

① **정서적 각성**(consciousness raising)

계획단계에서 가장 많이 행해지는 과정으로 관련된 지식과 정보를 추구하며 문제를 이해하려고 대상자가 하는 활동이다.
—관찰, 직시, 해석, 독서요법 사용

② **극적 전환**(dramatic relief)
문제행위의 결과에 대한 감정을 경험하고 느끼고 표현하는 것.
—역할극, 사이코드라마, 심리극, 우울감 해결, 역할극 등

③ **환경재평가**(environmental reevaluation)
환경에 미치는 영향을 재평가하는 것. 어떤 사람들의 신체적, 사회적 환경에 영향을 미치는가를 정서적, 인지적으로 사정하고 고려하는 과정.
—감정이입훈련, 글쓰기

④ **사회적 해방**(social liberation)
사회 내에서 생활방식에 대한 개인의 인식이다. 사회적으로 행동이행에 대한 대안이나 환경적 기회를 증가시키고 행동을 하는 것이 바람직하다는 인식과 환영하는 분위기를 조성하는 과정.
—힘 북돋우기, 정책의 개입

⑤ **자기재평가**(self reevaluation)
계획단계에서 준비단계로 이동할 때 자신의 가치관과 신념에 맞추어 자신의 행동을 정서적, 인지적으로 재평가하는 과정으로 자기 기준이나 이미지와 맞지 않는 행동을 수정하려는 동기를 스스로 부여하는 일이 일어난다.
—심상요법, 가치의 명료화, 교정감정의 경험

(2) 행동적 과정

① **자극 통제**(stimuli control)
행동을 방해하는 원인이 되는 사람이나 상황을 조절하고 이를 극복할 대안을 시도하여 행동을 일으키는 선행적 상황을 조정하는 과정.
—환경의 재구성, 고위험 신호 피하기 등

② **조력관계**(helping relationship)
타인과의 행동에 대한 지지관계를 형성하는 것이다. 문제가 있을 때 도와주거나 들어주는 지지세력을 형성하고 지지를 신뢰하고 수용하여 활용하는 과정.
—자조모임, 사회적 지지, 치유적 연대 등

③ **역조건형성**(counter conditioning)

행동단계나 유지단계에서 자극과 반응과의 연결을 끊어주는 것과 관련된 과정. 행동을 방해하는 상황이나 환경을 대체할 수 있는 능력이나 대처방법 및 기술 등.

－이완 · 둔감하게 하기(탈감작), 자기구상, 긍정적인 자기진술

④ **강화관리**(reinforcement management)

준비와 행동단계. 강화는 물질적, 사회적 또는 자기자신을 통하여 이루어질 수 있다. 자신에 대해 스스로 또는 타인에 의한 보상이나 계약으로 행동을 더욱 강화하는 관리능력.

－조건부계약, 공공연하거나 은밀하게 강화

⑤ **자기해방**(self liberation)

변화할 수 있다는 능력에 대한 믿음으로 실제 행동화하는 선택과 노력.

－의사결정치료, 의미치료 등

3) 자기효능감/유혹

자기효능감은 구체적 상황에서 목표달성을 위해 수행에 필요한 행동을 조직하고 수행하는데 대한 개인능력의 판단 또는 기대로서 개인이 긍정적인 행위를 지속시키고자 하거나 또는 문제행위에서 벗어나고자 하는 것에 대한 신념에 영향을 미치며, 유혹은 어려운 상황에 놓여 있을 때 특별한 상황에 충동적으로 열중할 수 있는 강도로 자기 효능감과 대립되는 개념으로 사용된다.

4) 의사결정균형

의사결정균형은 어떤 행위를 변화시킬 때 자신과 중요한 타인에게 생기는 이득 및 손실에 대한 균형과 자신과 다른 사람으로부터 인정을 받게 되는지 유무에 대해서 비교평가하게 되는 것이며, 이것은 의사결정과정에서 결정적인 역할을 한다고 보았다.

범이론적 모형을 이용한 많은 연구에서도 행동변화를 위해 적절한 보건교육을 제공하고, 자기효능감과 의사결정 균형을 통해 변화된 행동을 지속 · 유지하는 것이 나타났다.

4장

요구도조사

LEARNING OBJECTIVES 학습 목표

1. 요구도조사의 정의를 이해할 수 있다.
2. 요구도조사의 목적을 진술할 수 있다.
3. 요구도조사의 유형을 나열할 수 있다.
4. 요구도조사의 내용을 설명할 수 있다.
5. 요구도조사방법을 구별할 수 있다.
6. 요구도조사단계를 적용할 수 있다

요구도란 개인이나 집단이 사회인으로서의 기능을 다하기 위해 경제적, 심리적, 신체적 필요에 의해 구하는 것이라고 할 수 있다. 반면에 요구도조사는 특정 지역사회 또는 특정집단의 건강문제를 해소하기 위한 서비스의 개발이나 기존 서비스의 보완을 위한 작업에 앞서 대상 집단의 요구도를 정확히 파악하기 위해 실시하는 조사이다. 따라서 요구도사정을 하는 목적은 지역주민의 건강상태를 향상시키기 위해 주민들의 건강문제와 건강향상의 요구도를 파악하는 것이다.

요구도조사의 유형은 대상 집단의 수준에 따라 대상자중심, 서비스중심, 지역사회중심 등의 유형이 있다. 요구도조사의 내용은 조사하고자 하는 대상 집단에 따라 다를 수 있다. 그러나 본 장에서는 한 지역사회가 갖고 있는 요구도를 전체적으로 파악하고자 할 경우 일반적으로 수집되어야 할 정보들은 어떤 것들이 있는가를 파악해 보고자 한다. 요구도조사를 통해 수집해야 할 내용들은 3분야로 분류될 수 있다. 첫째, 지역사회의 일반적 특징에 관한 기초자료, 둘째, 기존 서비스의 평가 및 새로운 서비스 개발에 필요한 요구도 파악을 위한 자료, 셋째, 프로그램 실행을 위해 동원될 수 있는 자원에 대한 자료 등이다.

요구도조사 방법은 직접관찰법, 간접자료조사법, 사례조사법 등으로 크게 구분할 수 있다. 직접관찰법에는 일반인구조사, 표적인구조사, 델파이기법, 면접법, 직접경험법, 공청회 등이 있으며 간접자료조사법에는 보건지표분석, 행정자료조사, 개인별 기록조사 등이 있다. 사례조사법에는 보건프로그램 운영자 및 서비스 제공자 조사, 주요 정보제공자 조사 등이 포함된다.

요구도조사단계는 현장에서 요구도조사를 실시한 경험과 요구도조사활동의 실태분석을 토대로 '문제해결중심의 3단계 요구도조사모델'에 따른 것이다. 이 모델에서 요구도조사는 크게 3단계 즉, 탐색적 요구도조사단계, 요구도조사단계, 요구도조사결과 활용단계로 구성되어 있다. 본 장에서는 두 번째 단계인 요구도조사단계를 중점적으로 설명하고자 한다.

1. 요구도조사의 이해

1) 요구도조사의 정의

(1) 요구도의 개념

요구도조사에서 요구도의 개념에 대한 명확한 이해는 매우 중요하다. 칸(Kahn, 1969)은 "요구도란 주어진 한 시점에서 개인이나 집단이 역할을 제대로 수행하고, 사회적 요구도에 적절히 대응하며, 사회의 전반적 진행과정에 적절히 참여하고, 적절한 수준의 활동력 및 생산력을 유지하기 위해 필요하여 구하는 것"이라고 정의하였다. 그의 정의에 의하면 요구도란 개인이나 집단이 사회인으로서의 기능을 다하기 위해 경제적, 심리적, 신체적 필요에 의해 구하는 것이라고 할 수 있다. 즉 개인이나 집단이 인간의 생존과 성장, 발전을 위해 필요하여 구하는 것이라 할 수 있다. 따라서 주택, 영양, 보건, 직업, 소득, 지식, 사회참여, 정치활동 등이 요구도의 대상이 될 수 있다. 그러나 이러한 것들 그 자체는 요구도가 아니며 개인이나 집단이 그것들을 필요로 하여 구할 때 이를 요구도라 할 수 있다.

요구도조사를 하는 이유는 특정집단이나 지역주민의 요구도가 무엇인가를 파악하여 이를 해결하기 위한 서비스를 개발하거나 기존의 서비스를 보완하는데 있다. 따라서 우선 어떻게 요구도를 식별해 내느냐 하는 문제가 중요하다고 할 수 있다. 요구도는 현재 상태와 달성되어져야 하는 상태의 차이, 또는 현재 존재하는 것과 존재되어져야 하는 상태의 차이라 할 수 있기 때문에, 달성되어져야 하는 상태 또는 존재되어져야만 하는 상태가 무엇인가에 따라 요구도가 달라질 수 있다.

요구도는 다음과 같은 3가지 기준에 의해 파악하는 방법이 있다.

첫째, 이상적인 것 또는 최고의 수준을 기대 수준으로 정하는 경우이다. 이 경우 요구도는 이상적인 상태와 현재 상태와의 차이에 의해 파악된다. 따라서 요구도가 많이 파악되어질 수 있고 또 요구도의 크기가 심각하게 나타날 가능성이 많다. 예를 들면 어떤 사람이 주택을 가지고 있더라도 이상적인 수준의 주택을 가지고 있지 못하다면, 그 사람은 주택에 대한 요구도를 가지고 있다고 할 수 있다.

둘째, 최소의 수준을 기대수준으로 정하는 경우이다. 이 경우에는 요구도가 적게 파악되고 또한 심각성도 적을 것이다. 즉 앞의 예에서 주택을 가지고 있는 사람은 그 주택이 최소한의 요건만 갖추고 있으면 주택의 요구도가 없다고 할 수 있다.

셋째, 비교적 수준을 기대 수준으로 정하는 경우이다. 예를 들면 주택의 경우 다른 사람의 주택, 다른 지역의 주택 또는 우리 사회 전체의 평균 주택 수준과 비교하여 그 요구도를 파악하는 것이다. 이 방법은 이상적인 것, 최소한의 것의 파악이 현실적으로 어려울 뿐만 아니라 비교적 수준을 어느 것으로 하느냐에 따라 요구도가 달라질 수 있다는 문제점을 가지고 있다.

(2) 요구도조사의 정의

요구도조사의 정의는 요구도조사가 연구되어 온 학문적 영역에 따라 다양하게 정의되고 있다. 프로그램 평가영역에서 활동하고 있는 학자들은 요구도조사를 "계획과 평가의 산물"이나 "프로그램 평가를 위한 조사도구"로서, 또는 "필요하거나 바람직한 상태가 요구되는 조건을 평가하거나 추측하는 행위"로서 규정하고 있다.

프로그램 개발영역에서 활동하고 있는 Thomas(1984)와 Kettner et al.(1991)는 요구도조사활동을 '프로그램 개발을 위한 첫 번째 활동'으로 규정하면서 수집된 요구도에 대한 자료는 요구도를 해결하기 위한 실제적인 행동을 위한 정보로 활용되거나 제공되어야 하는 서비스의 우선순위를 정하는데 이용될 수 있다고 하였다. Siegel et al.(1995) 역시 요구도조사의 성격을 조사뿐만 아니라 프로그램 개발의 한 부분으로서 파악하고 있으며 그들은 요구도파악(need identification)과 요구도사정(need assessment)으로 구분하였다. 요구도파악은 특정지역에 살고 있는 사람들이 가지고 있는 요구도의 심각성을 파악하는 것이며 요구도사정은 파악된 요구도들의 상대적 중요성을 추측하는데 그 목적이 있다고 하였다.

따라서 Siegel의 요구도조사 활동은 2단계의 조사과정을 지닌다. 즉, 첫 번째 단계는 측정도구를 적용하여 요구도를 측정하는 단계이며, 두 번째 단계는 파악된 정보를 토대로 프로그램 개발이나 서비스 개발에 활용하기 위하여 요구도의 우선순위를 결정하는 판단의 과정이다. 요구도조사를 프로그램 개발의 입장에서 보고 있지만, 프로그램 및 서비스 개발과정에서 필요한 자원할당에 무게를 두고 요구도조사를 정의하는 문헌도 찾을 수 있다.

또한 요구도조사를 지역차원의 홍보까지도 포함시키고 있는 학자도 있다. Bower(1978)는 "공식적 요구도조사 과정은 요구도를 파악하는 절차, 파악된 요구도들의 우선순위를 매기는 절차, 그리고 이러한 문제들을 지역 차원에서 홍보 및 교육에 연결시키는 일련의 연속적 과정으로 구성되어 있다"고 하였다.

요구도조사의 정의와 관련된 다양한 논의 속에서 최근 앞에서 언급된 모든 요구도조사의 특징을 포괄적으로 수렴하려는 경향이 점차 강조되고 있다.

종합적으로 요구도조사의 정의를 살펴보면, 요구도조사는 특정 지역사회 또는 특정 집단의 사회문제를 해소하기 위한 서비스의 개발이나 기존 서비스의 보완을 위한 작업에 앞서 대상 집단의 요구도를 정확히 파악하기 위해 실시하는 조사이다. 따라서 요구도조사의 목적은 궁극적으로 요구도를 해결하기 위한 서비스를 개발하기 위한 것이라 할 수 있다. 즉, 요구도조사는 요구도를 파악하되 항상 파악된 요구도를 해소하기 위한 서비스 개발이나 기존 서비스의 보완을 염두에 둔 조사라는 점에서 다른 조사와 약간 다르다고 할 수 있다.

결론적으로 요구도조사를 통해 얻어야 할 내용에는 지역사회 또는 집단이 어떠한 요구도나 문제를 가지고 있으며, 그 문제 뒤에 숨어있는 근본 이유들은 무엇이고, 제 문제를 해소하기 위한 대안들은 어떤 것이 있으며, 그런 대안들을 실제로 실행하기 위한 자원 등의 사정은 어떠한가 하는 것이 포함되어야 한다. 즉, 관심의 초점인 대상자 집단의 충족되지 않고 있는 요구도의 범위와 수준을 파악하고 보건 수요를 추정하는 과정이라고 정의할 수 있다.

2) 요구도조사의 목적

요구도사정을 하는 목적은 지역주민의 건강상태를 향상시키기 위해 주민들의 건강문제와 건강향상의 요구도를 파악하는 것이다.

요구도사정의 목적은 대상 집단을 파악하고, 대상 집단의 요구도가 무엇인지, 대상 집단 내에서 가장 많은 요구도를 갖는 하위집단이 누구인지, 이런 하위집단은 지역적으로 어디에 위치하고 있는지, 파악된 요구도를 해결하기 위해서 현재 하고 있는 일은 무엇인지, 지금까지 파악된 요구도를 얼마나 잘 해결했는지를 알기 위한 것이다.

다시 말하면, 요구도사정의 구체적인 목적은 지역사회 건강문제의 파악, 건강문제의 해결 역량 파악, 평가의 기초자료 확보, 환경의 영향 예측 등이다.

① 지역사회 건강문제 파악

지역사회의 건강문제를 파악함으로써 핵심과제와 주요 건강문제를 파악할 수 있다. 문제를 파악하는 동시에 여러 건강문제 중에서 어떤 사업을 우선적으로 수행해야 할지 우선순위를 결정하는데 도움을 준다. 또한 문제해결을 위해 가장 적합한 해결책을 모색하는데 도움이 될 수 있다.

② **건강문제의 해결 역량 파악**

지역사회가 가지고 있는 자원과 역량을 파악할 수 있다. 지역사회의 인적, 물적 자원 및 정보 등을 파악함으로써 건강문제를 해결하는 역량을 알 수 있다.

③ **평가의 기초자료 확보**

요구도사정은 지역사회의 현재의 건강상태를 측정함으로써 프로그램이 끝난 후의 건강상태와 비교할 수 있는 기초자료로 활용될 수 있다. 프로그램 시작 전의 상태와 프로그램 후의 상태를 비교함으로써 얼마나 변화가 있었는지 평가할 수 있는 비교 기준으로 활용할 수 있다.

④ **환경의 영향 예측**

환경의 추이를 파악하고 분석함으로써 지역사회 주민의 건강에 미치게 될 환경의 변화를 예측할 수 있다.

3) 요구도조사의 유형

요구도조사의 유형은 대상 집단의 수준에 따라 대상자중심, 서비스중심, 지역사회중심 등의 유형이 있다. 먼저 대상자중심 요구도조사는 아동, 여성, 노인, 장애인 등 특정 인구집단을 위한 서비스나 프로그램을 제공하기 위해 실시하는 조사로서 특정 집단을 대상으로 요구도를 측정하게 된다. 즉, 아동보건 요구도조사, 노인보건 요구도조사, 장애인보건 요구도조사 등이 있다. 둘째로 서비스중심 요구도조사는 의료기술, 직업재활 등의 특정 서비스 제공을 전제로 특정 집단 중에서도 그 문제가 심각하거나 빈번하게 일어날 가능성이 있는 집단을 대상으로 서비스가 필요할 때 요구도를 조사하는 경우이다. 지역사회중심 요구도조사는 앞의 두 조사의 유형이 특정 대상자나 집단을 대상으로 하기 때문에 지역사회 내 다양한 요구도를 반영하지 못하는 한계 즉, 서비스의 중복이나 관련 서비스 제공 부재 등을 극복하기 위해 실시되는 조사이다.

한편 조사의 주체에 따라서는 외부 전문가집단 요구도조사와 기관 내부 요구도조사로 나눌 수 있으며, 외부 전문가집단 요구도조사는 기술경쟁력과 전문적인 능력을 갖춘 외부 전문가들에게 외부용역을 주어 요구도조사를 전담하게 하는 반면 기관 내부 요구도조사는 기관이나 시설의 내부 상황을 잘 이해하고 있는 내부인력을 이용한다.

4) 요구도조사의 내용

(1) 요구도조사의 내용

요구도조사의 내용은 조사하고자 하는 대상 집단에 따라 다를 수 있다. 예를 들면, 노인이나 청소년을 대상으로 요구도조사를 할 경우 조사내용이 노인이나 청소년 문제 또는 개발하고자 하는 서비스가 무엇인지 맞추어야 할 것이다. 그러나 본 장에서는 한 지역사회가 갖고 있는 요구도를 전체적으로 파악하고자 할 경우 일반적으로 수집되어야 할 정보들은 어떤 것들이 있는가를 파악해 보고자 한다. 요구도조사를 통해 수집해야 할 내용들은 3분야로 분류될 수 있다. 첫째, 기초자료, 둘째, 요구도파악자료, 셋째, 활용자원자료 등이다.

① 기초자료

기초자료는 지역사회의 일반적 특징에 관한 자료로서 요구도조사는 일반적으로 조사대상 지역의 인구학적, 구조적 특징에 대한 개략적 내용을 제공해 줄 수 있는 요소를 포함해야 할 필요가 있다.

② 요구도파악자료

요구도파악자료는 기존 서비스의 평가 및 새로운 서비스 개발에 필요한 자료이다.

- 현재 상태 파악을 위한 자료
  요구도조사는 일반적으로 대상 집단의 사회적 현황과 문제에 대한 자료를 제공해 줄 수 있는 내용을 포함해야 한다.
- 기존 서비스 평가를 위한 자료
  식별된 문제에 대해 좋은 효과 또는 치료를 제공해 줄 수 있는 서비스나 서비스 기관들이 요구도집단에게 잘 알려져 있지 않거나 잘 이용되지 않는 경우가 있다. 또한 식별된 문제를 소지하고 있는 사람들이 이용할만한 서비스를 알았다 해도 그러한 서비스를 이용할 수 있는 능력이나 자발성을 감소시키는 장애요인들이 존재할 수 있다.
- 새로운 서비스 개발에 필요한 자료
  지역 주민들이 심각하다고 생각하는 문제나 지역 주민들이 추가로 필요로 하는 서비스가 무엇인지 파악할 필요가 있다. 지역사회에 대한 문제나 이를 해소하기 위한 서비스는 지역 주민들이 가장 잘 알고 있으며, 또 지역 주민들의 의견이 반영된 상태에서 서비스가 개발되어야 서비스의 효과가 높아진다고 할 수 있기 때문에 지역 주민들의 의견을 파악할 필요가 있다.

③ **활용자원자료**

활용자원자료는 프로그램 실행을 위해 동원될 수 있는 자원에 대한 자료로써 서비스를 개발하고자 할 경우에는 실행 가능성도 함께 고려되어야 한다. 실행가능성이 보장되지 못한 계획은 단순한 계획에 그치며, 실제로 문제를 해소하는데는 별 도움을 주지 못하기 때문이다.

- **지역사회 정보체계**

  서비스가 잘 활용되기 위해서는 서비스의 대상자 또는 잠재적 대상자들이 서비스의 존재를 잘 알고 있어야 한다. 특히 새로운 서비스가 개발될 경우 서비스가 활용되기 전에 서비스 존재가 잠재적 대상자들에게 인지되어야 한다. 따라서 표적집단이 대부분 접할 수 있는 공식적 또는 비공식적 의사통로 매체가 파악되어야 한다. 이에 대한 정보는 지역주민, 특히 서비스 체제에 관심을 갖고 있는 집단과의 효과적이고 능률적인 의사소통 채널을 개발하고 유지하는데 이용될 수 있다.

- **지역사회 서비스 자원**

  프로그램 개발 계획이나 자원배분 결정이 이루어지기 전에 활용 가능한 물적, 인적 자원에 대한 파악이 이루어져야 한다.

- **정치적 자원**

  프로그램 및 자원 배분에 대한 계획은 정치적 과정이다. 계획을 성공적으로 하려면 지역사회의 지지를 항상 감안해야 한다. 밝혀진 요구도를 해소하기 위한 프로그램 개발과 자원 배분은 다양한 대안들에 대한 지지자와 반대자들의 의견을 종합해서 결정되어야 한다. 또한 정치 지도자나 지역사회 지도자들의 지지를 얻어내는 것은 서비스를 개발하는데 중요한 절차라 할 수 있다. 특히 정치 지도자들은 그들 자신이나 지역사회가 그러한 서비스를 지지할 것인지 또는 반대할 것인지에 대해 가장 잘 알고 있는 사람들이라 할 수 있다. 따라서 정치적 상황에 대한 고려없이 종합적인 프로그램이나 서비스 계획을 수립하는 경우 자금곤란을 유도할 수 있다.

  각 분야별로 구체적인 조사내용과 용도를 요약하면 〈표 4-1〉과 같다.

〈표 4-1〉 요구도조사의 내용

구분	조사항목	조사내용	용도
기초 자료	지역사회의 일반적 특징	• 연령분포, 가족수, 가구주연령, 거주기간, 직업구성, 결혼상태, 소득수준, 빈곤인구율, 주택보급율, 범죄율	• 대상지역 특징에 대한 개략적 정보제공 • 자료분석시 통제변수로 활용 • 잠재적 대상자가 많은 지역의 특성에 대한 정보제공 • 하부지역의 인구학적, 구조적 특징에 대한 정보제공
요구도 파악 자료	현재상태 파악	• 경제 : 소득수준, 소비형태, 신용상태, 자금관리 • 고용 : 직업종류, 직업경력, 직업교육의 필요성, 실업상태 • 가정 : 부모-자녀관계, 부부문제, 아동 적응, 성문제, 이혼율 • 교육 : 성인의 교육수준 및 욕구, 아동의 학교적응, 학교성적, 학교중퇴율 • 주거 : 밀집도, 주택상태, 인구과잉상태 • 건강 : 만성적 신체장애, 사망원인, 질병발생율	• 여러가지 생활영역에서의 현재상태 파악 • 요구측정(바람직한 상태)을 위한 기준으로 활용 • 새로운 서비스 개발 및 기존 서비스 보완을 위한 기초 자료로 활용 • 사전, 사후조사를 통해 개선된 상태에 관한 정보파악 자료로 활용
		• 가정관리 : 영양, 아동양육 및 보호, 주택관리 • 여가 : 여가활동, 운동, 문화활동 • 생활만족도 : 지역사회 결속력, 자아평가 정도	
	기존 서비스 평가	• 서비스 인지정도 • 서비스 활용정도 • 서비스 인지 및 활용에 대한 장애요소 존재여부(교통수단 등) • 직원에 대한 부정적 태도 여부 • 서비스 이용으로 인한 두려움과 비용부담 • 비합리적인 자격조건	• 기존 서비스의 문제점 파악 • 기존 서비스의 보완에 필요한 정보제공(지원적인 서비스 개발, 서비스 제공에 대한 재훈련, 프로그램 지지교육의 필요성 제시 등)
	새로운 서비스 개발	• 대상지역의 심각한 문제 • 현재 필요한 서비스 • 장기적(5년 이내)으로 필요한 서비스 • 하위집단, 즉 아동, 청소년, 노인, 장애인, 여성 등을 위한 서비스	• 요구식별 및 요구들의 상대적 중요성 파악 • 새로운 서비스 개발을 위한 정보를 대상자의 입장에서 파악 • 하위집단을 위한 서비스 개발에 필요한 정보파악
활용 자원 자료	지역사회 정보체제	• 공식적, 비공식적 의사소통 매체 • 표적집단에 가장 잘 정보를 제공해 줄 수 있는 의사소통매체 또는 조직	• 대상자들에게 서비스의 존재 및 서비스 내용을 더 잘 파악하도록 하는 능률적인 의사 소통채널 개발에 필요한 정보 확보

계속

구분	조사항목	조사내용	용도
활용 자원 자료	지역사회 서비스 자원	• 동원될 수있는 공 · 사적 기금 • 직원들의 전문성을 제고시키는데 필요한 인적 · 물적자원 • 새로운 프로그램을 실행할 수 있는 시설자원	• 프로그램의 실행에 필요한 가용자원 파악
	정치적 자원	• 다양한 프로그램에 대한 주민의 찬반 의견 • 정치 지도자, 사회 지도자 지지도	• 계획을 성공적으로 추진하기 위한 정보 파악

*자료 : 김정이, 채구묵(1997), 욕구조사론

(2) 요구도조사 시 고려사항

① 특정한 서비스에 대한 요구도는 개인(지역사회)의 가치관 · 문화 · 경험에 따라서 다르다.

② 요구도는 절대적이기도 하지만 상대적이기도 하다.

③ 요구도는 여러 가지 상황과 복합적으로 상호 연관되어 있다.

④ 지역사회의 요구도는 역동적으로 변한다.

⑤ 요구도를 프로그램으로 수행하는데는 인적 · 물적 자원의 영향을 받는다.

2. 요구도조사의 방법

요구도조사 방법은 직접관찰법, 간접자료조사법, 사례조사법 등으로 크게 구분할 수 있다.

1) 직접관찰법

(1) 일반인구조사

이 방법은 지정된 지역 내 주민 가운데 추출된 표본으로부터 면접 또는 설문지를 통하여 자료를 얻어 이 자료를 기초로 해서 요구도를 측정하는 방법이다. 이러한 방법을 통해서 조사자는 주민 개개인이 인정하는 문제, 문제를 가진 개인들과 이들의 특성, 개개인이 이용할 수 있는 서비스 또는 혜택 · 종류, 이를 이용하는데 장애가 되는 요인, 사회문제와 서비스 또는 서비스 제공자에 관한 정보 등을 얻을 수 있다.

일반인구조사의 장점은 표본을 통하여 일반주민들이 인지하는 지역의 문제와 심각성 및 요구하는 서비스를 파악할 수 있고, 인식하는 문제와 응답자의 개인적 특성과의 관련성을 분석할 수 있다. 또한 특정한 서비스와 서비스 체제에 대한 주민들의 태도나 반응을 파악하는데 유용하다. 단점으로는 설문조사의 개발과 실행 및 분석을 위해 비용이 많이 들고, 우편조사의 경우 회수율이 낮으며, 사회적으로 바람직한 응답만을 얻게 되는 문제가 발생할 수도 있다.

(2) 표적인구조사

표적인구조사는 일반인구 중에서 어떤 특성을 가진 특정인구를 대상으로 질문지나 면접을 통하여 그들의 요구도를 파악하는 방법이다.

표적집단은 일반 인구를 소득, 연령, 건강, 성별, 학력 등으로 구분하고 서비스의 이용수준, 지역별 특성 등으로 계층화해서 나눈 집단을 말한다. 예를 들어, 아동, 청소년, 여성, 노인 등 서비스를 받은 경험이 있는 사람 등이 대상이 될 수 있다. 표적인구조사는 일반인구조사와 유사한 점도 있지만 어떤 특성을 기준으로 해서 선정하기 때문에 표본의 크기가 상대적으로 작다.

표적인구조사의 장점은 일반인구조사에 비해 표적집단이 갖는 요구도와 그들이 원하는 서비스를 보다 구체적이고 세밀하게 파악할 수 있다. 그리고 기존의 서비스를 받으면서 겪었던 불편함이나 필요로 하는 서비스 등에 대해 직접적인 의견을 들을 수 있어서 새로운 서비스의 개발에 유용한 정보가 된다. 그러나 표적인구로부터 얻은 정보는 그 집단에만 적용할 수 있고 다른 집단이나 일반인구 전체에 적용할 수 없다는 단점이 있다.

(3) 델파이기법

델파이(Delphi)기법은 어떤 문제에 대하여 예측하려는 현상에 관한 선례가 없거나 적절한 자료가 없는 경우 올바른 판단을 위해서 체계적으로 전문가들의 합의점을 찾는 방법이다. 이 기법은 구체적으로 작성된 몇 단계의 설문을 사용한다. 1차 설문에 대한 응답을 정리해서 2차 설문에서 그 응답을 재확인하는 방식으로 진행된다.

델파이기법으로 주민들의 요구유형을 파악할 수 있고 전문분야에 있는 사람들의 판단을 고찰할 수 있으며, 응답자로 하여금 다양하고 상호 관련된 요구들을 파악할 수 있도록 할 수 있다.

집단의 판단을 체계적으로 유도하여 정리하기 위해서 설문에 대한 응답을 무기명으로 하고, 대면적인 회의에서와 같은 즉각적인 피드백을 통제하고, 개인의 의견을 집단적 통계분석으로 처리하는 방법이다. 델파이기법의 구체적인 절차는 다음과 같다.

① 전문가를 선정한다.
② 주요 관심사에 관한 설문지를 작성한다.
③ 설문지를 선정된 전문가에게 배부한다(대부분 우편을 이용).
④ 회수된 설문지의 응답내용을 합의된 부분과 합의되지 않은 부분으로 나누어 집계한다.
⑤ 1차 분석결과에서 합의도가 낮으면 1차 판단에 대한 전문가들의 의견을 묻는 두 번째 설문지를 보내어 1차 분석의 결과를 참조한 전문가의 의견을 구한다.
⑥ 회수된 설문지의 응답을 재분석하여 전문가의 일치점을 정리한다.
⑦ 이러한 절차를 일정한 정도의 합의점에 도달할 때까지 반복한다.

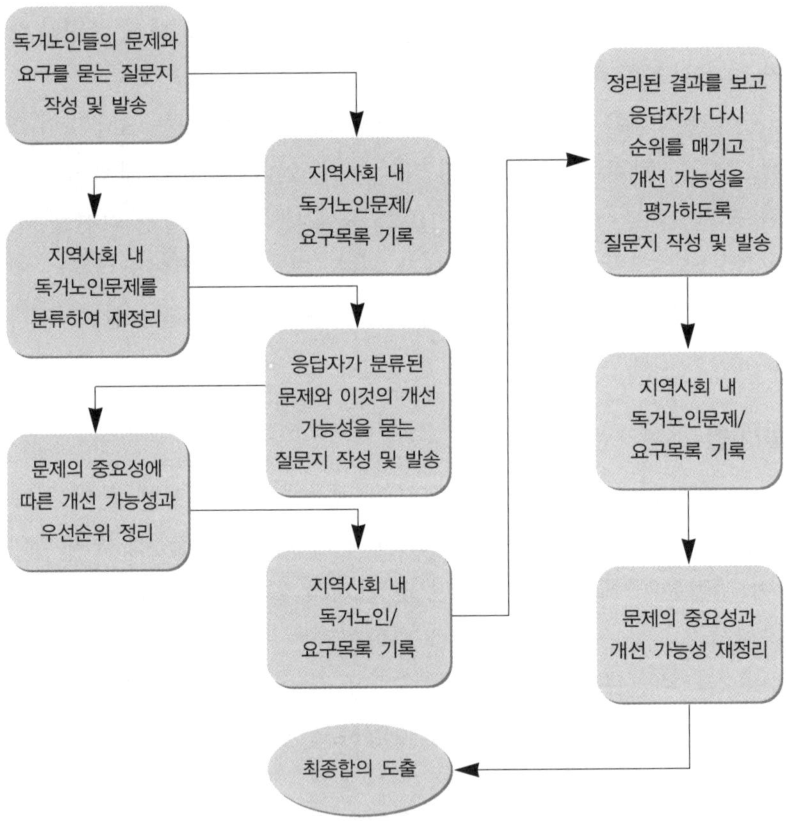

*자료 : 김학주(2008). 사회복지 프로그램 개발과 평가

(그림 4-1) 델파이기법 분석 사례 : OO지역 독거노인들의 건강문제와 요구도파악

(그림 4-1)은 OO지역 독거노인들의 건강문제와 요구도파악을 델파이기법에 의해서 분석하는 과정을 보여주는 사례이다.

델파이기법은 요구도조사의 주대상자들이 지리적으로 또는 사회적 여건상 신분 노출을 꺼려서 모이기 불편하거나 비용부담이 클 때 사용될 수 있다. 이 기법은 응답자들을 한 자리에 모으는 수고를 덜 수 있는 장점은 있으나 시간이 많이 걸리고 반복하는 동안 응답자의 수가 줄어드는 단점이 있다. 또한 설문에 응하는 참가자들이 스스로의 의지가 아닌 집단 내 압력에 의해 응답하거나 합의할 수 있다.

(4) 면접법

조사자가 피조사자와 면접을 실시하여 피조사자의 요구도에 관한 자료를 수집하는 방법이다. 면접의 유형에는 구조적 면접과 준구조적 면접, 비구조적 면접이 있다.

① 구조적 면접

조사자가 자료수집 시작 전에 질문을 계획하고 질문의 순서를 정하여 모든 대상자에게 같은 내용을 같은 순서로 면접하는 것이다. 이 방법은 경험이 적은 면접자도 쉽게 이용할 수 있고 면접결과의 비교나 통계분석이 용이하나 새로운 사실을 발견할 가능성이 적다.

② 준구조적 면접

조사목적에 부합되는 중요한 질문에 대해서는 일정한 질문목록을 만들어 구조적 면접의 형태로 사용되고 그에 추가되는 질문에 대해서는 면접자가 자유로이 사용할 수 있게 융통성을 부여하여 비구조적 면접형태를 갖추게 하는 것이다.

③ 비구조적 면접

조사자가 질문의 내용이나 순서를 미리 정하지 않고 면접상황에 따라 시행하는 것이다. 이 방법은 면접자에게 정확한 답변을 끌어낼 수 있고 새로운 사실을 발견할 가능성이 있는 반면 질문과 답변의 범위가 넓어 면접결과의 비교나 통계분석이 어렵다.

(5) 직접경험법

직접 경험은 조사자가 실제 상황을 직접 체험하면서 요구도를 파악하는 방법이다. 단순한 현장 방문이 아니고 요구도를 파악하기 위한 현장 체험이기 때문에 사전에 관련된 다양한 정보를 알고 있어야 효과적으로 활동할 수 있다.

(6) 공청회

지역사회에 거주하거나 활동하는 사람들은 그들의 생활경험이나 관찰 또는 상호교류할 수 있는 정보를 통하여 지역의 사회적 요구도나 문제 등을 매우 잘 알고 있다. 지역사회의 문제를 해결하기 위하여 조사자가 지역사회의 모든 사람들이 참여할 수 있는 공개적인 모임을 주선하고 이 모임에서 논의되는 지역사회의 요구도나 문제들을 파악하고 해결방안을 찾는 것이 공청회이다. 공청회는 스스로 참여를 선택한 집단으로서 주로 정부기관과 지방자치단체에서 많이 사용하는데 어떤 이슈에 관해 논의하기 위해 지역사회 주민에게 공청회의 일정과 주제를 알리게 되면 이 때 참석한 사람이 참여자가 된다.

공청회의 장점은 비교적 적은 비용으로 지역사회 내 요구도와 관련하여 문제를 확인하고 진단하는데 기여하며, 참여하기를 원하는 사람이면 누구나 참석할 수 있다는 점이다. 그러나 스스로 참여를 선택한 집단이기 때문에 지역사회 모든 사람들의 대표가 되지 못하고 특정집단의 관계자가 집중적으로 참석할 수 있다. 그러므로 다양한 배경과 지식수준을 가지고 있는 지역주민 및 관계자로부터 정보를 수집하기 위해서 많은 시간을 투입해야 한다는 것이 큰 단점으로 지적된다. 따라서 공청회는 제한된 지역사회의 의견을 제공해 줄 수 있어 다른 조사기법과 병행하여 사용될 때 큰 효과를 발휘할 수 있다.

2) 간접자료조사법

(1) 보건지표 분석

보건지표(health index)는 인간의 건강상태뿐만 아니라 이와 관련된 제반 사항, 즉 보건정책, 보건의료제도, 보건의료자원, 인구구조, 보건의식 등에 대한 전반적인 수준이나 특성을 말한다. 보건지표와 관련된 대표적인 자료는 인구센서스 및 인구동태자료, 사회지표통계연보, 보건복지통계연보, 국민건강영양조사결과, 건강보험자료 등이 있다. 각 지역별로 실시되는 주민건강조사 결과도 중요한 보건지표를 제공한다.

지표는 신뢰성과 타당성이 있어야 하며 실제로 요구도를 측정할 수 있는 공인된 지표이어야 한다. 지표조사의 장점은 다른 방법에 비해 상대적으로 비용부담이 없으며, 쉽게 이용할 수 있고, 객관적 자료로서 신뢰성이 있다는 것이다. 반면 지표조사의 단점은 지표가 비교적 넓은 지역에 관한 정보를 담고 있는 경우가 많기 때문에 좁은 해당지역에 관한 알맞은 자료를 구하기 힘들고, 넓은 지역의 자료를 좁은 지역에 그대로 적용할 경우에는 타당성에 문제가 발생할 수 있다.

(2) 행정자료조사

행정기관이 업무 추진을 위해서 수집하거나 보관하고 있는 자료는 요구도사정에 큰 도움이 될 수 있다. 이러한 자료는 주민들의 특성에 관한 정보를 흔히 포함하고 있기 때문에 주민들의 문제를 파악하는 데에 쉽게 이용할 수 있다. 특히, 행정자료는 주민들의 요청 사항, 공익사업의 동향, 특별한 관심을 요하는 대상 인구 또는 지역에 관한 중요한 정보를 제공한다.

(3) 개인별 기록조사

개인별로 기록되어 있는 각종의 자료를 분석하여 그의 요구도를 확인하는 방법이다. 예를 들면, 학생들의 생활기록부나 병원 시설에 입원한 사람들의 개인별 차트(chart) 또는 정신보건시설에 보관되어 있는 개인별 기록(면접기록, 상담일지 등)들을 분석하여 요구도를 확인하는 방법 등이 해당된다.

3) 사례조사법

사례조사법은 대상 집단을 직접 상대하거나 관련이 있는 제3자를 접촉하여 그들의 요구도를 조사하는 방법이다. 보건프로그램 운영자 및 서비스 제공자 조사, 주요 정보 제공자 조사 등이 포함된다. 이 방법은 표출된 요구도를 밝히는데 활용된다.

(1) 보건프로그램 운영자 및 서비스 제공자 조사

서비스를 직접 제공하거나 보건프로그램을 운영하고 있는 사람을 만나서 이용자와 관련된 여러 가지 상황들을 조사하여 관련자들의 요구도를 확인하는 방법이다. 이 방법의 장점은 약물중독, 미혼모 등 잘 알려져 있지 않거나, 사회적으로 받아들여지기 어려운 대상집단의 요구도나 문제에 관한 정보를 얻을 수 있으며, 현존하거나 잠재적인 지역사회 또는 기관의 자원에 대해서 알 수 있고, 대상집단의 요구도를 보다 전문적인 판단에 의해서 파악할 수 있다. 단점은 제공자들은 주로 수혜자들과 접촉하므로 그들로부터 얻은 자료가 수혜자들만의 의견을 반영하는 것이 될 수 있고, 서비스 제공자들은 그들의 기관에서 제공하거나 제공하게 될 서비스로 충족될 수 있는 문제에 대해서만 관심을 갖는 경향이 있다는 점이다.

(2) 주요 정보 제공자 조사

보건프로그램 운영이나 서비스 전달에는 직접 참여하지 않지만 지역사회에서 장기간

거주했거나, 그 지역사회의 문제에 대해서 구체적으로 인지하고 있으며, 대상 주민들의 사정을 대변할 수 있는 사람들, 즉 보건의료시설의 간부, 지역 유지, 정치가, 종교지도자, 관련 분야 학자 등을 주요 정보 제공자라고 한다.

이들로부터 대상 집단의 요구도 및 서비스 이용 상태를 파악하는 방법이다. 이 방법의 장점은 비용이 적게 들고, 지역의 전반적인 문제를 비교적 쉽게 파악할 수 있으며, 주민 대다수의 문제나 지역적인 관심사 또는 논의 대상이 될 가능성이 있는 문제를 알 수 있다. 단점은 주요 정보 제공자 특히 정치적 지도자들이 중요하게 생각하는 문제들은 정치적 의식이나 감정으로 결정될 가능성이 많기 때문에 어떤 주민 집단은 그들의 관심에서 제외될 수 있다.

3. 요구도조사의 단계

요구도조사단계는 현장에서 요구도조사를 실시한 경험과 요구도조사활동의 실태분석을 토대로 하는 '문제해결중심의 3단계 요구도조사모델'에 따른 것이다(그림 4-2). 이 모델에서 요구도조사는 크게 탐색적 요구도조사단계, 요구도조사단계, 요구도조사결과 활용단계로 구성되어 있다. 그리고 각 단계별로 달성되어야 할 과업은 탐색적 단계에서 4가지 과업, 요구도조사단계에서 5가지 과업, 요구도조사결과 활용단계에서 4가지 과업 등 총 13개 과업으로 이루어져 있다.

본 장에서는 두 번째 단계인 요구도조사단계를 중점적으로 설명하고자 한다.

탐색적 요구도조사단계에서 요구도조사의 목적 · 범위 · 내용이 정해지고 조사를 진

탐색적 요구도조사단계	→	요구도조사단계	→	요구도조사결과 활용단계
① 요구도조사의 목적 · 범위 · 내용을 정한다		① 추가조사가 필요한 요구도조사 범위와 내용을 파악한다		① 요구도의 원인을 분석한다
② 요구도조사 책임자 · 참여자를 결정한다		② 자료수집방법을 선정한다		② 해결책을 선택한다
③ 기존 요구도조사 자료를 수집한다		③ 요구도조사 방법을 결정한다		③ 해결행동을 설계하고 집행한다
④ 추가 요구도조사 진행을 결정한다		④ 표본추출 및 분석방법을 결정한다		④ 해결행동의 집행을 평가한다
		⑤ 요구도의 우선순위를 결정한다		

*자료 : 서인해, 공계순(2004). 욕구조사의 이론과 실제

(그림 4-2) 문제해결중심의 요구도조사단계

행할 위원회가 구성되어 추가적인 요구도조사의 필요성이 제기되었다면, 2단계 요구도조사단계에서는 이러한 추가적인 요구도조사활동에 대해서 기획하고 자료를 수집하고 분석해야 한다. 2단계 요구도조사에서 수행해야 할 주요한 과제는 다음과 같다.

- 추가조사가 필요한 요구도조사의 범위와 내용을 정한다.
- 자료수집방법을 선정한다.
- 요구도조사방법을 결정한다
- 표본추출 및 분석방법을 결정한다.
- 요구도의 심각성에 근거하여 요구도의 우선순위를 결정한다.

1) 추가적인 요구도조사의 범위와 내용 결정

탐색적 요구도조사단계에서 추가적인 요구도조사가 필요하다고 판단되면 요구도조사단계에서는 추가적인 요구도조사의 범위와 내용을 구체화해야 한다. 추가적인 요구도조사에서 어떤 자료들이 수집되어야 하는가? 여기에 대한 답변은 간단하지 않다. 요구도조사의 목적, 조사방법 및 조사여건에 따라 조사내용은 많이 달라질 수 있다.

Lareau & Heumann(1980)은 지역 차원의 요구도조사에서 필수적으로 포함되어야 할 내용을 5가지로 구분하였다. 즉 ① 지역주민들에 대한 인구 · 사회학적 정보, ② 지역주민들이 지역사회에서 안고 있는 문제에 대한 묘사, ③ 지역주민들이 그들의 문제를 해결하기 위해 지역사회에서 이용하고 있는 서비스 또는 이용 가능한 서비스에 대한 묘사, ④ 지역주민들의 현재 충족되지 않은 요구도 파악, ⑤ 지역주민들이 우선적으로 필요로 하는 서비스의 종류를 파악해야 한다고 주장했다.

2) 자료수집방법 결정

조사하고자 하는 영역이 설정되고 나면 그 다음 이러한 영역에서 어떤 형태의 요구도정보를 어떻게 수집할 것인가를 생각해야 한다. 가장 바람직한 요구도조사방법은 조사하고자 하는 요구도의 내용을 담고 있는 다양한 요구도정보를 다양한 조사방법을 통해서 조사하는 수렴적 요구도조사방법을 택하는 것이다.

먼저, 이러한 수렴적 요구도조사를 실시하기 위해서 일반적으로 요구도정보를 어떻게 구분하는가를 살펴보자.

일반적으로 요구도정보는 사람들로부터 얻을 수 있는 인적 정보와 사람이 아닌 문서형태로부터 얻을 수 있는 비인적 정보로 구분될 수 있다. 즉, 요구도를 가지고 있는 사람 또는 요구도에 대해서 말할 수 있는 사람들 간의 대화를 통해서 나타날 수 있는 형태 또는 인적 정보 등이 있을 수 있으며, 기록 · 사회적 지표 · 인구학적 정보 · 기존의 보고서 등에서 찾을 수 있는 비인적 정보 또는 문서형태가 있다.

또한 이러한 요구를 수집하는 방법도 다양하다. 어떤 학자들은 요구도자료를 수집하는 방법이 200가지가 넘는다고 말하지만, 일반적으로 가장 많이 사용되는 방법은 설문조사방법과 집단기법을 이용하는 방법, 그리고 2차 자료분석방법 등이 있을 수 있다.

(1) 자료의 종류

자료란 직 · 간접적으로 이용되는 일체의 정보이다. 자료는 조사자가 직접 조사를 통해 수집 · 작성하는 1차 자료와 기존 연구결과를 이용하는 2차 자료로 나눌 수 있다.

① 1차 자료

1차 자료는 연구자가 조사목적을 위해 사전에 조사 설계를 실시해 직접 수집한 자료로 2차 자료에 비해 자료를 수집하는 데 비용, 인력, 시간이 많이 소요된다. 조사목적에 적합한 2차 자료의 존재 및 사용 가능성의 유무를 확인한 후 2차 자료가 없는 경우에 한하여 1차 자료를 수집하는 것이 경제적이다.

② 2차 자료

2차 자료는 개인, 집단, 조직 및 기관 등에 의해 이미 만들어진 방대한 자료로 연구목적을 위해 사용될 수 있는 모든 자료이다. 2차 자료는 현재의 연구 목적과는 다른 목적을 위해 독창적으로 수집할 수 있는 정보이다. 2차 자료는 자료수집 기간과 비용을 절약하며 직접 사용할 수 있으므로 가능한 2차 자료를 최대한 활용하고 부족한 자료는 1차 자료를 수집하여 사용하는 것이 바람직하다.

자료의 성격에 따라 양적 자료 또는 질적 자료로 분류한다.

(2) 자료수집방법

대상 집단의 요구도를 파악하기 위한 자료수집은 다양한 방법을 통해 이루어질 수 있다. 요구도조사에 필요한 자료를 얻을 수 있는 출처로는 직접적인 1차적 형태의 설문조사와 기관 행정자료 등의 2차적 형태가 있다. 또한 외부 주요 정보제공자와 다수의 주민을 대상으로 심층면접, 포커스그룹, 지역 공청회를 통해 얻을 수도 있다. 지역사회의 사회적 · 경제적 상태에 관한 객관적인 행정정보(보건통계연보, 사회지표 등), 거주자가 제공하는 사실이나 견해, 지역사회를 잘 알고 있는 전문가의 견해 등도 중요한 자료원으로 들 수 있다.

① 1차 자료 수집방법

대상 집단과 직접적으로 접촉한다는 점에서 대상자와의 상호작용을 통해 자료를 수집하는 방법으로 상호작용적 접촉방법이라고도 한다. 장점은 대상집단에게 수집하고자 하는 내용에 대하여 직접 질문을 하고 직접적인 답변을 들을 수 있으며 반면에 수집과정에 있어서 비용과 시간의 소요가 크다는 단점을 지니고 있다.

1차 자료 수집방법의 유형은 설문조사, 델파이기법, 면접법, 공청회 및 관찰 등이 있다. 이런 다양한 자료수집방법 중에서 현장에서 많이 사용되는 주요한 기법에 대해서는 이 책의 요구도조사방법에서 자세하게 설명하였음으로 여기에서는 설문조사에 대해서만 설명하겠다.

• 설문조사

대상 집단 또는 지역사회의 주요 정보제공자를 대상자로 요구도측정을 위하여 설문조사를 실시할 수 있다. 설문조사는 인구, 경제적 가구지표에서부터 개인적 생각에 이르기까지 다양한 정보를 수집할 수 있으며 계량화가 용이해 요구도조사에 많이 이용된다. 그리고 설문조사의 항목들은 요구도측정을 위한 직접적 자료수집의 기회가 되며 다른 형태의 자료에서는 구하기 어려운 자료를 얻을 수 있다는 측면에서 가치를 지닌다. 또한 대상자를 대상으로 하는 설문조사는 직접적인 판단을 얻을 수 있으므로 신뢰성도 당연히 높아진다. 설문조사의 가장 일반적인 방법은 개별자기기입법, 면접, 전화면접, 집단면접 또는 우편조사 등을 통해서 실시할 수 있다.

- 개별자기기입법 : 자기기입식 자료수집방법으로 단시간에 많은 응답자를 만날 수 있고, 대단위 지역에서도 편리하게 실시할 수 있다. 이 방법은 우편조사보다 더 많은 비용이 소요되지만 응답률을 더 높일 수 있다는 장점이 있다.
- 면접 : 조사자와 응답자가 얼굴을 마주보고 대화하면서 필요한 자료를 수집하는 방법이다. 면접에 사용되는 질문지와 조사원에 따라 결과에 영향을 미치기도 하므로 조사원의 훈련이 필요하다. 따라서 조사원을 훈련하는 비용과 시간이 소요된다.
- 전화면접 : 전화면접조사는 다른 조사방법보다 용이하고, 전화번호부에서 무작위로 대상자를 선정할 수 있어 수집 자료에 대한 대표성을 얻을 수 있다. 상대적으로 비용이 덜 든다는 장점에 비해, 전화 1회에 대상자 한명씩 밖에 만날 수 없다는 한계가 있다.

- 집단면접 : 짧은 시간에 여러 대상자에게서 자료를 수집할 수 있는 경제적 방법이다. 집단구성원의 압력이 응답에 영향을 끼칠 수 있다.
- 우편조사 : 우편조사는 개별 대상자들에게 우편으로 질문지를 발송하여 질문지에 응답한 후 반송용 봉투를 이용하여 반송하게 하는 방법이다. 우편조사는 면접을 실행할 숙련된 조사원이 필요없고, 질문지의 작성과 복사, 발송 및 반송비용만 고려하기 때문에 비용이 절약되며 다른 사람들에게 공개적으로 드러내놓기 민감한 문제들에 대한 조사에 적합하다. 단점은 응답자들이 스스로 이해할 수 있는 단순한 질문으로 제한되고 회수율이 20~40% 정도로 낮아 조사결과를 일반화하는데 어려움이 있다.
- 전자우편조사 : 인터넷 이용자가 증가하여 이메일을 통한 설문조사는 비용 발생이 적고 편리하며 지리적 한계없이 접근할 수 있다는 장점이 있다. 그러나 컴퓨터를 사용하지 않거나 접근성이 낮은 대상자에게는 적용할 수 없으며 익명성을 보장하기 힘들다는 단점이 있다.

• 질문의 유형

- 개방형 질문 : 개방형 질문(open question)이란 응답자가 질문에 대한 응답 내용을 제한하지 않아 자신의 의견이나 판단을 기술할 수 있는 형태의 질문을 말한다. 개방형 질문은 응답의 범주가 너무 많거나 혹은 몇 개의 범주로 압축시키는 것이 어렵거나 또는 모든 가능한 응답의 범주를 모르거나 응답자가 어떻게 응답하는가를 탐색적으로 살펴보고자 할 때 적합하다.

  한편 개방형 질문의 단점으로는 응답이 개인별로 표준화되어 있지 않아 응답자 간의 비교나 통계분석이 어렵고 무응답의 빈도가 높다.
- 폐쇄형 질문 : 폐쇄형 질문(closed question)은 객관식 혹은 선택형 질문으로 질문에 대한 응답항목을 일정하게 구성하여 선택하도록 하는 형태의 질문을 말한다.

  폐쇄형 질문의 장점으로는 첫째, 질문에 대한 대답이 표준화되어 있어 응답자 간의 비교·분석이 수월하다. 둘째, 질문이 다소 모호하더라도 선택항목을 통해서 질문의 의미가 잘 전달될 수 있다. 셋째, 민감한 주제에 적합하다. 즉, 소득이나 결혼상태 등 구체적으로 밝히기를 꺼리는 사생활과 관련된 질문일 경우 선택할 수 있는 범주를 주고 그 중에서 고르도록 함으로써 응답을 가능하게 해준다. 넷째, 응답자가 비교적 쉽게 응답할 수 있으므로 응답률을 올릴 수 있다.

  한편 폐쇄형 질문의 단점으로는 첫째, 응답을 모르거나 특별한 견해가 없는 경우 또는 자신의 의도를 명확히 나타내 주는 응답범주가 없을 경우 아무 것에나 응답할 수 있다. 둘째, 질문의 의도를 잘못 이해하고 응답하거나 응답을 의도와 다르게 잘못 기재하더라도 이를 알아낼 방법이 없다. 셋째, 동일한 선택항목을 택한다 하더라도 개인에 따라 느낌이나 견해가 다를 수 있는데 이러한 점이 무시된다.

• **질문의 양식**

폐쇄형 질문은 이분식 질문, 여과식 질문, 선다식 질문, 서열식 질문 및 평정척도식 질문 등으로 구분된다.

– 이분식 질문 : 이분식 질문은 폐쇄형 질문의 가장 간단한 유형으로서 두 개의 선택지 중 하나를 선택하는 것이다. '예', '아니오' 또는 '있다', '없다' 등의 두 가지 중 하나를 선택하도록 하는 간단한 질문에 사용된다.

– 여과식 질문 : 먼저의 질문에 대한 반응에 따라 다른 종류의 질문과 선택지를 선택하도록 설계된 것이다. 가장 혼동을 주지 않는 방법은 아래처럼 질문의 주류로부터 벗어나서 배열하는 것이다.

> **예) 1. 귀하는 현재 담배를 피십니까?**
>
> ⓐ 예(　)
>
> ⓑ 아니오(　); "아니오"인 경우 3번 문항으로 이동합니다.
>
> **2. 담배를 피신지 얼마나 되었습니까? ＿＿＿＿＿ 년**

– 선다식 질문 : 선다식은 이분식 질문보다 더 많은 정보를 줄 수 있으며 의견이나 태도를 묻는데 적합하다. 선다식 질문에는 아래의 예와 같이 보통 여러 개의 선택지를 미리 만들어 놓고 그 중 하나를 선택하게 하는 것이다.

> **예) 흡연은 건강에 어떤 영향을 미친다고 생각하십니까? (　)**
>
> ⓐ 절대로 해롭다　ⓑ 비교적 해롭다　ⓒ 약간 해롭다
>
> ⓓ 대체로 해롭지 않다　ⓔ 전혀 해롭지 않다

선다식 질문을 작성할 때 주의할 사항은 각 항목이 포괄적이어야 한다. 즉 응답자가 선택할 항목이 없어서는 안 된다. 또한 항목 간에 중복이 없어야 한다. 보기의 잘못 된 예에서 100만원인 경우 ⓐ와 ⓑ 중 하나를 임의로 표시할 수 있고 항

목 간에 중복이 되므로 좋은 질문이라 할 수 없다.

잘못된 예) 귀 가정의 소득은 얼마입니까?

ⓐ 100만원 이하　ⓑ 100~200만원　ⓒ 200~300만원　ⓓ 300만원 이상

좋은 예) 귀 가정의 소득은 얼마입니까?

ⓐ 100만원 미만　ⓑ 100만원 이상~200만원 미만

ⓒ 200만원 이상~300만원 미만　ⓓ 300만원 이상

–서열식 질문 : 서역식 질문은 제시된 항목 중 선호의 정도를 감안하여 좋아하거나 싫어하는 순서로 항목을 선택하도록 질문하는 방식이다. 이 방법은 매우 유용하지만 응답자가 잘못 이해할 수 있으므로 주의해서 다루어야 한다. 이런 형식의 질문에서는 항목이 너무 많으면 응답자가 순위를 결정하기 힘들기 때문에 10개 미만의 항목으로 정하는 것이 바람직하다.

–평정척도식 질문 : 평정척도식 질문(rating scale)은 질문에 대한 답의 강도를 알아내려는 도구이다. 예를 들면 '당신의 직업에 대해 어떻게 생각하십니까?'라는 질문에 '매우 불만족', '불만족', '보통', '만족', '매우 만족'과 같이 5단계 답을 주어 점수화하는 방법이 흔히 쓰인다. 가장 빈번히 사용되는 방법은 3점 척도, 5점 척도이다. 너무 항목이 적으면 분별력이 적으므로 신뢰도가 낮아질 가능성이 있고, 너무 많아도 표시하는 데 어려움이 있다. 이것은 리커트 척도(likert scale)식 질문이라고도 한다.

② 2차 자료수집방법

2차 자료수집방법은 관심 주제가 포함되어 있는 다양한 자료원을 수집하는 방법을 의미한다. 정부기관이나 대학, 연구소 등 비정부기관의 자료들이 여기에 해당되며 정부승인 통계자료를 포함하여 관련 연구보고서와 문헌을 통해 자료를 수집할 수 있다. 이미 수집된 기존 자료로 관련 문헌이나 연구 자료, 기존의 조사나 정부의 행정자료, 각종 사회지표, 통계지표 등을 말하며 비접촉자료라고도 한다.

2차 자료의 장점은 기존 자료가 있어서 자료 수집시간이 절약되고 자료를 얻는 비용이 적게 든다는 점이다. 따라서 예산, 시간, 인력 등의 제한이 있을 때 사용된다.

3) 요구도측정방법

요구도측정방법은 이 책의 요구도사정방법에서 구체적으로 설명하였으므로 참고하기 바란다.

4) 표본추출 및 분석방법 결정

(1) 표본추출방법

누구를 조사대상자로 포함할 것인가를 최종적으로 결정하는 데에는 표집방법에 대한 이해가 필요하다. 요구도조사의 대상이 소수라면 전수조사가 효과적일 것이다. 그러나 지역주민을 대상으로 요구도조사를 실시한다고 가정할 경우, 모든 주민을 조사하는 것은 시간 · 비용 · 노력측면에서 만만치 않으며, 또한 조사과정에서 타당도와 신뢰도를 위협할 요인이 많아져서 표본조사보다 조사결과가 더 정확하지 못할 수도 있다. 따라서 많은 조사가 표본을 뽑아 자료를 수집하고 분석하여, 전체 대상자에 대한 추론을 시도하는 표본조사방법을 선호한다.

일반주민이나 표적집단에 대한 설문조사일 경우에는 조사대상자의 대표성을 확립할 수 있는 표본추출방법이 무엇보다도 중요하다. 지역차원의 조사방법이 양적 조사이든 질적 조사이든 간에 그 엄밀성의 정도의 차이는 있지만 지역을 대표하는 조사대상이 수집되어야 한다.

표본을 추출하는 유형은 크게 확률표집과 비확률표집으로 나눌 수 있다.

① 확률표집

확률표집은 표집틀 내의 각 표집단위들이 표본으로 추출될 확률이 알려져 있고, 모두가 추출될 기회를 가지며, 각 단위가 무작위로 추출되는 것을 말한다. 확률표집은 전체에 대한 대표성이 확보되고 오차에 대한 추정이 가능하므로 이상적이라 할 수 있다.

- 단순무작위표집

  확률표집방법의 가장 기본적인 유형으로서 모집단에서 각 요소가 표본으로 추출될 확률은 동일하다. 단순무작위 추출방법을 사용하기 위해서는 모집단 및 표집틀을 확보해야 하고 표집틀의 목록에 하나도 빠짐없이 일련번호를 부여해야 한다. 그런 다음에 정해진 표본 수만큼을 난수표, 추첨방법 또는 무작위 수자를 선출해 주는 전산프로그램을 이용하여 선정한다. 비용이나 노력에 비해서 다른 표본추출방법보다 우수하다고 할 수 없기 때문에 자주 쓰이지는 않는다.

• **체계적 표집**

전체 목록에서 일정한 간격에 따라 표본으로 추출하는 방법이다. 체계적 표집방법의 사용에서 유의할 점은 목록의 요소가 어떤 주기성을 가지고 배열하지 않아야 한다는 점이다. 예를 들어 아파트 주민을 대상으로 요구도조사를 하는 경우에 아파트 세대의 표본선정이 표본추출간격에 따라서 한 층 또는 한 라인에만 집중되는 경우가 발생할 수 있다. 아파트의 층이나 라인이 전체 아파트를 대표할 수 있는 것이 아니라면 표본에 편견이 있을 수 있다. 만약 요소가 특별한 순서로 배열되어 있다면 그 요소가 편견을 야기하는지를 밝혀야 한다.

• **층화표집**

모집단을 일정한 기준에 따라서 2개 이상의 동질적인 하위집단으로 구분한 후 각 하위집단별로 적당한 수의 요소를 추출하는 방법이다. 층화표집은 비례층화표집과 비비례층화표집으로 나눌 수 있다. 비례층화표집은 모집단에서 각 집단이 차지하는 크기에 비례하여 표본의 크기를 결정하는 것이다. 예를 들어, 보건소에 등록된 1,000명의 노인 중에서 100명을 대상으로 요구도조사를 실시할 경우 등록된 남녀의 비율이 2:3이라면 남성 40명, 여성 60명으로 추출하는 것을 말한다. 비비례층화표집은 각 하위집단에 차등비율을 적용시켜 표본의 크기를 정하는 방법이다. 위의 예에서 남녀의 비율이 9:1이라면 비율층화표집은 남성 90명, 여성이 10명으로 선정되어 남성에게만 편중되지만, 비비례층화표집은 여성의 비율을 1/10 대신 4/10로 차등 적용하여 40명 정도가 표본에 포함될 수 있다.

• **군집표집**

군집표집은 모집단을 여러 가지 이질적 요소를 포함하는 군집으로 구분한 후 군집을 표집단위로 하여 몇 개의 군집을 무작위로 추출한다. 대규모의 요구도조사에서 상위군집에서 하위군집으로 이동하면서 표본단위들을 추출하는 다단계군집표집 방법을 사용한다. 예를 들어, 전국의 고등학생을 대상으로 요구도조사를 실시할 경우 우선 전국의 시 · 도 단위의 구에서 몇 개의 구를 정한 다음, 각 구 내에서 몇 개의 고등학교를 정한다. 그리고 학교 내에서 몇 개의 학년과 반을 정한 다음, 최종적으로 요구도조사의 단위인 고등학생을 무작위로 선정하는 것이다.

② 비확률표집

실제 조사의 경우 확률표집이 불가능하거나 비현실적인 경우가 있기 때문에 비확률표집방법이 사용되는 경우도 많다. 비확률표집은 표본추출과정에서 확률성이 적용되지

〈표 4-2〉 표본추출방법

확율표집방법	비확율표집방법
· 단순무작위표집	· 편의표집
· 체계적표집	· 유의표집
· 층화표집	· 할당표집
· 군집표집	· 눈덩이표집

않는 것으로, 표본이 모집단에 대해서 갖는 대표성을 추정할 수 없다.

- 편의표집
  조사자가 편리하게 표본을 선정하는 방법이다. 예를 들어, 지역사회 요구도조사를 위해서 지하철역 앞에서 지나가는 사람들에게 설문조사를 하는 경우가 해당된다. 편의표집은 특정시간에 어떤 장소를 지나거나 그곳에 모인 사람들의 특성을 파악하기 위해, 또는 다른 표집방법을 사용할 수 없는 경우에만 사용하는 것이 좋다.
- 유의표집
  조사자의 판단과 조사목적에 의해 전형적이라고 생각되는 표본을 구성하는 것을 말한다. 예를 들어 독거노인을 대상으로 요구도조사를 실시할 경우, 이들에 대해 잘 알 수 있는 보건소 공무원을 통해 독거노인을 대표할 수 있는 사람을 선정하도록 하는 경우가 있을 수 있다.
- 할당표집
  추출된 표본이 모집단을 잘 대표할 수 있도록 미리 모집단의 특성을 나타내는 하위집단별로 표본 수를 정한 다음 표본을 추출하는 방법이다. 저소득층에 대한 요구도조사를 실시할 경우, 사전에 성별 · 연령 · 교육수준 등이 중요한 변수라고 알려져 있다면 이들 범주에 해당하는 표본 수를 정하여 할당된 만큼의 대상자를 조사하는 것이다. 할당표집은 비확률표집 중에서 가장 정교한 기법으로 여겨진다.
- 눈덩이표집
  처음에 조사자가 선정한 표본으로부터 추천을 받아 다른 표본을 선정하는 과정을 되풀이하여 눈덩이처럼 표본을 불려가는 방법을 말한다. 예를 들어 약물중독자같이 모집단에 대해서 잘 알 수 없고 이들에 대한 접근도 쉽지 않은 경우에 사용할 수 있다.

(2) 자료분석방법

① 분류/범주화

여러 자료수집방법을 통해서 수집된 정보들을 관련 있는 영역끼리 묶어 주는 단계로서 일반적으로 인구사회학적 특성, 자원 및 환경, 건강문제 등으로 분류 · 범주화할 수 있다.

② 요약

수집된 자료를 범주화된 요소에 따라 요약하는 것으로 자료의 특성에 따라 도수분포표, 도표 및 지도 등으로 요약할 수 있다.

③ 비교/해석

보건프로그램은 사회적 형평성이 중요한 가치가 되므로 건강수준에 대한 지역별, 계층별로 세분화하여 수집하고 요약하여 비교 · 해석하여야 한다.

④ 추론

추론은 위의 과정 등을 통해서 나타난 문제들을 지역사회 건강문제와 관련하여 결론을 내려 기술하는 단계이다.

5) 요구도의 우선순위 결정

요구도조사단계에서 마지막으로 해야 하는 과업은 요구도의 우선순위를 결정하는 과정이다. 요구도조사단계에서 요구도의 목적설정, 요구도자료수집, 그리고 수집된 자료에 대한 요구도의 정확한 측정도 중요하다. 하지만 파악된 요구도들의 우선순위를 결정하는 것은 다른 어떤 과정보다도 더 중요하다. 왜냐하면 우선순위 결정은 요구도조사단계의 최종적인 조사결과의 산물이고 이러한 정보는 앞서 설명한 것처럼 자원할당이나 배분과 같은 중요한 결정 등에 정보로 활용될 수 있기 때문이다. 따라서 이러한 성격 때문에 요구도에 대한 우선순위 결정은 매우 신중하게 이루어져야 한다.

요구도의 우선순위를 결정하는 방법은 요구도의 심각성으로만 결정하는 방법과 이러한 요구도의 심각성과 요구도의 해결 가능성을 함께 고려하여 우선순위를 결정하는 두 가지 방법이 보편적으로 많이 사용된다. 우선순위를 결정하는 방법은 다음 장에서 구체적으로 소개되므로 여기에서는 간단히 설명하겠다.

(1) 문제의 심각성에 의한 방법

문제의 심각성에 의한 방법은 응답자가 문제의 심각성이나 서비스의 중요성에 대해서 느끼는 정도를 개별적으로 파악하고 난 후 전체적으로 취합하여 요구도의 우선순위를 매기는 방법이다. 순위를 매기는 구체적인 절차는 요구도의 측정방법에 따라, 즉 요구도를 어떻게 파악했는가에 따라 달라진다.

(2) 요구도의 심각성과 해결 가능성 기준에 의한 방법

요구도의 우선순위를 결정하는 또 다른 방법은 요구도 자체의 심각성뿐만 아니라 요구도를 실질적으로 해결하고자 할 때 고려되어야 할 내용들을 기준으로 요구도의 우선순위를 결정하는 방법이다.

Sork(1998)은 요구도의 우선순위를 결정하는 데는 (그림 4-3)과 같이 2가지 차원, 즉 문제의 중요성과 문제의 해결 가능성이 주요하게 고려되어야 한다고 주장하였다.

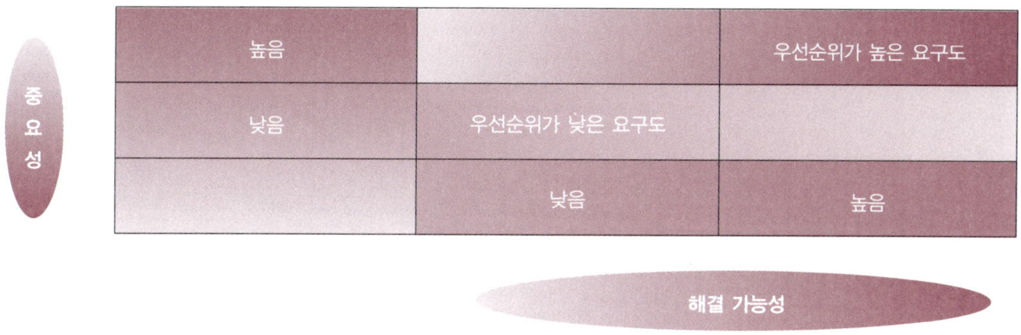

*자료 : sork, T.(1998). Workshop materials ; Need assessment in adult education and training

(그림 4-3) 요구도의 우선순위

5장

우선순위 결정

LEARNING OBJECTIVES 학습 목표

1. 우선순위 결정의 필요성을 이해할 수 있다.
2. 우선순위 결정기준을 설명할 수 있다.
3. 우선순위 결정과정을 적용할 수 있다.
4. 우선순위를 결정할 수 있다.

프로그램의 개념은 조직의 목적달성을 위해 이루어지는 활동의 체계로 이해되고 있다. 그러나 조직 내의 활동의 체계는 무계획적으로 진행되거나 그것을 뒷받침하는 자원과 기술이 결여된다면 하나의 독립된 개념으로서 프로그램으로 설정되기는 어렵다. 따라서 프로그램은 그 성격상 목적 달성을 위한 집합적 활동이며 일련의 진행과정에 따라 인간과 환경 간의 다양한 상호작용을 보여주는 역동적인 활동으로 볼 수 있으며, 객관적인 기준과 공정한 방법 및 절차에 따라 형평성 있게 배분하되 최소의 지출에서 최대의 편익을 추구하는 것이다. 지역사회에 존재하는 각종 문제점과 관련하여 궁극적으로 중요한 것은 사람들의 가치관과 태도라 할 수 있다.

우선순위 결정은 요구조사 단계의 최종적인 조사결과의 산물이고, 요구 조사된 정보는 자원할당이니 배분 같은 중요한 결정 등에 정보로 활용될 수 있다. 또한 현황과 관련한 일차자료에 사람들이 중요하다고 믿는 가치와 태도라고도 할 수 있다. 우선순위를 결정하기 위해서는 가능한 한 대안 전부를 검토 대상에 포함시켜야 하며, 우선순위 결정을 위한 의사결정 기준에 많은 관심을 기울이도록 한다.

우선순위를 결정하기 위해서는 많은 시간과 비용을 투자하여 수집한 자료를 효율적으로 활용할 수 있도록 정리하는 작업이 우선되어야 한다. 우선순위 결정과정을 거쳐 건강문제의 우선순위를 정할 때보다 객관적, 효율적으로 진행할 수 있는 다양한 방법을 이용하는 것이 바람직하다.

우선순위 결정은 문제의 근거와 명확성이 전제되어야 하므로, 측정되거나 판단이 가능한 선택기준이 요구되며, 결정하는 절차와 방법도 고려되어 핵심전략이 결정될 수 있도록 하여야 한다.

1. 우선순위 결정의 필요성

1) 우선순위의 개념

우선순위는 어떤 것을 먼저 차지하거나 사용할 수 있는 차례나 위치를 의미하며, 우선순위 결정은 여러 가지 문제나 대안 중에서 어떤 것을 먼저 선택할 것인가를 결정하는 것이다.

우선순위를 결정하는데는 전문가에 따라 여러 가지 기준들이 제시되고 있지만, 가장 적절한 기준은 기획팀간에 합의된 기준이라고 할 수 있다.

또한 우선순위 결정(priority setting)은 분배(rationing), 자원할당(resource allocation)과 비슷한 용어로 사용되고 있다. 대부분 학자들이 용어를 서로 구별하지 않고 많이 사용하고 있으나, Haddorn & Brook(1991)의 정의는 다음과 같다.

우선순위 결정(priority setting)은 '합의된 원칙(principle) 또는 기준(criteria)에 의해 서로 다른 프로그램이나 서비스 등에 상대적인 중요도나 가치를 평가해서 순위를 매기는 것이다' 고 하였다. 이는 임상적 우선순위를 위해 환자 개인별로 우선순위를 정할 때도 있지만, 일반적으로 서비스 또는 프로그램 수준에서 정해진다고 하였다.

분배(rationing)는 일반적으로 환자 개인의 수준에서 사용되는 개념으로, '환자의 동의 없이 서비스 제공이 보류된 것을 포함하여 잠재적으로 편익을 줄 수도 있는 서비스를 급여범위에서 제외한 것을 함축하고 있는 개념이다' 고 하였다.

자원할당(resource allocation)은 '인구집단이나 개인들에게 보건의료서비스에 대한 접근성을 높게 또는 낮게 제공하기 위해 돈, 인력, 장비 등을 재분배하는 과정이다' 고 하였다.

Haddorn & Brook(1991)의 구분에 따르면 국가 또는 지역사회 단위에서는 자원할당이, 서비스 프로그램 단계에서는 우선순위의 결정이, 그리고 개개 환자 수준에서는 분배가 이루어지는 것으로 이해할 수 있다. 그러나 여러 문헌에서 '분배' 를 '우선순위의 결정' 과 구분하지 않고 사용하는 것은 합리적이고 체계적인 우선순위의 결정방법을 통해 자원배분이 이루어져야 하는 현실적 요구에 따른 것이라 볼 수 있다(김주경, 2004).

2) 우선순위 결정의 필요성

서비스 프로그램 개발은 조직의 목적달성을 위해 이루어지는 활동의 체계로 이해되고 있다. 그러나 조직 내의 활동의 체계는 무계획적으로 진행되거나 그것을 뒷받침하는 자원과 기술이 결여된다면 하나의 독립된 개념으로서 프로그램으로 설정되기는 어렵다.

따라서 프로그램 개발은 그 성격상 목적 달성을 위한 집합적 활동이며 일련의 진행과정에 따라 인간과 환경 간의 다양한 상호작용을 보여주는 역동적인 활동으로 볼 수 있으며, 객관적인 기준과 공정한 방법 및 절차에 따라 형평성 있게 배분하되 최소의 지출에서 최대의 편익을 추구하는 것이다. 그러므로 여러 대안 중에 어떤 것을 먼저 선택할 것인가를 결정하는 것으로 객관적인 기준과 공정한 방법 및 절차에 따라야 하며, 보건의료비용을 형평성 있게 배분하되 최소의 지출에서 최대의 편익을 얻으려는데 목적이 있다.

우선순위의 결정은 첫째, 제한된 자원을 최대한 효율적으로 사용하기 위해 가장 중요한 보건문제나 대상자를 선택하여 집중적으로 관리하는 것이 보건교육 프로그램의 효과를 높일 수 있으며 둘째, 보건교육 프로그램에 관련된 주요 이해관계자들이 추구하는 가치, 목표, 선호하는 프로그램 전략이 모두 동일하지 않기 때문에 우선순위를 결정하지 않으면 이해관계자들 간에 혼선이 일어나 프로그램의 원활한 진행을 보장하기가 어려울 수 있으며 셋째, 합리적이고 단계적인 업무추진을 위하여 우선순위를 결정한다.

우선순위의 결정에 필수적인 자료는 보건의료 관련 분야의 통계자료라 할 수 있다.

통계자료는 보건의료문제 현황을 파악하는데 올바른 방향 설정에 도움이 되며, 방향설정의 오류를 방지할 수 있게 된다. 그러나 비록 정확히 작성된 통계자료라도 자료가 제시하는 현황에 대한 오류는 현황을 총체적으로 보여주지는 못한다.

통계는 사람들이 보건의료문제와 관련하여 질(quality), 환경적인 요소, 사회문화적인 관심, 심리적인 수용태도 등 정성적인 요소들이 고려되어 있지 않다. 즉, 통계자료는 현상을 이해하는데 도움이 되지만 그 현상을 초래한 사람들의 가치관이나 태도 등을 이해하기에는 한계가 있다. 지역사회에 존재하는 각종 문제점과 관련하여 궁극적으로 중요한 것은 사람들의 가치관과 태도라 할 수 있다.

따라서 보건의료문제의 우선순위 결정이란 현황과 관련한 일차자료에 사람들이 중요하다고 믿는 가치와 태도라 할 수 있다. 이와 같은 방법의 가장 쉬운 예는 관련 분야에 권위자가 자신이 중요하다고 믿는 문제를 결정하는 것이다.

최근에는 의사결정집단에 다양한 분야의 인력 즉, 수혜자인 주민, 관계 공무원, 제공자 등이 참여하도록 권고하고 있으며, 의사결정집단 구성 시에 고려할 최소한의 집단은 수혜자(대상자), 제공자, 공공조직 및 지역사회 등이다. 지역보건법이나 국민건강증진법에도 지역보건의료계획이나 건강생활실천협의회에 주민대표의 참여를 명시하고 있는 것도 계획과정에서부터 주민참여를 보장하고 중요시하고자 하는데 있다.

우선순위의 결정은 의료제공자, 보험자 및 대상자 모두에게 건강행위의 책임감과 명확성을 높이고, 자원배분을 효율화시키며, 서비스 접근의 형평성을 높이고, 정부의 보건의료에 대한 비용지출을 억제하여, 지역사회의 선호를 보건정책에 반영할 수 있는 수단의 하나로 기대되었다.

2. 우선순위의 결정기준

우선순위를 결정하는 데는 전문가에 따라 여러가지 기준들이 제시되고 있지만 가장 적절한 기준은 조직의 특성을 고려한 이해 당사자들이 모두 동의할 수 있는 합의된 자체 판단기준이라고 할 수 있다.

우선순위의 선정에는 지역사회의 주요 건강결정요인과 주민의 요구도, 이용 가능한 자원과 기술 아울러 국가의 정책목표 등 다양한 요인이 영향을 미치고 있다.

우선순위의 결정방법인 단순결정방법과 대표집단에 의한 결정방법을 간단히 보면 다음과 같다. 단순결정방법은 도출된 문제들에 대하여 결정기준항목들을 구조화된 설문지로 작성하여, 의사결정집단에 배부하여 참여위원들이 설문지의 각 문항에 대해 주관적인 판단 하에 개별적으로 완성하여 제출하며, 제출된 설문지의 점수를 집계하여 최고점(최하점)을 최고 우선순위로 선정하는 방법이다.

대표집단에 의한 결정방법은 다양한 배경을 가진 전문적 지식과 식견을 갖춘 인사들로 의사결정집단을 구성하여 모든 보건의료문제를 나열하여 목록을 작성하고, 문제들에 관한 정보를 교환하고, 상호 활발한 토론을 거쳐서 결정기준을 선정하고, 토론을 통해 우선순위를 결정하는 방법이다. 또한 우선순위의 선정에는 논리적이고 합리적인 우선순위의 결정기준을 분명히 하는 것도 중요하지만 조직구성원의 의사결정 방식에도 많은 관심을 가져야 할 것이다.

1) 우선순위의 결정기준

보건프로그램의 기획과정에서 사용되는 우선순위의 결정기준들은 학자마다 의견이 다양하나, 일반적으로 사용되는 기준들은 다음과 같다.

(1) BPRS

BPRS(Basic Priority Rating System)는 John Hanlon & George Pickett이 개발한 것으로 Hanlon/Pickett Method라고 불리며 보건프로그램의 우선순위 결정에서 널리 활용되고 있다.

이 방법은 의사결정집단을 구성하고 지역 내 보건문제 목록을 작성하여 평가항목을 점수화하는 기준을 제시하여 공식에 따라 점수를 계산한다.

> **BPRS = (A+2B) × C**
>
> **A : 문제의 크기　　B : 문제의 심각성　　C : 사업의 추정효과**

① 건강문제의 크기

보건문제에 영향을 받는 인구비율을 고려하여 빈도가 가장 높은 문제는 10점을 주고, 가장 빈도가 낮은 문제에 0점 또는 1점을 주며, 다른 문제들은 이것들과 비교하여 상대적으로 등급을 부여한다.

만성질환은 유병률, 급성질환은 발생률의 크기를 이용하여 점수화한다.

〈표 5-1〉 BPRS방식에서 건강문제의 크기 계산

건강문제를 지닌 인구의 크기	평점
25% 이상	9 혹은 10
10.0~24.9%	7 혹은 8
1.0~9.99%	5 혹은 6
0.1~0.9%	3 혹은 4
0.01~0.09%	1 혹은 2
0.01% 미만	0

② 건강문제의 심각성

다음 4가지 세부항목을 고려하여 평가한다.

- 긴급성 : 문제의 긴급정도, 주민의 입장에서 상대적 중요도
- 중증도 : 조기사망률, 잠재수명 손실일수, 장애정도
- 경제적 손실 : 국가, 지역사회, 가구 또는 개인에 대한 경제적 손실
- 타인에게 미치는 영향 : 집단 혹은 가정에 대한 경제적 손실이외의 사회적 영향

〈표 5-2〉 BPRS방식에서 건강문제의 심각성 계산

문제의 심각도	평점
매우 심각함	9, 10
심각함	6, 7, 8
다소 심각함	3, 4, 5
심각하지 않음	0, 1, 2

③ **프로그램의 효과**

프로그램의 효과는 정확한 추정이 어렵지만, 프로그램의 최대효과와 최소효과를 추정하여 표에 점수를 부여한다.

〈표 5-3〉 BPRS방식에서 프로그램의 효과 계산

건강문제해결을 위한 프로그램효과	평점
매우 효과적	9, 10
상대적으로 효과적	7, 8
효과적	5, 6
다소 효과적	3, 4
상대적으로 비효과적	1, 2
거의 전적으로 비효과적	0

BPRS는 점수가 계량화되어 객관적으로 보이지만, 문제의 심각성이나 프로그램효과에 대한 점수부여는 기획가의 주관적 판단에 의존하고 있어 세분화된 점수부여가 오히려 객관성을 훼손할 수 있다. 또한 BPRS 방식을 적용하는데 있어서 건강문제 크기보다는 심각성에, 심각성보다는 보건프로그램효과에 비중을 둔 것은 예산낭비를 막는 합리적인 견해라고 할 수 있는 반면 객관적 자료가 부족한 프로그램효과가 영향력이 크다는 것은 공식에 의한 점수의 타당성을 저해할 위험이 크다.

(2) PATCH

PATCH(Planned Approach To Community Health)는 미국 질병관리본부에서 지역보건요원의 보건프로그램 기획지침서로 개발한 것으로, 지역사회에서 다양한 건강관련 문제, 심장질환, HIV, 손상 및 상해, 10대 임신, 그리고 보건의료에 대한 접근성 등에 적용될 수 있으며, 또한 지역사회내 보건프로그램을 위한 인프라가 충분히 확보되지 못한 곳에서도 적용되고 있다. PATCH는 중요성과 변화 가능성을 건강문제의 우선순위를 결정하는 기준으로 사용한다.

① 중요성

중요성은 건강문제가 지역사회에 얼마나 심각한 영향을 주는가, 또는 건강문제를 변화시키면 건강 수준에 얼마나 효과가 나타나는가를 평가하는 기준이다. 평가기준은 첫째, 건강문제가 얼마나 흔한가를 평가(유병률, 발병률 등)하며 둘째, 해당 문제가 지역사회 건강수준(질병으로 인한 사망률, 장애발생률 등)에 얼마나 심각한 영향을 미치는가를 평가한다〈표 5-4〉.

〈표 5-4〉 중요성의 평가기준(PATCH)

사망 또는 상병	건강결정요인
광범위하게 유포된 문제인가? 예 : 유병률	광범위하게 유포된 문제인가? 예 : 흡연율
전국평균이나 비교지역보다 높은가?	전국평균이나 비교지역보다 높은가?
건강수준이나 삶의 질에 심각한 영향을 미치는가? 예 : 질병부담	건강수준이나 삶의 질에 심각한 영향을 미치는가? 행위가 건강문제와 밀접하게 관련되어 있는가? 예 : 귀속위험도

② 변화 가능성

변화 가능성은 건강문제가 얼마나 용이하게 변화될 수 있는가를 평가하는 기준으로 과학적 근거(evidence)에 따라 건강문제의 변화 가능성을 평가해야 한다〈표 5-5〉.

〈표 5-5〉 변화 가능성의 평가기준(PATCH)

사망 또는 상병	건강결정요인
다른 사업에서 사망 또는 상병을 성공적으로 감소시킨 경험이 있는가?	다른 사업에서 건강결정요인을 성공적으로 감소시킨 경험이 있는가?
사망 또는 상병을 감소시킬 수 있다고 제시한 문헌이 있는가?	건강결정요인을 변화시킬 수 있다고 제시한 문헌이 있는가?
	건강결정요인(행태)이 고착되지 않고 아직 형성 단계에 있는가?

③ **PATCH를 이용하여 건강문제의 우선순위를 정하는 단계**

- 1단계 : 브레인스토밍 등의 방법을 사용하여 지역에 흔한 건강문제를 취합하여 정리한다〈표 5-6〉.

〈표 5-6〉 PATCH를 이용한 우선순위 결정 1단계: 주요건강문제 목록 작성

사망	장애	건강결정요인	
		행위요인	비행위요인

- 2단계 : 1단계에서 취합한 건강문제를 건강문제의 중요성과 변화 가능성을 고려하여 다음 표의 해당 영역에 정리한다〈표 5-7〉.

〈표 5-7〉 PATCH를 이용한 우선순위 결정 2단계: 문제의 우선순위 결정

	중요함	중요하지 않음
변화 가능성이 높음		
변화 가능성이 낮음		

- 3단계: 중요하고 변화 가능성이 높은 문제들을 중심으로 다시 우선순위를 정한다〈표 5-8〉.

〈표 5-8〉 PATCH를 이용한 우선순위 결정 3단계: 우선순위에 따른 건강문제 정리

우선순위	사망	장애	건강결정요인	
			행위요인	비행위요인
1	심장질환	사고	흡연	실업
2	암	당뇨	운동부족	의료서비스 부족
3	사고		음주	열악한 도로상태
4				여가시설 부족

(3) Bryant의 우선순위 결정기준

보건프로그램기획 시 흔히 사용되는 방법의 하나로 Bryant의 기준은 PATCH에 주민의 관심도가 추가되어 구성되어 있다〈표 5-9〉.

① **문제의 크기**
② **문제의 심각도**
③ **프로그램의 기술적 해결 가능성**
④ **주민의 관심도**

〈표 5-9〉 Bryant방식의 작업지

보건문제	우선순위 결정기준				총점	우선순위
	문제의 크기	문제의 심각도	해결 가능성	관심도		

(4) NIBP의 사용기준

캐나다의 Metropolitan Toronto District Council이 개발한 보건프로그램 기획방법인 NIBP(Need/Impact-Based Planning)는 건강문제의 크기(need)와 해결방법의 효과(impact)를 기준으로 우선순위를 평가한다. NIBP방식은 필요의 크기와 추정효과의 정도에 따라 보건프로그램을 반드시 실행해야 할 문제, 실행해야 할 문제, 연구를 촉진해야 할 문제, 프로그램실행을 금지해야 할 문제로 구분한다〈표 5-10〉.

〈표 5-10〉 NIBP방식에서 보건프로그램 실행여부

		건강결정요인		
		높음	보통	실행
효과의 추정	매우 좋음	반드시 실행	반드시 실행	실행
	좋음	반드시 실행	실행	실행
	효과가 있을 것 같음	시행검토 또는 연구촉진	시행검토 또는 연구촉진	연구촉진
	효과가 없음	사업의 중지 또는 시작금지	사업의 중지 또는 시작금지	사업의 중지 또는 시작금지

2) 우선순위 결정기준의 보완

지금까지 건강문제의 우선순위를 결정하는 주요한 방법에 대해 알아보았다. 방법별로 약간의 차이가 있기는 하나 모두 건강문제의 크기와 심각성, 문제해결을 위한 효과적인 방법의 존재여부에 의해 우선순위를 결정한다. 그러나 문제의 중요성이 높고, 효과적인 해결방법이 존재하더라도 정치적 이유, 경제적 이유, 행정적 이유, 시간적 이유, 윤리적 이유 등으로 인해 보건프로그램을 통하여 문제를 해결하지 못하는 경우도 많다. 따라서 건강문제의 우선순위는 BPRS, PATCH, Bryant, NIBP 등을 사용하면 가능하나 보건프로그램의 실행 가능성 측면에서는 다른 기준을 통하여 평가할 수 밖에 없다. 이러한 목적으로 사용되는 기준으로 PEARL과 CLEAR가 있다. 구체적으로 살펴보면 다음과 같다.

(1) PEARL

Vilnius와 Dandoy에 의해 개발된 방법으로 주로 BPRS의 계산 후 프로그램의 실행 가능성 여부를 판단하는 기준으로 사용되며, 구체적인 평가항목은 다음과 같다.

① Propriety(적절성) : 보건문제 해결을 위한 프로그램은 적절한가?
② Economics(경제성) : 문제를 해결하는 것이 경제적으로 의미 있는 것인가?
③ Acceptability(수용성) : 지역사회가 그 프로그램을 수용할 것인가?
④ Resources(자원) : 그 프로그램을 위한 재원이나 자원은 조달할 수 있거나 조달할 수 있는 가능성이 있는가?
⑤ Legality(적법성) : 현행법에서 프로그램 활동을 수행할 수 있는가?

PEARL : 0 또는 1(P × E × A × R × L)

각 항목에 0점 또는 1점의 점수를 부여하여 5가지 항목의 점수를 곱하여 프로그램의 시행여부를 결정하는데 5가지 항목 중 하나라도 불가의 판정을 받으면 프로그램은 시작할 수 없게 된다〈표 5-11〉.

〈표 5-11〉 PEARL 검사 작업지

보건문제	P 적절성	E 경제성	A 수용성	R 자원	L 적법성	PEARL 검사점수

(2) CLEAR

NIBP 방식에서 결정된 우선순위를 프로그램실행의 가능성 측면에서 CLEAR 기준을 이용하여 보완하고 있으며, 구체적인 평가항목은 다음과 같다.

① **지역사회 역량**

보건문제에 대한 일반인의 관심,
문제확인, 프로그램을 위한 지역사회의 역량,
환경변화에 대한 지역사회의 탄력적 대응

② **합법성**

누구에게 위임되어 있는 문제인가?
문제를 해결하지 않으면 법적 책임이 발생하는가?

③ **효율성**

비용-효과적인 방법이 있는가?

④ **수용성**

목표집단이 프로그램전략을 수용하겠는가?
이 문제를 해결하기 위해 프로그램을 시행할 때 다른 보건서비스를 중단하거나 제한해야 하는가?

⑤ **자원의 활용가능성**

대상지역에 프로그램을 실시하는 것이 실제 가능한가?
프로그램을 중단할 경우 중단에 필요한 비용을 조달할 수 있는가?
적절한 인력, 재원, 시설이 활용 가능한가?

(3) 윤리적 기준

NIBP에서는 CLEAR이외에도 프로그램시행에 윤리적 문제는 없는지를 검토하는 기준을 제시하고 있으며, 평가항목은 다음과 같다.

① 자원의 공정한 배분을 위한 기준은 무엇인가?
② 예방, 치료, 재활 및 복지 서비스간에 공정한 자원배분이 가능한가?
③ 표적집단이 의사결정 과정에 참여할 수 있는가?
④ 의사결정과정에서 과정의 공정성이 지켜지는가?

⑤ 계획결정에 있어 표적집단의 희망이 반영되는가?
⑥ 서비스이용에 차별이 없도록 사전에 주의하고 있는가?

3. 우선순위의 결정과정

1) 우선순위의 결정과정

보다 합리적인 우선순위 결정은 보건의료 프로그램의 서비스가 형평성 있게 배분된다는 전제 하에 관련 보건의료서비스 제공을 위한 비용 지출로부터 최대의 편익을 얻을 수 있는 방안으로 결정되어야 한다. 그러나 보건의료자원의 합리적인 배분이 이루어지기 위하여 우선 해당 인구집단의 종합적인 건강수준을 향상시키기 위한 합리적인 평가가 전제되어야 한다. 최근에는 의사결정집단에 다양한 분야의 인력, 즉 수혜자인 주민, 관계 공무원, 제공자 등이 참여하도록 권고하고 있으며, 의사결정집단 구성 시에 고려할 최소한의 집단은 수혜자(이용자), 제공자, 공공조직, 지역사회 등이다.

우선순위 결정과정은 다음과 같다

(1) 다양한 분야의 인력이 참여한 보건프로그램 기획팀을 구성한다.

우선순위를 결정하기 위해서는 대중이 참여한 사회적 합의가 이루어져야 된다.

특히 지역사회의 발전방향을 평가하여 우선순위가 결정되어야 하기에 보건프로그램 기획팀을 구성 하여야 한다.

(2) 관계자들이 우선순위 결정기준을 선정한다.

기존의 평가기준을 그대로 사용하거나 프로그램기획의 목적과 상황을 고려하여 기획팀에서 평가기준을 마련하는데, 평가항목에 건강문제의 크기와 심각성, 프로그램의 효과항목이 반드시 포함되도록 하여야 한다.

(3) 결정기준에 가중치를 부여한다.

선정된 기준에 대하여 분석 · 검토하여 평가기준의 중요성을 동등하게 할 수도 있고, 기획팀의 합의 하에 특정기준에 가중치를 부여할 수도 있다.

(4) 점수를 부여하는 기준을 마련하고, 건강문제별로 우선순위를 선정한다.

각 평가기준에 점수를 부여하기 위한 자료수집이 필요하며, 보건프로그램의 과학적 근거를 기반으로 자료를 수집한다. 건강문제의 크기나 중요성과 같은 자료는 지역사회 건강수준에 대한 역학적 자료를 확보하며, 주민의 관심사, 지역사회의 역량, 프로그램의 합법성과 같은 기준을 측정하기 위해서 기획팀 내부 뿐만 아니라 지역주민이나 외부 전문가에 대한 조사를 포함시킨다.

(5) 우선순위 결정과정 참여자간에 우선순위 차이를 토의하고 수정한다.

객관적인 기준과 민주적 절차에 따라 우선순위가 선정되어야 하기에 공정하고 합리적인 토의과정을 통해 참여자간의 의견 차이를 토의하고 수정한다.

(6) 윤리적 가치를 고려하여 우선순위를 보완한다.

문제해결을 위한 가장 효과적이고 효율적인 방법에 의해 우선순위를 결정하였어도 정치적이유, 사회경제적 이유, 시간적 이유, 윤리적 이유 등으로 문제를 해결하지 못할 수도 있기에 윤리적 가치를 고려하여야 한다.

2) 우선순위 결정 시 유의사항

우선순위를 결정하기 위해서는 가능한 대안 모두를 검토대상에 포함시켜야 한다. 우선적으로 관리하여야 할 건강문제를 선정하기 위해서는 지역의 주요 건강문제와 건강결정요인이 검토대상에 포함되어야 한다. 따라서 지역의 주요 사인이나 상병, 그리고 이들 건강문제에 영향을 미치는 결정요인인 행태적 요인과 비행태적 요인을 대상으로 우선순위를 검토하여야 한다. 그러나 보건프로그램 기획 시 본인이 알고 있거나 자료를 수집하기 용이한 문제만을 대상으로 우선순위를 검토하는 예가 많다. 또한 우선순위 선정기준에 대해서는 관심을 많이 기울이는 반면 우선순위 선정을 위한 의사결정 기전에 대해서는 상대적으로 등한시하는 경향이 있다. 아무리 훌륭한 기준을 가지고 대안을 평가하였더라도 의사결정과정 자체가 합리적이지 못하면 도출된 결론은 모든 사람의 동의를 받기 어렵다. 따라서 결정기준을 명확히 하는 것도 중요하지만 의사결정방식에 보다 주의를 기울이는 것이 바람직하다.

보건기획과정에서 우선순위를 기계적, 형식적인 아닌 실질적으로 결정하려면 다음과 같은 유의사항을 고려해야 한다.

(1) 비교대상자의 건강문제 선정

서로 다른 건강문제의 건강수준과 결정요인을 같이 비교하는 것은 객관적 판단이 어려울 수 있으므로, 비교 대상자의 건강문제를 선정하기 위해서는 질병에 의한 사망률이나 유병률의 크기를 비교하거나 건강위험요인으로 비교할 수도 있다.

(2) 우선순위 판단기준

기획팀의 합의 하에 지역실정에 맞는 자체적인 판단기준을 결정하여야 하며, 프로그램의 효과측정은 건강문제의 성격을 고려하여 치료적 효과, 예방적 효과, 사회적 효과로 분리할 수도 있다.

(3) 평가기준별 점수 부여

비교대상 건강문제를 크기에 따라 나열하고 상대적 순위(상 · 중 · 하)를 이용하여 점수를 부여하는데, 건강문제의 상대적 중요성도 평가되어야하므로 기준지역과의 크기 차이나 과거와의 비교를 통해 점수를 부여한다.

(4) 의사결정의 공정성과 전문성

의사결정의 공정성을 위해서는 의사결정 분야의 다양한 인력의 참여가 필요하며, 전문성을 위해서는 일반인들은 지역사회 건강문제에 대한 관심조사에 참여시키고 전문가는 계량적 판단을 요하는 의사결정에 참여시켜서 차별화를 하여야 한다. 또한 의사결정 과정을 지도해 줄 전문가가 필요하며, 전문가의 의견은 참조는 하되 전적으로 의존하는 것은 고려되어야 한다.

우선순위 결정을 위한 의견수렴은 필요한 자료수집과 분석을 전문가의 지도 하에 팀토의를 하며, 필요 시 외부전문가에게 자문을 하며, 주민에게 공개하고, 지역사회의 역량에 맞추어 해결할 문제를 선정한다.

(5) 투입 가능한 자원을 고려한 프로그램대상 건강문제의 제한

투입 가능한 기관, 전문조직, 자원봉사, 지지정도 등을 고려하여 최종적으로 프로그램대상의 건강문제를 선정하여 포괄적인 해결방법이 제시되어야 한다.

6장

목표설정

LEARNING OBJECTIVES **학습 목표**

1. 목표의 의의를 이해할 수 있다.
2. 목표의 설정과정을 설명할 수 있다.
3. 합리적인 목표를 수립할 수 있다

목적(Purpose)과 목표(Objectives)를 설정하는 것은 프로그램 개발과정에서 요구도를 사정하여 우선순위을 결정하는 다음에 오는 중요한 단계이다.

목적과 목표의 설정은 프로그램 기획가들에게 그들이 무엇을 달성하려고 하는지와 어떻게 그것을 성취하려고 하는지를 명확한 용어로 기술하게 함으로써 실행을 위한 틀을 제공한다.

올바른 목적과 목표가 설정되지 않았을 경우 다음 단계가 제대로 진행되기 어렵다. 목적과 목표는 사업의 논리적 기틀을 마련해주고, 사업전략과 활동을 조직화하는 근거가 될 뿐 아니라 사업평가의 지표로도 활용된다.

프로그램 참여자들의 욕구와 기관의 주어진 목적을 조화시킨 비전을 제시할 수 있는 목적을 설정하도록 한다. 이러한 프로그램의 목적은 문제진단에 따라 설정된다. 즉, 진단된 문제는 프로그램이 궁극적으로 해결하고자 하는 목적을 제공함으로써 프로그램의 존재의의를 뒷받침하는 것이다.

프로그램 참여자들은 간단명료하고 쉽게 이해할 수 있는 목적 및 목표에 동기 유발되는 경향이 높기 때문이다. 만일 조직의 목적이 명확하지 않거나 여러 가지 상충(모순)적인 목적을 갖는 경우 해당 프로그램은 높은 성과를 올릴 수 없다.

목적을 설정하기 전에 조직의 목적을 명확히 하며, 사업의 논리적 모형을 제대로 작성해야 한다. 목표는 연속성이 있고, 비교 가능해야 하며, SMART의 조건을 갖추어 기술하여야 하며, 여러 분야가 시간적 여유를 가지고 함께 참여함으로서 충분한 논의를 거쳐 설정하여야 한다.

1. 목표의 이해

1) 목적과 목표

목적과 목표의 설정은 프로그램 기획가들에게 그들이 무엇을 달성하려고 하는지와 어떻게 그것을 성취하려고 하는지를 명확한 용어로 기술하게 함으로서 실행을 위한 틀을 제공한다.

프로그램 기획의 목표는 미래에 달성하고자 하는 바람직한 보건의 가치, 건강상태를 의미한다. 목표는 보건프로그램의 이유, 조직, 활동의 지침, 평가기준을 제시해 준다. 대부분 목표와 목적을 혼용하기도 하지만 의미를 구별하는 것은 바람직하다. 이를 위해 먼저 목표와 유사개념인 비전, 미션을 살펴본 후 목적과 목표의 차이를 제시하면 다음과 같다.

(1) 비전 · 미션 · 목표

비전과 미션을 진술하고 목적, 목표를 설정하는 일은 보건프로그램 기획에 확고한 기초를 제공해 준다.

비전이란 조직이 성취하고자 하는 궁극적 가치로 조직이 미래에 성취하고자 하는 희망이나 꿈같은 것들을 짧게 기술한 것이다.

미션은 사명이라고도 하며, 조직이 존재하는 이유를 말한다. 보통 조직의 핵심가치, 제품이나 서비스, 시장, 기술, 철학, 자신감, 이미지 등을 통하여 설명하게 된다.

목표는 조직이 성취하기 위해 노력을 기울이는 특정한 target을 말한다. 목표는 관리자의 의사결정과 조직의 효율성을 높이고 성과를 평가하고자 하는 노력에 중요한 지침이 된다.

(2) 목적 · 목표의 비교

목적(goal)이란 보건프로그램이 궁극적으로 달성하고자 하는 것에 대한 일반적 기술이며, 건강한 지역사회에 대한 비전에서 출발한다. 목적은 프로그램을 통해 달성할 수 있을 것으로 생각하는 결과를 개괄적으로 진술한 것이며, 조직의 철학, 정책 및 절차 등에 영향을 받는다. 또한 목적은 철학 및 목표 설정의 지표가 되므로 일관성이 있어야 하며, 프로그램이 진행되는 과정에 변경되지 않아야 하고, 정신적, 철학적 내용을 담고 있는 경우가 많으며 장기적이다. 또한 목적은 현상을 보는 시각 즉, 가치를 반영하고 있다. 목적은 그 자체가 관리나 평가의 대상이 되는 경우가 드물다.

목표(objectives)란 프로그램의 목적달성을 위해 필요한 변화에 대한 구체적인 기술이며, 프로그램을 통해 어떤 시점까지 달성하고자 하는 건강 현상의 변화 정도를 측정 가능한 수치로 표시한 것이다. 목표는 구체적이며 단기적인 경우가 많고, 프로그램 진행에 따라 바뀔 수 가 있으며, 관리의 대상이 되고 평가에도 직접 활용된다.

2) 목표의 유형

프로그램의 목적과 목표는 지향성에 따른 분류, 위계에 따라 투입－산출모형과 인과관계에 따른 모형, 목표달성에 필요한 시간에 따른 목표분류법 등 3가지로 세분화할 수 있다.

(1) 지향성에 따른 분류

목적과 목표가 추구하는 방향에 따라 문제감소형과 긍정적 결과지향형으로 분류된다.

- 문제감소형은 상병, 상해, 사망의 감소 등 특정원인에 의한 문제해결을 목적이나 목표로 하는데, 적극적인 건강관리의 목적이나 목표로는 부적당하다는 비판이 있다.
- 긍정적 결과지향형은 건강수명의 연장, 삶의 질 향상과 같은 긍정적인 결과를 증대시키는 것을 목적이나 목표로 하는데, 측정 가능한 지표개발을 활용하는데 있어서 중요한 관건이 된다.

(2) 위계에 따른 분류

① 투입－산출 모형에 따른 목표분류

투입－산출－결과 모형이란 자원 및 정보를 특정한 제품 또는 산출(output)로 변화시키는데 필요한 활동(activity)과 과업(task)을 체계화시켜 보여주는 모형으로 과정(process)모형이라고 한다. 투입(input)은 프로그램 관계자가 프로그램에 투입하는 인력, 시간, 돈, 장비, 시설 등의 자원, 산출(Output)은 프로그램의 결과 나타나는 활동, 이벤트, 서비스, 생산물 등 목적을 성취하기 위한 활동, 그리고 결과(Outcome)는 프로그램의 결과 나타나는 건강수준이나 건강 결정요인의 변화를 말한다.

- 투입(input) : 프로그램에 사용되는 인력, 시간, 예산, 장비, 시설 등의 자원
- 산출(output) : 프로그램 결과로 얻어지는 활동, 서비스, 생산물 등
- 결과(outcome) : 프로그램의 결과로 얻어지는 건강수준이나 건강 결정요인의 변화 등

투입－산출모형을 사용하여 목표를 위계화 할 때 흔히 범하는 오류는 산출을 결과로 혼동하는 것이다. 예를 들어 배가고파 음식을 만들 경우 만들어진 음식은 산출이며, 음식을 먹어 배고픈 것이 해결되는 것이 결과이다.

② 인과관계에 따른 목표분류

목표를 위계화하는 다른 방법은 건강문제의 인과관계를 이용하여 목표를 분류하는 것이다.

건강에 직접적으로 영향을 미치는 요인을 건강 결정요인(health determinants) 또는 위험요인(risk factor)이라고 하며, 건강 결정요인에 영향을 미쳐 건강에 영향을 주는 요인을 기여요인(contributing factor)이라고 한다.

- 건강 결정요인 : 건강에 직접적으로 영향을 미치는 요인
- 기여요인 : 건강결정에 영향을 미쳐 건강에 영향을 주는 요인

과정, 영향 및 결과 목표는 다음과 같다.

- 과정목표(process objectives) : 산출(활동)의 양적수준과 투입 및 산출의 적절성
- 영향목표(impact objectives) : 건강 결정요인과 기여요인의 변화
- 결과목표(outcome objectives) : 건강수준(사망률, 유병률, 장애 등)의 변화

보건프로그램의 궁극적 목표는 대상자들의 건강수준을 향상시키는 것이다. 건강 수준을 향상시키기 위해서는 건강 결정요인과 기여요인을 변화시켜야 한다. 건강 수준의 변화를 결과목표라고 하며, 건강 수준에 영향 미치는 건강 질병요인이나 기여요인을 변화시키기 위한 목표를 영향목표라 한다. 그리고 결과목표나 영향목표를 달성하기 위한 보건프로그램 활동을 과정목표라 한다.

(3) 달성에 필요한 시간에 따른 분류

프로그램 목표를 분류하는 세 번째 방법은 목표달성에 필요한 시간에 따라 목표를 장기목표, 중기목표, 단기목표로 분류하는 것이다.

장기목표는 달성에 5~10년이 소요되는 목표로, 사망률이나 이환율의 변화 등 보건프로그램의 최종목적을 달성하기 위해 필요한 변화를 측정한다.

중기목표는 3~5년 이내에 달성될 수 있는 목표로 행동의 변화나 서비스 이용의 변화 정도가 포함된다.

단기목표는 지속적이고 장기적인 변화를 야기하기 위해 필요한 단기적인 결과 변화

에 대한 목표이다. 대개 2, 3개월에서부터 2년 이내에 달성될 수 있는 목표로 지식, 태도, 믿음의 변화 등이 이에 해당한다.

- 장기목표 : 목표달성에 5~10년이 소요되는 목표로서 보건프로그램의 최종목적을 달성하기 위해 필요한 변화를 측정한다(예 : 사망, 상병 등 건강상태의 변화, 사회적 가치의 변화).
- 중기목표 : 단기목표와 장기목표의 중간기간에 해당하는 목표이다. 서비스이용의 변화정도, 행동의 변화가 포함된다.
- 단기목표 : 장기적인 변화를 위해 단기적으로 필요한 2~3개월에서 2년 이내의 결과변화에 대한 목표이다. 대상자에 대한 보건프로그램의 직접적 효과를 측정하여 행태변화를 위한 지식수준의 변화, 정책수립을 위한 정책에 대한 동의나 지지수준의 변화 등을 들 수 있다(예 :정책에 대한 지지의 변화, 지식, 태도, 믿음의 변화).

2. 목표의 설정과정

1) 목표의 기준

프로그램의 목표를 설정하기 전에 먼저 기관과 조직의 목적을 이해하고 명확히 하여야 하며, 프로그램의 논리적 모형을 설정하고 목표를 단계별로 세워야 한다.

목표는 연속성이 있고, 비교 가능해야 하며, 여러 분야가 시간적 여유를 가지고 함께 참여함으로서 충분한 논의를 거쳐 설정해야 하며, 대개 하나의 프로그램 목적에 다수의 목표들을 갖는 것이 보통이다.

목표 설정 시에는 조직과 팀의 목표에 공헌하는지, 대책이나 결과를 이해할 수 있는지, 문제에 대해 모두 공감할 수 있는지, 활동상 상대방의 기대에 부응하는지, 수량화해서 나타낼 수 있는지 등을 고려하여 설정하여야 한다.

목적을 성취하기 위해 하나의 목적이 구체적인 부분 목표들로 나누어지며, 또한 각각의 목표 아래 더욱 세부적이고 구체적인 하위목표가 설정될 수 있다.

세부목표가 갖추어야 할 기준은 다음과 같다

① 구체성(Specific)

목표는 구체적으로 기술되어야 한다.

② 측정 가능성(Measurable)

목표는 측정이 가능하여야 한다.

③ 적극성과 성취 가능성(Aggressive and Achievable)

목표는 성취 가능한 수준이어야 한다. 하지만 별 노력이 없이도 성취가 가능한 소극적인 목표는 안된다.

④ 연관성(Relevant)

목표는 목적 및 문제해결과 직접적으로 관련성이 있어야 한다.

⑤ 기한(Time limited)

목표는 달성을 위한 현실적인 기한이 명시되어야 한다.

2) 목표의 기술

목표를 실제로 기술할 때는 무엇을(what), 언제까지(When), 어디서(Where), 누구에게(Whom), 얼마나(How much)변화시킬 것인지를 구제적으로 제시하여야 한다

- 무엇(what) : 변화 또는 달성해야 하는 상태나 조건
- 어디서(where) : 프로그램에 포함되는 장소
- 누가(who) : 바람직하게 변화되어야할 인간이나 환경의 부분으로 사업대상
- 언제까지(when) : 바람직하게 상태나 조건이 수행되어야 할 기간이나 시기
- 얼마나(how much) 혹은 범위(extent) : 달성하려는 상태나 조건의 양

이 중 특히 무엇(what)과 범위(extent)는 생략할 수 없는 중요한 항목이다.

3) 목표와 지표

목표를 구체적으로 수량화하지 않고 이를 측정하기 위한 지표(Indicator)를 만들기도 한다. 지표란 측정할 수 있는 변수를 말하는데 목표가 달성된 정도를 측정하는데 활용된다.

보건프로그램 지표의 예를 제시하면 다음과 같다〈표 6-1〉.

〈표 6-1〉 보건프로그램 지표의 예

	목표	지표
단기목표	• 사업 1차 연도 말까지 대상지역의 10대 미혼모 중 90%는 무료로 가족계획을 받을 수 있는 곳을 알아야 한다.	• 10대 미혼모 지원그룹에 속해있는 10대중 무료로 가족계획을 받는 곳을 아는 비율 • 가족계획센터에 나오는 10대 미혼모 중 무료로 가족계획을 받는 곳을 아는 미혼모의 비율
장기목표	• 사업 3차 연도까지 사업대상지역의 10대 임신을 50% 감소시킨다.	• 10대의 임신서비스 이용 • 지역사회 병의원에서의 10대 출산율의 감소

*자료 : 배상수(2004), 보건사업기획

III 부

보건 프로그램의 개발

7장

보건프로그램 대상

LEARNING OBJECTIVES **학습 목표**

1. 보건프로그램의 대상을 이해할 수 있다.
2. 보건프로그램에서의 사회마케팅을 설명할 수 있다.
3. 시장세분화의 개념을 설명할 수 있다.
4 표적집단의 결정기준을 적용할 수 있다.

보건프로그램 대상의 선정이란 시장 표적, 즉 보건프로그램의 표적을 누구로 하는 것이 좋은 지에 관한 것이다.

과거의 "공급자 위주"의 보건프로그램 시대에서는 이러한 질문을 제기하는 경우가 드물었으며 서비스를 제공하는 것이 프로그램의 목표였고, 누가 이것을 이용할 것인가는 크게 관심을 기울이지 않았다. 서비스 공급이 부족하고 소비자의 요구도 다양하지 않아 제공자는 자신의 제품을 누가 이용할 것인가를 고민할 필요가 없었던 것이다.

그러나 최근에는 상황이 많이 변했고 어떻게 하면 소비자의 요구에 맞는 서비스를 제공할 것인가가 상품판매 전략의 핵심이 되었다. 보건프로그램도 예외는 아니다. 다양한 소비자의 필요나 욕구를 만족시켜줄 수 있는 보건프로그램은 그리 많지 않다. 따라서 상대적으로 동질적 요구를 지닌 유사한 반응을 보이는 소비자군을 확인할 수 있다면 이러한 집단에게 맞춤식 서비스를 제공하는 것이 무차별적으로 모든 소비자를 대상으로 서비스를 제공하는 것보다 효과적일 것이다.

보건프로그램을 둘러싼 환경이 변화됨에 따라 보건프로그램 대상의 필요에 부응하는 맞춤식 프로그램이 필요하다. 이는 고객 요구가 다양화, 개별화되며 보건프로그램에 대한 공급이 증가함에 따라 과거의 공급자 중심 시장에서 소비자들이 다양한 서비스 중에 자신이 원하는 것을 선택하는 수요자 중심 시장으로 변하고 있음을 의미한다.

이에 따라 보건프로그램의 제공자인 정부, 보건소, 건강관리협회, 의료기관 등은 자신들이 제공하는 서비스에 차별적 가치를 부여하고 소비자가 원하는 것을 생산하는 한편 소비자에게 그들이 원하는 것을 조직이 제공할 수 있다는 것을 효과적으로 알려야 한다.

이와 같은 공급자 중심 서비스(provider orient service)에서 수요자 중심 서비스(client orient service)에 바탕을 둔 전략으로서 사회마케팅(social marketing)은 중요한 개념이다. 사회마케팅은 수요자, 즉 고객 지향적인 경영전략의 하나인 STP 전략(Segmentation-Targeting-Positioning)에서 유래된 보건프로그램 개발을 위한 전략이다.

모든 사람들의 욕구나 필요를 동시에 만족시켜 줄 보건프로그램은 불가능하지만 동질적 욕구를 지닌 대상자를 분류하여 시장세분화(Market segmentation)를 함으로써 프로그램의 효과를 높일 수 있다.

1. 보건프로그램 대상의 이해

보건프로그램은 인간이 직접적인 대상이기 때문에 인간을 보는 관점에 따라 보건프로그램의 개발이 달라진다. 또한 무엇보다 중요한 점은 인간의 개인차에 따른 문제를 보건프로그램에서 어떻게 고려하여 효율적인 보건프로그램을 개발하는지가 관건이다.

1) 개인별 특성의 이해

(1) 수용의 유형

대상자의 우열은 유전적인 영향으로 인해 정해져 있다는 생각이다. 즉, 아무리 노력해도 목표를 달성하기 어려운 사람이 있다는 것이다. 따라서 보건프로그램 수행자는 정선된 보건프로그램의 내용을 전형적인 방법으로 대상자에게 전달하면 되고 그 프로그램의 성패 여부는 타고난 대상자의 능력에 달린 것으로 생각한다.

이러한 견지에서 보건프로그램은 열등한 사람들이 최선의 성과를 올릴 수 있는 방법을 모색하는 것이 무엇보다도 중요하며 다른 유형으로 보건프로그램 성취문제는 시간의 함수라고 보는 것이다. 즉 성취도는 특정한 과제를 완수하는데 '필요한 시간' 과 '투여한 시간' 의 함수라고 생각하는 것이다. 가능한 필요한 시간을 줄일 수 있도록 하고 투여하는 시간이 많아질 수 있도록 해야 한다고 보는 관점이다.

필요한 시간을 결정하는 요소는 대상자의 적성, 프로그램 이해능력, 프로그램의 질 등 이며 투여한 시간을 결정하는 요소는 프로그램 경험기회와 대상자의 지속력 등이다. 특히 이와 같은 관점에서는 대상자의 적성이나 이해 능력 등이 프로그램 성취를 직접적으로 결정하는 것이 아니라, 다만 프로그램 수행에 필요한 시간을 결정하는 요소에 불과하다는 것이다. 필요한 시간에 따라 투여한 시간이 많아진다면 누구나 목표를 달성할 수 있는 것이다. 따라서 최선의 프로그램 수행은 프로그램에 필요한 시간을 최소로 하는 반면에 프로그램에 투여한 시간을 최대로 하여 이들이 구상하는 결과치를 크게 하는 것이다.

(2) 문제해결방식의 다양성

인간은 각자 독특한 능력을 가지고 있다고 생각한다. 이러한 관점에서는 개개인의 문제 해결방식이 다를 뿐 기본적으로 능력에 우열이 있는 것이 아니라고 주장한다. 즉, 누구는 유능하고 누구는 무능해 보이는 것은 우리들의 잘못된 시각에서 비롯되었다는 것이다. 인간은 작은 우주에 비유될 만큼 무궁한 존재이고 아직 미처 밝혀지지 못한 것들이 너무나도 많이 있다고 생각한다.

(3) 유전과 환경

인간에게 있어서 개인차가 존재한다는 것에 거의 대부분의 사람들이 동의하고 있다. 그러나 그러한 개인차가 존재하는 이유에 대한 합의된 결론은 없다.

인간은 성숙의 시간표에 의해서 변화하는 것뿐이라는 유전론적 입장이 있고 외부의 자극에 의해서 학습이 가능하다는 환경론이 있다.

유전적 요인에 의해서 모든 것이 결정된다고 한다면 교육이 할 몫은 아무것도 없을 것이다. 또한 환경에 의해서 모든 것이 변화될 수 있다고 한다면 교육의 기능성을 너무 지나치게 평가하는 것이 될 것이다. 따라서 우리는 유전적인 요인에 의해 결정되는 부분도 있고 동시에 환경에 의해 결정되는 부분도 있다는 것을 믿는 것이 바람직하다. 즉 유전적 요인에 의해 인간의 99%가 결정된다고 하더라도 나머지 1%를 최대화시키기 위해 아낌없는 노력을 경주하는 것이 무엇보다 중요할 것이다.

2. 생활터별 보건프로그램의 대상

보건프로그램은 대상자가 있는 곳이면 거주지 또는 활동 장소 어느 곳에서나 이루어져야 한다는 주장이 보편적이다. 세계보건기구 유럽본부는 1991년 "전 인류에게 건강을 성취하기 위한 유럽지역의 보건목표"에서 도시, 학교, 직장, 이웃이나 가정과 같은 사회생활과 활동이 이루어지는 모든 영역에서 건강증진을 위한 좀 더 많은 기회가 제공되어야 한다고 발표했다. 보건프로그램의 대상자, 즉 주민이 거주 또는 활동하는 장소를 "생활터(settig)"라고 하는데 학교, 산업장, 보건의료기관, 지역사회 등이다.

세계보건기구는 생활의 장을 활용한 보건프로그램의 장소로 건강마을(healthy village), 건강학교(healthy school), 건강시장(healthy market), 건강한 병원(health promoting hospital) 등을 제시한 바 있다.

1) 학교

국가발전과 국가를 이끌어 나갈 주역으로서 학생들의 건강은 학습에 영향을 미치며 나아가 자신과 국가의 발전에 직결된다. 학생들은 아직 독립적인 사회인이 아닌 피보호

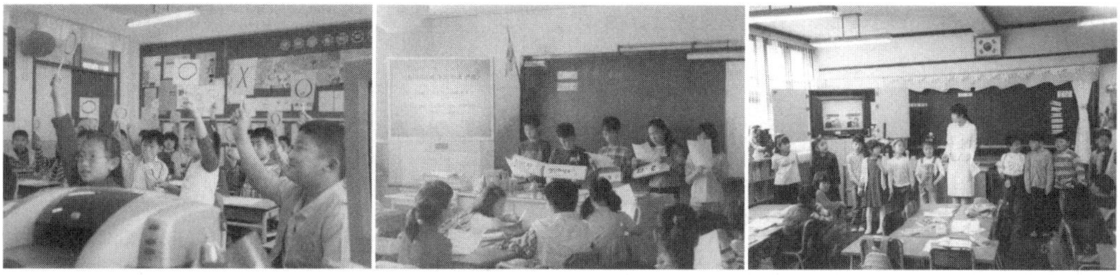

자로서 가정보다는 학교에서 대부분 하루를 보내는 시간이 많으므로 학생들을 위한 종합적인 건강관리방안을 추진할 수 있는 가장 적합한 장은 학교일 것이다. 또한 학교는 1, 2차 예방프로그램을 개발하기 위한 이상적인 장소로 학교라는 시스템 안에서 다양한 건강관련 프로그램을 실시함으로서 건강문제의 조기발견과 더불어 건강문제의 심각성을 줄일 수 있는 예방이 가능하기 때문에 학교보건 프로그램은 매우 중요하다.

유아 시절의 학습이 중요하다는 것은 우리나라 속담 '세살 버릇 여든까지 간다' 에서 함축되어 있다. 건강의 관점에서 보더라도 학령기의 건강상태는 당시의 학습에 영향을 미칠 뿐 아니라 생애 전 과정의 질적 생활을 좌우할 만큼 중요하다. 따라서 학령기의 생활을 건강하고 행복하며 생산적으로 영위하여 가능한 최대한의 학습 경험을 할 수 있도록 하기 위하여 학생의 건강은 보호되고 유지되어야 한다.

우리나라 교육기본법 제1조(2008년 3월 21일) 교육목적에 "홍익인간의 이념 아래 모든 국민들로 하여금 인격을 완성하고 자주적인 생활능력과 공민으로서의 자질을 구비하게 하여 민주국가 발전에 봉사하며 인류공영의 이상실현에 기여하게 하는데 있다"고 했다. 이러한 목적을 달성하기 위하여 7개항의 교육 방침의 내용 중 "신체의 건전한 발육과 유지에 필요한 지식과 습성을 기른다"는 것을 명시하고 있어 교육에 있어서 학교보건 프로그램의 중요성을 알 수 있다. 뿐만 아니라 교육기본법 제27조에는 학교보건 프로그램을 시행하도록 명시되어 있으며 학교보건법에는 학생 및 교직원의 건강을 증신시키도록 규정하고 있다.

즉 보건교육 프로그램은 일반적으로 교육법에 명시되어 있는 학교라는 특수한 환경에서 이루어지며, 학교보건 프로그램은 이들 학교에서 교육받는 학생과 교직원을 대상으로 학생들의 학습 능력을 향상시키고 교육의 목표를 효과적으로 달성하기 위해 취해지는 일련의 보건프로그램을 의미하며 국민의 사회적 자질을 향상시킨다는 의미에서 절대성을 지니고 있다.

학생의 건강을 보호 · 유지 · 증진하는 것이 학교보건의 1차적인 목적이지만 학교보건이란 학생과 교직원과 그 가족 및 지역사회를 대상으로 학생, 가족, 교직원 및 보건의료 전문가가 참여하여 보건서비스와 환경관리 및 보건프로그램을 제공함으로서 각자의 건강문제를 해결할 수 있는 신체적, 정신적, 사회적 기능 수준을 향상시켜 안녕상태에 이르도록 하는 포괄적인 보건프로그램이다.

건강한 학생이 불건강한 학생에 비해 학업 성취가 높은 것은 당연한 결과로 학교는 학부모와 교직원 및 지역사회의 건강증진에도 영향을 주기 때문에 학교는 점점 학생들과 지역사회의 건강증진을 위한 핵심 환경으로 인식되어 오고 있다.

학교보건 프로그램은 일반 보건프로그램과는 달리 국민건강증진을 위한 확실하고 효과적인 투자이다. 그러므로 건강한 생활습관을 형성시키기 위해 성장발달이 왕성하게 진행되는 학령기 아동과 청소년을 대상으로 하는 것이 효과를 극대화할 수 있다.

또한 학생들로 하여금 학교보건 프로그램을 통해 스스로 각종 질병을 예방할 수 있는 능력을 길러 건강한 생활을 하게 하고 학교에서 배운 올바른 지식과 바람직한 태도를 가정에 전달하거나 영향을 미치며 가정은 다시 지역사회에 영향을 미치는 파급효과가 크다.

보건프로그램 수행 시 우선적으로 고려하는 사항은 보건프로그램 대상 인구 수이다. 학교보건 대상자가 전체 인구의 26%에 달할 만큼 범위가 크기 때문에 학교보건은 어느 보건프로그램보다 우선순위를 두어야 한다.

학교보건 프로그램에는 다음과 같은 네가지 기능이 있다. 첫째, 학생과 교직원의 건강 요구도에 따른 학교보건봉사, 둘째, 지속적이고 효과적인 건강요구도에 따른 학교보건봉사, 셋째, 지역사회 건강증진, 넷째, 안전하고 건강한 학교환경제공이다. 건강하지 못한 학생들은 그들에게 제공되는 학교보건 프로그램의 기회를 충분히 활용하지 못한다. 그러므로 학교보건 프로그램을 통해 학생과 가족에게 건강으로부터 질병의 연속된 개념과 일상생활 속의 활동을 통해 질병을 예방하고 건강을 증진할 수 있도록 도와야 하는 책임을 갖는다. 학교보건 프로그램의 책임은 보건교사, 보건교육사, 행정가, 교사 및 교장 등이 공동으로 가져야 한다.

Kaplan(1972)은 학교보건교육을 '학생 개인이나 학교 전체의 건강과 관련된 지식, 태도, 그리고 행위에 바람직한 영향을 주도록 학습경험을 제공하는 것이다' 라고 정의하였는데 이는 학생들로 하여금 건강에 대한 지식을 습득하고 긍정적인 태도를 형성하며 건강행위를 실천할 수 있도록 하는 것이다.

1954년부터 8년간 초 · 중등학교에서 교과목명을 '보건과' 로 설정하여 독립적인 보건과목을 교육하면서 학교인구의 건강계몽과 위생적인 생활에 비중을 많이 두어 학생의 성장부진을 예방하고 결핵과 같은 전염성 질환의 감염예방과 확산방지에 집중하는데 공헌하였다. 그러나 경제부흥 일변도의 여건하에서 정책 관심만큼이나 건강교육으로 이행되는 것에는 한계가 있었다. 보건교육은 1963년부터 보건교과가 폐지되고 보건이 체육과목으로 통합되어 보건에 관한 교육은 체육교과의 일부로 삽입되었다.

보건교육 프로그램은 1979년까지 '안전교육' 이라는 제목으로 이루어지다가 1980년부터 보건교육으로 표기되었으며, 학교보건관리지침에서 보건교육에 대한 시간, 방법 등이 구체적으로 제시되어 교과목으로 공식화되었으나 초 · 중 · 고에 각각 체육시간의 5%, 10%, 25%를 보건교육을 하도록 하고, 체육교과서에서 체육교사에 의해 수행되는 교과목의 일부분이었을 뿐이었다. 1990년대 들어서면서 건강문제의 양상의 변화와 인구사회학적 변화에 따라 국민의 건강권의 보장측면에서 학교보건교육의 중요성이 대두되었다.

보건프로그램은 환경교육, 보건안전교육, 성교육 등 국가수준의 교육과정에서 요구하는 과제를 관련교과와 특별활동 영역에 반영하도록 편성하였으며, 약물 오 · 남용 예방과 성교육 강화를 체육교과에서 강조하였고 이러한 보건학습 내용의 지도에는 보건교사가 참여할 수 있도록 하였다. 제7차 교육과정(1998년 이후)에 이르러서야 초등학교 및 중학교의 경우 재량활동시간에 보건교육을 실시하도록 하였고 고등학교의 경우 공중보건이 선택과목으로 언급되고 있어 독립된 보건교육의 목표달성에는 미흡한 실정이었다.

최근 증가하고 있는 보건프로그램에 대한 사회적 요구와 노력으로 교육과학기술부는 2008년 8월 11일자로 보건교사의 보건교과안을 고시하였다. 이 안에 따르면 초등학교에서는 2009년 3월부터 5, 6학년의 경우 학년 별로 재량활동시간을 통해 연간 17시간 이상 보건교육 실시, 중학교는 2009학년도에 1개 학년에서 재량활동시간을 활용해 연간 17시간 이상 보건교육 실시, 2010학년부터 교과 재량활동시간에 선택과목으로 '보건' 을 신설, 고등학교는 2009학년도에 1학년에서 재량활동시간에 17시간 이상 보건교육 실시, 2010학년부터 교양선택과목으로 '보건' 을 신설하도록 하였다. 이러한 결과는 보건교사의 보건교과가 정규과목으로 편성되었다는데 큰 의의가 있으나, 동시에 선택과목으로 편성함으로서 선택하지 않을 수 있는 학생들의 보건교육 기회를 보장하지 못했다는 아쉬운 점도 있다.

2) 산업장

인간은 보다 나은 삶을 영위하기 위한 노력을 계속하여 왔으며, 이러한 노력은 노동의 대가로 이루어진 것이라 할 수 있다. 인간은 성장하면 어느 직업에 종사하여 노년에

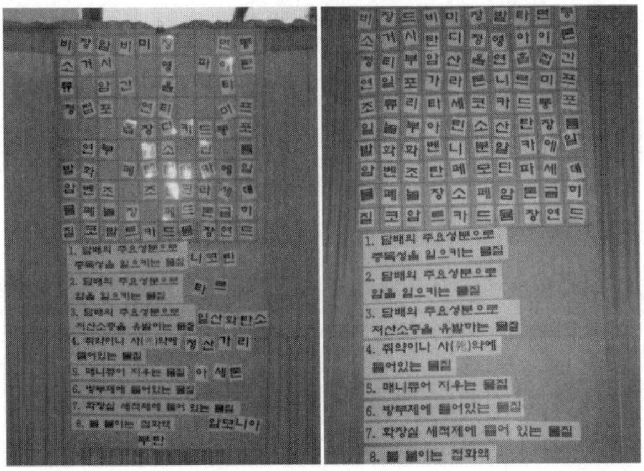

이를 때까지 사회의 일원으로 삶을 보낸다. 이러한 이유로 일과 노동은 개인의 사회, 심리학적 현상으로 분석될 수 있으나 개인의 노동 생리와 작업현장의 물리적 요인을 제외하여 생각할 수는 없다. 작업 조건이나 환경이 근로자의 안전과 건강에 영향을 주기 때문이다.

산업보건이란 노동으로 인한 인간의 건강 및 작업 환경의 문제를 자연과학적 지식에 바탕을 두고 사회보건학적 측면에서 문제의 해결을 접근하는 학문으로서, 각 사람에게 적합한 일을 그들의 직무에 적합하도록 하는 것이다.

ILO에 따르면 산업보건관리를 '작업과 관계하여 신체적, 정신적으로 최상의 상태를 유지하기 위하여, 신체적, 정신적, 건강상태 면에서 안전하고 건강한 작업환경을 유지 · 확립하고 작업자의 능력에 맞게 작업에 적응시키는 노력' 이라고 하였다. 이를 성취하기 위해서는 산업장 보건프로그램의 개발이 최우선 과제임이 틀림없다.

산업 보건프로그램의 최종목표는 근로자에게 효율적인 작업환경을 육체적 · 정신적 건강을 유지 · 증진시킴으로써 근로자의 행복을 추구하고 노동생산성을 향상시키는데 있다.

급격한 산업의 발달로 산업장 노동인구가 증가하고 산업의 고도화로 노동력의 확보와 인력관리를 통하여 생산성과 품질 향상이 중요시 되었으며 근로자의 건강을 위한 다양한 프로그램이 운영되고 있으며 산업장의 보건프로그램에 대한 중요성이 대두되고 있다. 1953년 근로기준법에 보건관리자를 의사로 규정하고 있으며, 1962년 근로보건관리규칙에서 보건관리요원의 자격에 의료업자를 규정함으로써 산업간호사 배치가 시작되었다. 1981년 노동청이 노동부로 승격되고, 산업안전보건법이 제정되어 1982년부터 시행되면서 산업보건프로그램은 활성화되었다. 1990년 산업안전보건법의 전면개정으로 보건관리자를 간호사, 의사, 산업위생사로 규정하고 있으며 합법적으로 보건관리자로서의 역할을 수행하게 되었다.

산업장 보건관리자는 근로자에게 건강정보 및 건강프로그램 운영, 의사소통, 건강증진 프로그램 기획 및 수행에 관한 역할을 수행한다. 또한 산업장은 단순히 노동력을 제공하여 생산성을 향상시키는 기능이 아니라 근로자의 전인적이고 포괄적인 관리가 이루어지도록 노력하여야 하며, 이에 보건교육의 중요성이 대두되고 있다. 따라서 산업장 보건관리자는 근로자들을 대상으로 한 건강증진 프로그램을 통하여 건강에 대한 동기유발을 촉진하고, 건강검진을 통하여 근로자 개개인에게 필요한 맞춤형 건강관리능력을 함양시키는 보건교육 전문가이다. 보건프로그램의 내용으로는 근로자의 건강검진, 직업병의 조기발견, 직업병의 예방과 관리, 안전사고 예방, 작업환경 관리, 약물 오 · 남용 예방, 절주, 금연, 영양, 운동, 스트레스 관리 등이 포함되어야 한다.

그러므로 산업장 보건관리자는 일차 보건의료의 제공자로서 독자적인 산업보건프로그램 제공자의 역할을 수행하며 근로자들이 건강증진 프로그램에 적극적으로 참여할 수 있도록 산업장 특성에 맞는 맞춤형 보건교육 프로그램이 개발되고 수행되도록 노력해야 한다.

3) 보건의료기관

보건의료기관은 의료법에 명시된 의료기관과 지역보건법에 명시된 보건소, 보건지소와 농어촌 등 보건의료를 위한 특별조치법에 의한 보건진료소 그리고 약사법에 의한 약국 등이 포함되며 국민들에게 알 권리를 존중할 뿐 아니라 보건의료서비스의 중요한 직무 중의 하나가 보건프로그램이라고 할 수 있다.

특히 의료기관(종합병원)은 국민건강증진법 시행령에 따라 환자와 보호자를 대상으로 매 월 1회 이상 보건교육을 실시하도록 규정하고 있어 환자의 전반적인 치료와 함께 통합된 보건교육이 제공되어야 할 대표적 현장이다. 또한 조직 및 시설, 전문인력 등 교육적 자원이 비교적 충분히 갖추어져 기관의 정책 방향에 따라 질적으로 우수한 보건교육 프로그램이 개발될 수 있는 현장이다.

의료기관의 보건프로그램 전문가인 간호사는 병원에 내원한 환자들에게 건강문제, 치료방법, 자가간호에 대한 정보제공 등 다양한 보건프로그램을 제공하고 있다. 의료기관에서의 간호사를 비롯한 의료서비스 제공자들의 보건프로그램에 대한 신념과 능력에 따라 보건프로그램의 성과가 달라질 수 있기 때문에 이들의 역할 인식과 책임감이 보건프로그램의 중요한 관건이며 환자교육 내용이 일관성 있고 통합된 역할을 수행할 수 있는 보건프로그램 능력이 요구된다. 그러나 현재 의료기관에서는 시간과 교육 여건 등 프로그램 제공자로서 많은 제한점을 가지고 있다.

의료기관에서는 각종 질환에 대한 소개 및 진단과 치료법, 약물관리, 영양관리, 응급

처치 등 다양한 프로그램 주제를 환자 개별 보건프로그램, 오프라인 강좌, 온라인 건강강좌 및 건강상담으로 실시하고 있다. 이러한 업무를 보건프로그램 전문가가 수행한다면 자가 건강관리를 통한 삶의 질을 향상시키고 효율적이고 다양한 보건프로그램 개발과 수행효과를 높일 수 있으며 이는 재원 기간을 줄이거나 조기퇴원을 하게하여 경제적 부담을 줄이고 치료면에서도 상당히 긍정적 효과를 낼 수 있을 것이다.

4) 지역사회

건강향상을 위해 개인과 지역사회의 역량을 강화하는 것은 건강향상과 공중보건 목적을 달성하기 위한 효과적인 도구가 된다. 건강증진 전략은 지역사회 활동을 강화하고 기획과 정책결정, 실행, 프로그램을 평가하는데 강력하고도 성공적인 전략이 된다. 건강증진 프로그램은 지역 전통을 육성하고, 지역사회 구성원에 의해 주도되며 지역사회의 평범한 일상 생활과 연계되었을 때 가장 성공적인 보건프로그램이 된다.

지역사회 보건프로그램은 평생 교육적 의미가 있는 조직적인 교육활동으로 질병 예방을 통한 건강증진 측면이 점차 강조되고 있다. 1995년 제정된 국민건강증진법에서는 건강에 대한 바른 지식을 제공하는 보건프로그램의 필요성과 보건프로그램의 정의, 실시기관, 내용, 방법, 평가, 개발 등에 관하여 규정하고 있다. 이 법에서는 보건프로그램을 '개인 또는 집단으로 하여금 건강에 유익한 행위를 자발적으로 수행할 수 있도록 하는 교육' 이라고 정의하였으며, 국가 및 지방자치단체는 모든 국민의 건강생활실천을 위한 보건프로그램을 실천하도록 규정하고 있다. 이에 보건소에서는 생활습관, 질환관리, 전염병 예방교육, 모자보건교육, 구강보건교육, 영양교육, 성교육, 금연, 절주교육, 운동, 노인보건교육, 정신보건교육 등 다양한 지역사회 보건프로그램을 실시하고 있다.

지역사회 보건프로그램은 대상자 스스로가 자신의 건강에 대해 더 많은 책임을 갖고 행동변화에 적극적이고 능동적으로 참여하게 하여 지역주민들 스스로가 자가 건강관리 능력을 증대시켜주는데 있다.

지역사회 보건프로그램 전문가는 대상자들이 건강한 생활습관을 실천할 수 있도록 동기를 유발하고 잘못된 생활습관을 교정하도록 지지해 줄 수 있는 다양한 역할이 요구되며 건강 소비자로서의 사회적, 시대적 요구에 따라 지역사회 보건교육전문가에 대한 요구와 역할이 중요시 되고 있다.

3. 보건프로그램 대상의 선정

1) 보건프로그램에서의 사회마케팅

보건프로그램의 기본 개념은 마케팅의 원리와 비슷하여 함께 적용한다면 보건프로그램의 효과를 높일 것이다.

즉, 보건교육은 다양한 교육적 경험을 통해 자발적인 건강행위를 도와주는 과정으로(Green & Kreuter, 1999), 강요가 아닌 자발적인 변화를 유도하는 교육적인 접근방법으로 마케팅의 원리를 이용하는 것이다. 마케팅의 개념을 사회, 문화, 교육, 환경 등의 여러 분야에 적용할 때 우리는 사회마케팅(social marketing)이란 용어를 사용한다.

사회마케팅은 지난 30여 년간 보건교육 프로그램과 서비스의 이용을 증가시켜 왔으며 보건프로그램 외에 공공 교통수단, 투표자 등록, 입양, 태양에너지, 자연보존, 군대징병 등 사회의 여러 분야에서 폭넓게 적용되기 때문에 사회마케팅은 매우 일반적인 용어로 간주된다.

(1) 사회마케팅의 개념

보건프로그램을 둘러싼 환경이 변화함에 따라 보건프로그램 대상자의 필요에 부응하는 프로그램이 필요하다. 이는 고객요구가 다양화, 개별화되며 보건프로그램에 대한 공급이 증가함에 따라 과거의 '공급자 중심' 시장에서 소비자들이 다양한 서비스 중에 자신이 원하는 것을 선택하는 '수요자 중심' 시장으로 변하고 있음을 의미한다. 이에 따라 보건프로그램 제공자(예 ; 정부, 보건소, 건강관리협회, 대한보건협회, 병원 등)는 자신들이 제공하는 서비스에 차별적 가치를 부여하고 소비자가 원하는 것을 생산하는 한편, 소비자에게 그들이 원하는 것을 조직이 제공할 수 있다는 것을 효과적으로 알려야 한다.

사회마케팅과 상업마케팅은 목적과 내용면에서 확실히 구분된다. 사회마케팅은 마케팅의 원리와 기법을 활용하여 상업적인 상품이나 서비스를 판매하는 것이 아니라 사회적 가치, 이념 또는 규범을 소비자들이 수용하도록 유도하는 방법이다. 상업마케팅은 회사가 이윤을 남기기 위해 표적 마켓의 요구를 파악하고 이를 충족시킬 수 있는 상품 또는 서비스를 개발하여 제공할 뿐 아니라 경쟁회사보다 뛰어난 조직적 효율성을 소비자들에게 인식시켜야 한다.

다시 말하면 사회마케팅은 마케팅 조직과 대상 집단구성원들이 각자의 이해를 달성하기 위하여 자발적으로 상호 교환하는 과정이다. 마케팅 조직은 자신들의 자원을 사용해서 대상 집단 구성원들에게 상품, 서비스 또는 아이디어로 초래할 수 있는 일련의 혜택을 알려 주고 확장시키려하며, 이를 채택하고 유지함으로써 장애가 되는 요인들을 감소시킬 수 있도록 한다. 이에 반해 대상 집단 구성원들은 자신들이 가지고 있는 자원(돈, 시간, 노력)을 써서 행동을 변화하는 것이 가지는 명확한 이점을 알고 이런 제의를 받아들이게 된다.

보건프로그램에 있어서 사회마케팅 이론은 사람들의 보건행동을 성공적으로 변화 시키는 결과를 가져왔다. 이는 경제적 이득보다는 대상 인구의 사회적인 복지와 건강 혜택을 목적으로 했기 때문인 것으로 생각된다. Smith(2000)의 정의에 의하면 보건프로그램 분야에서의 마케팅은 상업적인 이득보다 사회적인 혜택을 위해 대상 그룹의 보건행동에 영향을 미칠 수 있는 마케팅 원리를 적용한 과정이다. 그러므로 보건프로그램에서의 마케팅 이론의 적용은 경제적인 관념에서의 마케팅이 아닌 사회적 관념에서 보건프로그램 대상자가 자발적으로 보건행동을 변화시킬 수 있도록 고안된 모델이라고 할 수 있다.

후기 산업사회에 접어들면서 종전의 대량생산과 대량판매 정책이 더 이상 시장에서 효과를 발휘하지 못하게 되었다. 고객인 소비자의 요구가 다양해지고 개별화되며 공급자 간 경쟁이 증가함에 따라 과거의 '공급자 중심 시장' 은 소비자들이 자신이 원하는 것을 선택하는 '수요자 중심 시장' 으로 변모하였다.

(2) 사회마케팅의 특성

마케팅 개념이 대중마케팅 개념에서 타깃마케팅으로 변하고 있으며, STP전략이 도입되었고 시장세분화, 표적 집단 등의 새로운 개념이 등장하게 되었다.

과거의 보건프로그램은 대상자의 필요나 요구를 고려하지 않은 채 모든 주민에게 동일한 정보를 제공하는 무차별적인 마케팅이었다. 그러나 요즘에는 새로운 보건 직종이나 기관의 증가, 정보기술의 발달, 다양해진 주민들의 요구 등으로 인하여 차별적 마케팅의 필요성이 증가하고 있다. 정부 역시 2008년부터 건강증진사업의 일환으로 지역특화 건강행태 개선사업을 도입하면서 과거와는 달리 지역의 현안문제를 찾고 보건프로그램을 표적 집단의 특성과 요구에 맞출 것을 강조하고 있다.

집단의 욕구에 대응하는 서비스를 제공하기 위해 전체 대상자를 동질성을 지닌 집단으로 분류하는 것으로 시장을 세분화하는데는 기본적으로 세 가지 단계가 있다. 첫 번째 단계는 소비자 행동을 측정하면서 누가 무엇을 사는가에 대한 질문이고, 두 번째 단계는 그들은 왜 그 제품을 구매하는가에 대해 파악하는 것이다. 세 번째 단계는 세분시장을 탐색하고 확인하는 작업이다. 대상자의 세분화기준으로 흔히 대상자의 인구학적 특성, 지리적 특성, 심리적 특성, 행태특성을 이용하게 된다. 결국 보건프로그램의 수행이란 증거에 의해 이루어지는 것이 아니라 신념에 의해 가능하다는 뜻이기도 한 것이다.

(3) 사회마케팅 과정

① 계획

- 보건문제와 그에 따른 상황분석
  - 문제 쟁점화
    - 문제의 어느 면을 부각시킬 것인가?
    - 개인, 그룹, 조직, 지역사회 정책 간에 역학적으로 어떤 문제가 있는가?
    - 문제를 일으키는 위험요인 중에서 중요성과 변화 가능성이 높은 요인은 무엇인가?
    - 문제가 재발되거나 지속되는 것을 막기 위해 어떤 조치를 취할 수 있는가?
    - 문제가 앞으로 어떤 결과를 가져올 수 있는가?
    - 과거 어떤 문제 해결책이 있었으며 무슨 결과를 가져 왔는가?
  - 환경적 요인
    - 대상인구의 사회적, 경제적, 인구학적 요인
    - 문제와 관련된 정치적 상황
    - 대상인구의 반응에 영향을 끼칠 수 있는 현 정책 또는 미결정된 법규
    - 문제와 관련된 다른 조직 기관들의 활동 상황
    - 대상 인구의 흡인력
    - 서비스, 메시지, 프로그램 경로 방법
  - 이용 가능한 자원
    - 예산
    - 스태프와 컨설턴트
    - 시간
    - 장비
    - 시설
    - 접근성

- **대상인구 특성에 따른 세분화**
  - 세분화정의
    - · 1차적 대상: 보건행동의 변화를 일으키는 대상 인구
    - · 2차적 대상: 1차적 대상 그룹의 행동에 영향을 미치는 그룹
  - 리서치
- **전략개발**
  - 목적과 목표설정
  - 자원할당

② **마케팅 믹스**

시장세분화에 이어 각 그룹의 요구를 만족시키고 소비자가 가지고 있는 것과 제공되는 상품 또는 서비스간에 자발적인 교환이 이루어지도록 영향을 미치는 여러 요소들을 합하여 놓은 것이다.

보건교육 프로그램에서는 전통적인 마케팅 믹스인 4Ps를 이용한다. 여기서 4Ps란 상품(product), 가격(price), 장소(place), 판매촉진(promotion)을 말한다.

상품이란 용어에 해당되는 product는 핵심 보건행동(target health behavior), 보건교육 프로그램이나 보건의료(정책) 서비스 외에 소비자의 요구나 문제를 해결해 줄 수 있는 추상적인 아이디어도 포함한다. 즉 보건프로그램의 주제이다. 실현하고자 하는 주제를 부각시키고 다른 무엇보다 가치가 높다는 것을 강조하는 것이다.

상품의 가격인 price는 경제적인 것(시간, 돈) 뿐 아니라 육체적, 정신적인 비용도 포함한다. 예를 들면 지역사회 보건소가 양질의 무료산전관리를 제공하고 있는 사실을 알고 있지만 소비자는 교통비, 식사비, 아기 돌봐주는 사람을 따로 고용하는 비용 등 다른 경제적인 손실도 같이 생각할 수 있다. 정서적인 비용으로는 하루 직장을 쉬어야 하는 업무부담감, 진찰 시 속옷을 벗어야 하는 당혹감, 성과 관련된 개인적 질문에 대답해야 하는 불쾌감 등이 있고 에너지 요인으로는 진료 시간을 예약하고 대기실에서 기다리며 비정상 임신과 유산 등의 불안과 긴장으로 인한 피곤 등이 있다. 소비자에게 가격은 상품의 혜택간의 균형을 의미한다. 프로그램에 대한 비용은 경제적, 심리적, 환경적 요인을 비롯하여 시간 부족과 같은 여러 요소도 포함된다. 보건프로그램의 혜택이 이러한 비용을 능가한다는 것을 강조한다. 소비자 분석을 근거로 보건프로그램의 혜택에 대한 메시지, 전략, 방안을 각 그룹의 특성에 맞게 구성한다.

장소인 place는 프로그램이나 서비스가 직접 제공되는 장소 또는 효율적으로 분배되

는 유통방법을 의미한다. 보건교육의 대상이 어디에 있으며 보건행동이 어느 곳에서 일어나고, 프로그램이나 서비스가 어디에서 실시되는지를 의미한다.

장소는 대상자들이 즉시 이용할 수 있고, 안전하고, 접근성이 용이해야 한다. 집의 뒤뜰, 청소년 회관, 지역사회 공공기관, 교회, 공원, 레크리에이션 시설, 학교 스포츠센터, 정부기관, 또는 신체활동과 관련된 시설을 제공할 수 있는 장소를 포함한다. 만일 무료 예방접종을 실시하는 장소가 깨끗하지 못하고, 안전한 지역이 아니며, 주차장 시설이 없는 장소라면 사람들의 이용률이 떨어질 것이다. 판매 촉진인 promotion은 광고 및 홍보, 캠페인, 이벤트, 인센티브, 전문 의료인과 상담 등 여러 방법으로 개발되고 있다. 이와 같이 촉진활동은 광고와 홍보만을 의미하지는 않는다. 커뮤니케이션 메시지와 활동 모두를 포함하여 보건프로그램의 대상 인구집단에 접근할 수 있는 다양한 방법이 강구되어야 한다.

무엇보다 중요한 것은 각 시장 세분화 그룹의 특성에 맞게 기획되어야 할 것이다.

예를 들면 보건프로그램의 대상이 어린이나 청소년일 경우 선호도가 높은 TV 네트 워크와 잡지 등을 이용한다. 또한 캠페인은 청소년들이 매일 생활하고 있는 집, 학교, 지역사회 안에서 시각적으로 항상 접할 수 있는 다양한 경로를 이용한다. 가정에서는 TV 광고방송(Commercial)과 공영 서비스(Public Service Announcement : PSA)를 통해 신체활동에 대한 메시지를 전달한다. 학교는 학생들이 보건프로그램에 관심을 갖고 보건프로그램이 실현될 수 있는 매우 효과적인 장소이다. 학교 수업 외에 다양하게 접근할 수 있는 교육적인 기회가 제공되기 때문이다. 지역사회에서는 기존의 문화행사나 콘테스트, 추첨행사 등의 각종 이벤트를 통해 청소년들에게 보건프로그램의 주제를 다양하게 경험하게 한다. 또한 뉴스 매체, 이해관계자(stakeholder), 여러 지역사회 조직 등은 네트워크를 구성하여 보건프로그램 중요성에 대해 지속적인 대화를 유지해 나간다.

③ 마케팅믹스 사전조사

- 사전조사
- 결과분석
- 사전조사 결과에 근거하여 마케팅믹스 수정

④ 마케팅믹스 수행

- 수행전략 개발 : 업무, 시간, 인력 등 포함
- 모니터

⑤ 평가

- 평가지표와 측정법 개발 : 만족도, 충실도, 요구도 수준, 조직 기관들의 자원, 조건, 시설, 정책 등
- 평가기획
- 평가수행

2) 시장세분화

(1) 시장세분화의 개념

집단의 욕구에 대응하는 서비스를 제공하기 위하여 전체 대상자를 비슷한 성향을 지닌 동질성 집단을 다른 성향의 사람들과 분류하여 하나의 집단으로 묶는 과정을 말한다.

이러한 시장세분화(Market Segmentation)를 통하여 다양한 고객의 필요와 요구에 대응하면서 비용-효과 측면에서 결코 바람직하지 않은 '지나친 제품 개별화'를 막을 수 있다.

즉 모든 사람의 욕구나 필요를 동시에 만족시켜줄 보건프로그램의 존재는 불가능하므로 동질적 욕구를 지닌 유사한 반응을 보이는 집단으로 대상자를 분류하여 이들에게 적절한 서비스를 제공함으로써 프로그램의 효과를 높일 수 있다.

보건프로그램 대상 인구가 가진 가치관, 신념, 동기, 태도, 의견 외에 자주 이용하는 대중 매체 종류와 정보 채널, 그리고 혜택받고자 하는 내용 등을 포함하는 인구학적, 심리사회적인 요인들을 파악한다. 기획하고자 하는 프로그램 성격에 따라 중요하다고 생각되는 요인별로 인구 집단을 하위 그룹으로 각각 나누어 분류하는 방법이다.

(2) 시장세분화의 필요성

보건프로그램 대상자들은 동일한 건강문제를 지니고 있다 하더라도 각자가 문제에 대처하고자 하는 욕구나 행동 방식은 상이하다. 예를 들어 흡연자들에게 있어 금연 욕구의 정도와 선호하는 금연 전략이 서로 다르며 고혈압 환자들 또한 혈압관리에 대한 욕구와 선호하는 관리방법이 서로 다르기 마련이다. 이와 같이 모든 사람의 필요나 욕구를 동시에 만족시켜줄 수 있는 보건프로그램은 존재하지 않는다. 상대적으로 동질적인 욕구를 지니고 유사한 반응을 보이는 대상자군을 확인하여 이러한 집단에게 맞춤식 서비스를 제공하는 것이 무차별적으로 모든 대상자를 대상으로 서비스를 제공하는 것보다 훨씬 효과적이다.

그러나 시장세분화에 대한 보건프로그램 관계자들의 이해가 부족하고 시장세분화의 필요성을 인식하더라도 합리적인 시장세분화를 위한 이용 가능한 자료의 부족 때문에 보건프로그램에서 시장세분화 도입이 어렵다. 또 다른 이유로는 공적 예산이 투입되는 보건프로그램에서 특정 세분화 집단에 대해 편중적으로 예산을 투입하는 것은 정치적, 윤리적 측면과 형평성 측면에서 바람직하지 않다는 비판 때문이다.

(3) 시장세분화 필요성의 진단

보건프로그램을 위한 시장을 세분화할 필요가 있는가 여부는 결국 시장세분화에 따른 비용의 증가와 차별화된 전략의 구사에 따른 불이익의 증가 중 어느 쪽이 더 큰가에 따라 결정된다.

원칙적으로 시장 세분화에 따른 비용의 증가보다 이익의 증가가 더 필요한 경우 시장세분화가 필요하지만 반대인 경우 시장세분화의 필요성이 없다. 그러나 세분화의 이익이 크더라도 시장세분화를 못하는 경우는 실행 가능성이 없는 경우와 접근성이 없는 경우이다. 전자의 경우 조직이 차별적 전략을 개발하고 전달하는 능력을 가지지 못한 경우를 말하며 보건프로그램 조직이 필요한 프로그램을 개발하고 전달하는 능력과 업무를 수행할 인적 자원을 가지고 있지 않으면 시장세분화를 실행할 수 없다. 반면 후자의 경우는 조직이 세분화 시장에 있는 소비자들에게 효과적으로 접근할 수 있는 수단을 가지지 못한 경우이다. 예를 들면 보건소에서 새로 개발한 교육자료를 많이 이용할 것으로 생각하는 주민이 특정 지역에 거주하지도 않고, 특정 생활공간에서 활동하지도 않으며 특정 매체를 통해 접근할 수도 없다면 이 집단을 대상으로 자료를 배포하기는 어렵다.

(4) 시장세분화의 기준

① 인구학적특성

가장 흔히 사용되는 변수로 소비자의 욕구나 구매행동에 밀접한 관련이 있는 인구학적 변수를 고려하여 시장을 세분화하는 것이다. 성별, 연령별, 교육수준, 직업, 소득 등을 기준으로 하는 경우를 말한다. 그러나 소비자의 욕구가 점점 복잡하고 다양해지면서 인구학적 변수에 대한 의존도는 점점 감소하고 있다.

담배, 화장품 등의 제품은 성별을 세분화 변수로 삼아 남성용과 여성용으로 시장을 나누기도 하고, 의류, 잡지, 화장품 등은 연령을 세분화 변수로 사용한 것이다.

10대 여학생을 위한 화장품, 30대 남성을 위한 잡지 등은 시장세분화 변수로 성별과 연령을 동시에 변수로 사용한 경우이다.

화장품, 의류, 자동차 등의 경우 저가, 중저가, 고가제품으로 시장을 나누는 것은 소득 변수에 의한 시장세분화이다. 저가, 중저가, 고가 제품은 각각 저소득층, 중산층, 고소득층을 타깃으로 삼는다.

생애 주기에 따른 보건프로그램은 연령적 변수를 고려한 시장세분화이다.

② 지리적 특성

보건프로그램 대상자들의 거주 지역을 중심으로 시장을 세분화하는 것이다. 소비자들이 거주하는 지역, 도시의 규모 등으로 시장을 구분한다. 강원 지역을 영동 지역과 영서지역으로 구분하는 것이다. 예를 들면 의류제품의 경우 영동과 영서 지역을 영동패션, 영서패션이라고 불릴 정도로 디자인이나 색상 등은 각각 선호하는 제품의 유형이 다를 것이다. 따라서 의류회사는 영동 지역에 있는 판매처와 영서 지역의 판매처에 대해 각각의 성향에 맞는 제품을 집중적으로 공급하게 된다.

저소득층과 영세민이 밀접한 지역에서는 모자보건과 관련된 산전교실, 산욕기 여성에 대한 가정방문, 영유아 영양프로그램 등이 좋다.

맞벌이 가정이 밀접한 지역에서는 보육시설을 대상으로 한 건강프로그램이, 여성근로자가 많은 공장 지역에서는 이들을 대상으로 한 모자보건 프로그램이 적당하다.

③ 행태적 특성

행태적 변수에 의한 시장세분화는 제품이나 서비스의 사용목적(편익), 사용량, 사용경험, 상표충성도 등에 대한 소비자의 태도나 반응에 따라 시장을 구분하거나 행동의 변화단계에 따라 시장을 세분화하는 것이다.

예를 들면 소비자가 치약을 선택할 때 충치를 예방할 수 있는 제품인가? 치주질환을 예방하는 것인가? 이를 하얗게 해 주는 것인가? 등의 사용목적에 따라 세분화하는 경우

Prochaska의 행위변화 단계

계획이전단계(Pre-contemplation) : 가까운 장래에 변화하고자 하는 의도가 없다
계획단계(Contemplation) : 6개월 이내에 변화하려는 위도가 있다
행동준비단계(Preparation) : 1개월 이내에 변화하고자 필요한 준비를 한다
실천단계(Action) : 행동을 변화하였으나 6개월 미만인 상태이다
유지단계(Maintenance) : 6개월 이상 행동을 변화하였으나 재발 위험이 있다
종료단계(Termination) : 재발의 위험이 없다

이다. 사용 경험에 따른 세분화의 경우는 같은 제품이라도 소비자가 직접 사용하기도 하고 다른 사람에게 선물로 주기도 한다.

또 화장실용 휴지, 화장용 휴지, 휴대용 휴지 등으로 사용하는 상황에 따라서 제품이 달라지기도 한다. 자사 상표에 대한 호의적인 태도와 반복 구매 정도를 나타내는 브랜드 충성도에 따라 자사 브랜드 선호집단, 경쟁브랜드 선호집단 등으로 세분화하기도 한다. 보건프로그램의 경우 행위변화의 단계에 따라 시장의 분류가 가능하다. 1979년 Prochaska는 개인의 행동이 변화할 때 예측 가능한 몇 단계의 시리즈로 움직인다고 하였다. 이를 행동변화단계이론이라 하는데 보건프로그램에서도 이용되고 있다. 보건프로그램 대상자가 계획 이전, 계획, 행동준비, 실천, 유지, 종료 과정의 어디에 위치하고 있는 지를 파악하는 것은 목표 달성을 위해 사람들에게 어떻게 접근을 해야 하는지를 알려주는 중요한 정보이다.

대상자의 태도나 반응에 따라 또는 행동변화단계에 따라 시장을 세분화하는 것은 행동변화단계에 따라 접근방법과 제공해야 할 정보결정에 영향을 미친다.

편익이란 소비자들이 제품을 사용하면서 얻고자하는 가치를 말하는데 이에 따라 대량 소비, 소량소비 등으로 세분화하기도 한다.

④ 심리적 변수

심리적 변수에 의한 시장세분화는 소비자들의 개성, 취미, 생활양식 등에 따라 시장을 구분한다. 이러한 심리적 변수들은 소비자들의 사고와 생활방식이 다양해지면서 특히 강조되고 있다.

개성이란 다른 사람들과 구별되는 자기만의 독특한 심리적 특성을 말하는데 다른 사람들과 다른 자신만의 독특한 색깔을 나타내려는 소비자들의 욕구가 강해지면서 자신의 개성에 맞는 제품을 선호하려는 경향이 강해지고 있다.

개성은 소비자의 이미지이기 때문에 소비자들은 제품의 특별한 기능적 편익보다는 기업이나 브랜드의 이미지를 더 중요시하게 된다.

⑤ 시장세분화의 전제조건

각각의 하위 세분화 집단이 차별적인 전략을 적용받을 만큼 충분히 커야 하며 각각의 하위 세분화 집단이 사업전략에 다르게 반응해야 한다. 예를 들어 어떤 하위 집단은 희망적 호소력을 담은 대중 매체를 통한 홍보에 반응하고 어떤 집단은 개인적 접촉에 반응한다. 또 다른 하위 집단은 보건시설과 서비스의 효과적 분배에 반응한다.

3) 표적집단

전체 대상자를 동질성을 지닌 집단으로 분류한 후, 즉 시장세분화를 한 후 이중 어떤 그룹을 보건프로그램의 대상자로 할 것인지 결정하는 것이다.

가장 우선적으로 의사결정나무, 심층면접과정, 특성 요인도 등을 통해 표적집단(Targeting)에 가장 적합한 방법으로 문제를 해결할 수 있는 방법을 도출해내기 위해 그 집단의 건강문제 원인이 무엇인지 파악하고 분석한다.

(1) 표적집단 결정의 기준

① 상품시장에서의 기준

- **대상자의 양적 크기, 양적 성장의 속도**
  - 대상자가 너무 적은 경우 표적집단으로서의 가치가 떨어진다.
  - 성장속도가 빠른 세분시장이 그렇지 않은 세분시장보다 표적집단으로서 가치가 있다.
- **경쟁 정도**
  - 수익성이 가장 큰 시장은 경쟁 강도가 높기 때문에 일반적으로 가장 좋은 기회를 제공하지는 못한다.
  - 경쟁자들이 무시하고 있는 틈새시장이 가장 좋은 선택이 된다.
  - 틈새시장의 경우 소비자들이 기존 경쟁자들의 제품과 브랜드에 불만족하는 경우가 많기 때문이다.
- **대상자의 호응 정도**
  - 자사 상품에 가장 쉽게 반응할 집단을 표적 집단으로 한다.
  - 대상자의 호응은 직접 측정하나 간접적으로도 측정할 수 있다.
    - 직접측정 : 절주프로그램의 경우 음주자들에 대한 설문조사
    - 간접측정 : 사회경제적 수준이나 교육 수준 등을 측정하여 보건프로그램에 대한 반응을 예측하는 것이다. 대체적으로 소득 수준이 높고 교육 수준이 높은 사람이 보건프로그램에 대한 호응이 높다.

② 보건프로그램에서의 기준

- Impact-ability : **대상집단의 크기**
- Access-ability : **대상집단에 대한 접근의 용이성**

〈표 7-1〉 시장세분화에 사용되는 변수

유형	변수	분류사례
인구학적 변수	성별	남성, 여성
	연령	영유아, 청소년, 성인, 노인
	학력	중졸, 고졸, 대학
	소득	저소득층, 중산층, 고소득층
	직업	자영업자, 기술자, 전문인, 직장인
	가족규모	독신자, 2인, 3~4인, 5인 이상
지리적 변수	지역	서울특별시, 부산광역시, 경기도
	인구밀도	도심지, 교외, 농어촌
	규모	특별시, 광역시, 시, 군, 읍, 면
심리적 변수	생활양식	여피족, 오렌지족, 386세대
	개성	권위적, 사교적, 야심적, 보수적
행태적 변수	기능적 편익	편의성, 경제성
	심리적 편익	제품이미지, 신분과시, 자기만족
	이용량	소량, 보통, 대량
	이용이유	선물용, 휴대용, 사무실용, 점포용, 가정용
	상품충성도	자사제품 애호자, 타사제품 애호자
	자기효능감	자신감, 끈기/노력, 대인관계, 상황극복
	행위변화단계	계획이전, 계획, 행동준비, 실천, 유지, 종료

*자료 : 민경애 · 이웅(2010). 보건프로그램 개발 및 평가 재인용

- Account-ability : 대상집단의 변화에 대한 책임성
- Benefit-ability : 대상집단으로부터 얻을 수 있는 효과
- Response-ability : 대상집단의 반응정도, 대상집단의 변화에 대한 의지
- Achieve-ability : 대상집단의 변화를 위해 극복해야할 어려움의 정도, 프로그램실행의 용이성

(2) 1차 표적집단과 2차 표적집단

1차 표적집단이란 프로그램을 직접적으로 실시하고자 하는 집단을 말하며 2차 표적집단이란 1차 표적집단에 대한 효과적인 프로그램 수행을 위하여 1차 표적집단에 접근할 수 있도록 도와줄 수 있는 집단을 말한다.

(3) 포지셔닝

보건프로그램을 위한 표적집단을 정하는 것을 말한다. 자기의 서비스나 브랜드를 경쟁자로부터 분리시킬 수 있는 특성을 찾아내는 것이 포지셔닝(positioning)이다. 다시 말해 포지셔닝은 프로그램 대상자에게 매력적으로 인식되는 자기 서비스의 특성을 찾는 전략이다. 구체적으로 서비스의 속성, 서비스 이용자, 이용 상황, 경쟁 서비스와 비교한 혜택이나 편익, 문화적 상징 등에 있어 타 서비스와의 차이를 발견하고 강조하게 된다.

지역사회 주민들에게 실시하려고 하는 보건프로그램이 그들에게 얼마나 중요하고 효과적인지를 인식시키고 차별화된 위치를 차지하도록 이미지를 형성시키는 것이다. 이러한 결과로 지역사회 보건프로그램에 대한 신뢰도, 선호도, 참여의지 등이 나타난다.

8장

보건프로그램 전략

LEARNING OBJECTIVES **학습 목표**

1. 보건분야의 전략적 활동 개념을 이해할 수 있다.
2. 전략의 필요성과 종류를 설명할 수 있다.
3. 보건프로그램의 전략 개발 단계를 열거할 수 있다.
4. 보건교육과 건강증진의 전략방안을 수립할 수 있다.

보건프로그램을 개발할 때는 전략적 경영 개념을 도입하여 개발하고 이를 건강증진프로그램에 활용할 필요가 있다. 즉, 보건프로그램 전략개발 시에는 다양한 인력개발, 시설정비, 재원조달, 필요한 정보제공이 필요하다. 특히 건강 결정요인을 고려한 프로그램을 개발하기 위해서는 기존의 건강증진 프로그램 범위에서 나아가 효과적인 방법론을 도입하여 프로그램의 범위를 확대하는 전략이 필요하다.

이후 목표달성을 위해 대상자에게 제공되는 구체적인 수단을 개발할 때는 대상자 특성에 따라 개인적 차원, 개인간 차원, 조직이나 정책을 포함한 지역사회 차원으로 구분하여 맞춤형 전략을 수립해야 한다.

중재 전략에는 프로그램 확산 전략, 커뮤니케이션 전략, 교육 전략, 환경변화 전략, 지역사회 서비스 전략 등이 있다. 프로그램 확산 전략은 프로그램을 동일 지역 내에서뿐만 아니라 다른 지역으로 파급시키고자 할 때 적용할 수 있는 전략으로 확산이론을 기반으로 한다. 커뮤니케이션 전략은 개인이나 지역사회가 건강을 향상시키기 위한 의사결정을 내리도록 정보를 전달하고 영향을 줄 수 있도록 기획된다.

교육 전략은 학습 환경에서 학습자들에게 지식과 기술을 제공하는 계획적인 학습 경험을 의미하며 세미나, 워크숍, 강좌 등의 환경과 연관되어 있다. 환경변화 전략은 건강증진 서비스의 제공을 개선하기 위한 보건의료서비스 또는 시스템의 구조나 유형을 변화시키는 전략이다. 자동차 안전벨트, 에어백, 유아보호시트 등의 장착, 운동장 주변의 주차장이나 어린이가 출현 가능한 장소에서의 차량 속도를 늦추는 과속방지턱 설치 등이 있다.

지역사회 서비스 전략에는 특정 집단의 건강을 증진하기 위한 의료서비스, 검사, 치료 등이 해당된다. 이와 같은 지역사회 전략은 그 대상 집단에게 매우 신뢰성이 높은 전략이므로 지역사회에서 잘 활용되도록 지역사회 역량을 강화하는 전략을 추진해야 할 것이다.

1. 전략의 개념

1) 전략의 정의

전략(strategy)이란 원래 전쟁에서 적을 속이는 술책이라는 뜻을 가진 전쟁용어로서, 전쟁에서의 승리를 위해 여러 전투를 계획, 조직, 수행하는 방책을 의미한다. 기업의 경영도 전쟁과 같이 생사에 관한 치열한 문제라고 인식되면서 전략이라는 용어를 사용하게 되었으며, 특히 경영학에서 전략이란 조직으로 하여금 경쟁자보다 우위를 얻을 수 있도록 설계된 계획이라는 뜻이다.

따라서 전략이란 조직의 사명과 목적 달성을 위한 수단(Barney, 1996), 통합적이고 종합적인 계획(Glueck, 1980), 조직의 주요 목적, 방책, 활동들을 결합시킨 패턴 또는 계획(Quinn, 1996)이라고 할 수 있다.

이와 같이 전략이란 목적이나 목표를 달성하는데 도움을 주는 유사한 세부 활동의 집합으로 개입 또는 중재(intervention)라고 한다. 이러한 개입이나 중재는 보건교육 대상자들에게 제공되거나 그들이 참여하면서 직접 행동하는 활동을 일컫으며, 전략 및 활동과 동일한 의미이다.

보건프로그램에서 전략은 목표의 달성을 위한 수단의 뜻으로 많이 사용된다.

군사용어로서의 전략(B.C. 400년 전)
전쟁의 목적을 달성하기 위해 교전자의 힘을 무장하는 과학임과 동시에 기법

보건프로그램을 위한 전략(건강증진 전략)
건강에 관련된 목표나 목적을 효과적, 효율적으로 달성하기 위한 활동

보건프로그램 기획에서 전략이라는 용어를 사용할 때에도 이러한 뜻으로 사용하는 경우가 있다. "전략적 기획"이라는 용어에서 "전략"이 바로 이러한 뜻을 함축하고 있다. 그러나 일반적으로 보건프로그램 기획에서 전략이란 목표의 달성을 위한 수단의 뜻으로 사용되는 경우가 많다.

2) 전략의 종류

인간의 행동에는 다차원적인 요인들이 영향을 미친다. 따라서 보건프로그램의 성공을 위해서는 이러한 영향 요인들을 이해하고 다양한 전략을 사용하는 것이 바람직하다.

〈표 8-1〉 사회생태학적 모형에 따른 건강에 영향을 미치는 요인

단계		정의
개인적 수준		• 지식, 태도, 믿음, 기질과 같은 행동에 영향을 주는 개인적 특성
개인 간 수준		• 가족, 직장동료, 친구 등 공식적, 비공식적 사회적 관계망과 지지 시스템
지역사회 수준	조직요인	• 조직원의 행동을 제약하거나 조장하는 규칙 · 규제 · 시책, 조직 내
	지역사회 요인	• 개인, 집단, 조직 간에 공식적, 비공식적으로 존재하는 네트워크, 규범 또는 기준과 지역사회 환경
	정책 요인	• 질병 예방, 조기발견, 관리 등 건강관련 행동과 실천을 규제하거나 지지하는 각급 정부의 정책과 법률 및 조례

*자료 : 배상수(2008). 보건사업기획

〈표 8-2〉 사회생태학적 모형에 따른 전략의 종류

단계		접근 전략의 유형
개인적 차원		• 교육 • 행태개선 훈련 • 직접 서비스 제공(예방접종, 검진, 진료, 재활 방문보건 등) • 유인 제공
개인 간 차원		• 기존 네트워크의 활용 • 새로운 네트워크의 개발 －후원자(mentor) 활용 －동료(buddy) 활용 －자조집단(동아리)의 활용 • 자생적인(비공식적) 지도자(natural helper)의 활용
지역사회 차원	조직요인	• 조직개발 이론과 조직관계 이론의 적용
	지역사회 요인	• 이벤트 • 매체 홍보 • 사회마케팅 • 지역사회 역량강화
	정책 요인	• 옹호 • 정책개발

*자료 : 배상수(2008). 보건사업기획

개인 또는 집단의 건강행태에 영향을 미치는 요인을 정리한 사회생태학적 모형에 의하면, 개인 또는 집단의 행태는 다양한 요인에 의해 영향을 받는다〈표 8-1〉.

이 절에서는 보건프로그램에서 주로 사용되는 전략을 사회생태학적 모형에 따라 개인적 차원, 개인 간 차원, 조직 및 지역사회 차원, 그리고 정책개발 차원으로 나누어 설명하고자 한다〈표 8-2〉.

(1) 개인적 차원의 전략

개인이 가지고 있는 지식, 믿음, 태도, 기질이 건강관련 행동을 좌우하고, 나아가 건강한 환경이나 정책 개발에도 영향을 미친다. 따라서 개인이 가지고 있는 지식, 믿음, 태도, 기질을 변화시키기 위해 교육, 상담, 유인 제공 등의 전략이 필요하다.

① 교육

건강증진 프로그램에서 가장 많이 사용하는 방법으로 강좌, 세미나, 워크숍 같은 공식적인 교육과정을 통해 정보를 제공한다〈표 8-3〉.

〈표 8-3〉 건강증진 프로그램에서 사용하는 방법

사용방법	내용
시청각 교재와 장비의 활용	녹음테이프, CD, 차트, 그림, 포스터, 영화, 슬라이드, 실물투사기
정보기술의 활용	World Wide Web의 활용, 컴퓨터를 이용한 개인학습프로그램, 전자메일의 활용, 전화상담, 문자메시지의 활용, 쌍방향 텔레비전의 활용
인쇄자료의 활용	핸드아웃, 작업지(worksheet), 팸플릿, 학습지침서, 교재
교실에서의 교육방법	브레인스토밍, 사례연구, 협동적 학습, 토의, 시범, 초청강연, 강의, 강의 후 토론, 패널토의, 동료집단 교육, 문제해결, 질문, 역할 연극, 모의실험, 게임, 수수께끼 등
교실 밖에서의 교육방법	견학, 건강박물관, 보건교육센터 등

② 행태개선 훈련

일반적으로 교육이 다수를 대상으로 하는데 비하여 행태개선은 건강에 위험을 주는 생활습관을 변화하고 개선하기 위해 소수를 대상으로 집중적인 기술 훈련 및 정보를 제공한다.

행태개선 훈련은 과거에는 크게 중요하게 생각하지 않았으며, 또한 전문 인력과 시간의 부족으로 활성화되지 못하였으나, 최근에는 보건소, 의료기관, 민간 전문상담기관 등을 중심으로 활발해지고 있다. 보건소에서 이루어지는 행태개선 훈련 프로그램을 살펴보면, 금연클리닉 금연상담, 고혈압 · 당뇨환자에 대한 건강행태 상담 및 지도, 노인 운동지도 등이 있다.

건강검진 후 고위험자나 환자를 대상으로 상담을 통한 행태개선 프로그램도 있는데, 국민건강보험관리공단이 가입자 지원사업의 일환으로 제공하고 있는 건강증진 프로그램이 여기에 해당된다. 무엇보다도 건강행태개선은 일상생활 속에서 건강생활실천을 높일수 있도록 하는 훈련 및 정보제공이 중요하다고 할 수 있다.

- ◆ 지역 보건소의 금연 프로그램, 운동 프로그램 , 비만 프로그램 등
- ◆ 일지 작성(영양, 운동), 시뮬레이션과 게임, 소집단 토의, 상담 등을 활용

③ 직접 서비스의 제공

예방접종, 조기검진, 진료, 재활, 방문보건 등 대상자의 건강상태에 따라 보건의료제공자가 직접 서비스를 제공하며, 주로 질병관리를 위해 사용되는 전략이다. 최근에는 보건의료제공자가 직접 서비스를 제공하면서 교육이나 기술 지도를 하는 복합적 방법이 선호된다.

④ 유인과 불이익 제공

유인이란 대상자들의 성취도를 증진하기 위하여 고안된 긍정적이고 바람직한 보상을 의미한다. 이러한 유인은 활동의 기대가치를 높여 주고, 참여를 독려하며 보건의료서비스 이용행위 및 보건의료 전문가들의 자문을 이행하도록 격려하며, 프로그램 참가자들에게 그들이 내린 행동변화의 결단과 목표를 상기시켜 준다.

하지만 이러한 유인전략은 프로그램 대상자들의 요구에 부합할 때 가장 효과적이므로 기획자들은 대상자들의 욕구 및 특성을 잘 파악하여 개별적으로 맞춤형 유인을 제공할 필요가 있다.

유인과는 상반되는 개념으로 불이익을 주는 전략은 특정 행위를 단념시키고자 할 때 사용된다. 인간은 행동을 취하기 전에 행동의 결과를 얻기까지의 비용을 계산하여 이득이 비용보다 큰 경우에 행동을 한다. 아이러니컬하게도 건강증진을 위하여 우리가 지역사회 주민에게 기대하는 대부분의 행동은 주민들이 쉽게 하기 어렵거나 꺼려하는 행동이며, 주민들이 행하지 않기를 바라는 대부분의 행동은 주민들이 쉽게 자기도 모르는 사이에 해버리는 즐거움을 주는 행동이다.

특히, 현재의 행동이 주는 기쁨은 즉각적인 반면에 건강한 행동을 통해 얻을 수 있는

이득은 오랜 시간이 지나야 그 효과가 나타나기 때문에 건강행동의 실천은 쉽지 않다. 따라서 행동의 결과로 나타나는 이득이 행동에 드는 비용(이 경우는 올바른 건강행동으로 인해 잃어버리게 되는 기쁨임)보다 적게 느껴진다.

결국 단순히 지식을 제공하거나 기술을 습득시키는 것만으로 개인이나 집단의 행동을 변화시키기는 어려우며, 올바른 행동을 취하는데 따른 이득, 특히 단기간에 체득할 수 있는 이득을 추가로 제공하거나 올바른 행동을 하지 않는데 따른 불이익, 단기간에 느낄 수 있는 불이익을 주는 것이 행동변화를 촉진하기 위해 필요하다.

◆ 대부분의 사람은 담배를 피우고, 술을 마시는 것을 선호하지만 우리는 주민들이 담배를 피우지 않고, 절주하기를 기대함
◆ 많은 사람들은 운동하지 않고, 자기가 좋아하는 음식만 편식하는 것을 더 선호하지만 우리는 주민들이 규칙적으로 운동하고, 골고루 먹기를 기대함

이런 맥락에서 유인(Incentives)과 불이익(Disincentives)을 제공하는 것은 보건프로그램에서 흔히 사용하는 전략의 하나이다. 어떤 유익과 불이익을 사용할 것인가를 결정하기 위해서는 프로그램대상자를 사전에 조사를 하거나, 과거 경험, 또는 다른 사람의 경험을 참고한다. 유인은 사회적 유인과 물질적 유인으로 구분된다(Mckenzie, JF 등, 2009).

• **사회적 유인**

상급자, 동료, 강사 등으로부터의 특별한 인정 · 칭찬 · 격려, 신문이나 게시판 등에 이름을 게재해주거나 가족을 프로그램 대상에 포함시켜 주거나, 목표달성자에 대한 개인적 편지 등이 있다.

• **물질적 유인**

저렴한 물품의 제공(달력, 열쇠고리, 펜, 손전등, 머그컵, 가정 소화기, 자동 안전장치, 핀이나 단추, 그림, 수건, 무료주차권 등), 고용자와 피고용자 간에 프로그램 비용의 분담(프로그램 등록비, 활동의 수료정도에 따라 차등을 둔 프로그램 참가비용의 상환 등), 추가 검진, 상품권, 마일리지 점수, 보너스, 작업시간의 단축, 재계약시 우선권 부여, 이벤트나 특별한 식사 제공 등이 있다.

유인제공의 대표적 예로 성공축하펀드가 있는데, 금연펀드라는 이름으로 민간 기업에 의해 도입되기 시작하여 최근에는 비만관리 등으로 적용 범위를 확대하고 있으며, 다양한 보건프로그램에서 활용되고 있다.

＊ 사례

◆ 금연펀드

– 한 중소 전자업체가 회사 차원에서 금연펀드를 조성하는 등 캠페인을 벌이며 직원들의 금연을 권장하여, 금연에 성공한 직원에게 포상금을 지급하였다.

– 외국계 하드웨어 업체가 직원들의 금연을 돕기 위해 조성한 펀드가 사내 금연 분위기 확산에 기여하였다.

– 한 증권회사가 회사의 특성을 살려 금연펀드를 운용하여, 금연에 성공한 직원에게 연간 수익률을 100% 보장하여 큰 호응을 얻고 있다.

◆ 건강펀드

– 한 증권회사가 직원들이 살을 빼면 배당을 주는 건강펀드를 운용해 큰 호응을 얻고 있다.

유인을 제공할 때 고려해야 할 사항으로는 다음과 같다.

- 대상자의 욕구를 충족시켜 줄 유인을 제공한다.
- 성과와 연결된 보상을 제공한다.
- 보상 제공시 공정성을 점검한다(노력에 비례한 보상이 되도록 한다).

불이익(Disincentives)의 유형으로는 흡연자에 대한 추가 보험료 부과, 담배나 술 등의 특별세 부과, 안전벨트나 헬멧 미착용자 벌금부과, 흡연자들의 특정장소의 이용금지 등이 있다.

＊ 사례

미국 기업들이 흡연하는 직원과 비만직원과 같은 건강하지 않은 직원들에게 벌금을 물리고 있는데, 체질량지수(BMI) 수치에 따라 의료보험료 명목으로 매달 15~75달러를 추징하는 대신 체력단련실에서 비만 관리와 건강검진 프로그램을 제공하고 있어 화제이다.

(2) 개인 간 차원의 전략

사람들의 행동에는 가족, 친구, 직장 동료, 이웃 등이 영향을 미친다. 따라서 건강에 문제가 있는 개인을 단독으로 관리하려 하기 보다는 그 사람에게 영향을 미칠 수 있는 사람들과 함께 관리할 때 프로그램의 효과가 높아진다.

개인과 개인 간의 관계망을 사회적 네트워크(Social Network)라고 부르고, 네트워크를 통해 제공되는 지지나 자원을 사회적 지지(Social support)라고 하는데, 개인 간 차원의 전략은 이러한 네트워크와 관련된다.

＊ 사례

비만은 사회적 전염병이다 : 미국 하버드대와 캘리포니아대 공동 연구팀은 친구나 형제자매, 배우자 등 주변 사람들이 비만인 경우 자신도 비만해질 가능성이 높다는 연구결과를 발표하여 흥미를 끌고 있다.

건강행태개선을 위해 개인 간 차원에서 활용되는 전략은 기존의 사회적 네트워크를 강화하거나 새로운 네트워크를 만드는 것이다. 새롭게 조직되고 형성된 네트워크를 통해 건강에 유리한 방향으로 상호 행동하도록 감정적, 도구적 지지를 강화하거나 정보제공과 교환을 활성화하고, 자가 평가가 제대로 이루어지도록 정보를 제공하고 격려하는 것이다.

① 기존 네트워크의 활용

사람과 사람의 관계를 통해 사회적 지지를 제공하여 건강에 유리한 방향으로 개인이 행동할 수 있도록 돕는 방법이다. 기존 네트워크의 활용에는 다음과 같은 사항을 고려할 필요가 있다.

- 네트워크의 강화를 통해 사회적 지지를 제공할 수 있도록 유도해야 한다.
- 네트워크 구성원에 대한 지지 제공을 위한 기술을 훈련해야 한다.
- 지도자(리더)에 대한 사회적 네트워크의 활성화 유지에 필요한 기술 훈련, 리더십 교육이 이루어져야 한다.
- 네트워크 간의 경쟁과 우수한 네트워크에 대한 유인의 제공 등이 필요하다.

② 새로운 네트워크의 개발

- **짝만들기**(Buddy System)

  금연이나 운동과 같은 행동 변화는 의지력이 강한 사람이 아니고서는 혼자서 성공하기가 힘들다. 혼자서 운동하는 것보다는 가족이나 친구, 동료와 함께 운동하는 것이 효과가 높다. 따라서 같이 운동하거나 금연할 짝(Buddy)을 만들어 주는 것이 더욱 효과적이고 성공률이 높아진다.

• 후견인 제도(Mentoring System)

짝만들기가 비전문가끼리의 네트워크 형성이라고 할 수 있는 반면, 후견인 제도는 전문가나 이미 건강행태 개선을 경험한 사람을 신참의 후견인으로 활용하여 사회적 지지를 제공하는 것이다. 최근에는 많은 대학에서 신입생들의 대학생활 적응을 위하여 선배 학생들을 후견인으로 활용하고 있으며, 민간 직장이나 공무원 사회에서도 신입사원의 적응 훈련에 활용하고 있다. 보건프로그램에서도 건강행태 개선 프로그램을 성공적으로 이수한 사람들을 새롭게 프로그램에 등록된 사람들의 후견인으로 활용하고 있다. 어떤 의미에서는 멘토, 멘티의 개념과 비슷하다.

• 동아리 조직(club or group system)

짝만들기나 후견인 제도가 1:1의 네트워크를 형성하는 것이라면, 집단을 대상으로 네트워크를 만드는 것이 동아리 조직이다. 금주동맹이나 환자 자조모임 등이 그 예인데, 최근 건강증진 프로그램에서 걷기 동아리가 활성화되고 있다.

짝만들기나 후견인 제도, 동아리 결성 등이 모두 새로운 네트워크를 만드는 기전이라 할 수 있으나 단순히 네트워크를 만드는 것만으로는 사람들의 행태를 개선하는데 부족하다. 네트워크를 통해 사회적 지지가 주어지지 않는다면 네트워크를 만든 의미가 퇴색된다. 따라서 네트워크를 통해 감정적, 도구적 지지가 제공되고, 정보 제공과 교환이 활성화되며, 올바른 행동을 칭찬함으로써 상호 격려가 되도록 유도하여야 한다.

사회적 지지제공을 위한 네트워크 구성원에 대한 교육과 훈련, 지도자 프로그램을 통한 리더십 교육, 네트워크 간의 경쟁, 우수한 네트워크에 대한 유인의 제공 등이 병행되어야 네트워크 개발의 목적을 달성할 수 있다.

③ **자발적 봉사자의 활용**

지역사회에 자생적으로 존재하는 자발적 봉사자(natural helper)를 이용하여 사회적 지지를 강화할 수도 있다. 이 경우는 자발적 봉사자를 비전문가 보건인력(lay health adviser)으로 활용하여 이들이 자신이 속한 네트워크 구성원들에게 사회적 지지를 제공하도록 하는 방법이다.

보건프로그램을 위한 자발적 봉사자를 통해 상담을 제공하고, 홍보 및 캠페인, 교육 등을 담당하도록 하면 보건요원의 노력을 덜면서 때로는 주민에게 보다 친화적으로 접근할 수 있어 자발적 봉사자를 잘 활용할 필요가 있다.

자발적 봉사자를 보건프로그램에 활용하는 과정은 다음과 같다.

• 지역사회의 자발적 봉사자를 확인한다.
• 자발적 봉사자의 사회적 네트워크를 분석한다.
• 자발적 봉사자에 대한 건강문제와 지역사회의 문제해결전략에 대한 훈련 및 교육을 제공한다.

이와 같은 자발적 봉사자의 활용에 있어서 자발적 봉사자는 자신이 속한 네트워크 구성원들에 대해서만 빈번하게 접근하는 경향이 있어 소외되고 고립된 사람들에게는 정보나 지지가 제공되지 않을 위험성이 있고, 저소득층보다 고소득층이 자발적 지도자와 접촉할 확률이 높다는 문제점이 있다. 반면 저렴한 비용으로 특정 집단에 정보 제공과 사회적지지 제공을 활성화할 수 있는 장점이 있으므로 효율적인 자발적 봉사자의 활용으로 보건프로그램의 성과를 높이도록 해야 한다.

＊ 사례

자발적 봉사자를 활용한 North carolina Breast Cancer Screening Program 에서 자발적 봉사자들에게 유방암과 mammography에 대한 지식, 대인 및 집단 의사소통 능력, 감정적 및 정서적 지지 제공 기술, 평가 등에 대해 훈련을 제공하고, 이들을 비전문가 보건인력으로 활용하였다.

(3) 조직 차원의 전략

조직 차원의 전략은 조직을 대상으로 조직 문화를 변화시키기 위한 활동, 기존의 규범이나 전통을 변화시키기 위한 활동을 말한다. 조직 차원의 전략을 선택할 경우에는 조직 의사결정권자의 의사결정이 선행되어야 한다. 조직 차원의 전략의 좋은 예로 직장 건강증진 프로그램이 있다.

개별 학교나 직장과 같은 조직에 대한 접근은 조직개발이론에 근거를 두고 수행되며, 지역사회의 조직간 네트워크를 통한 역량간화는 조직관계이론에 바탕을 두고 전개된다. 만약 또래 규범이 강한 청소년들을 대상으로 하는 경우에는 개인보다는 조직을 대상으로 하는 것이 효과적이다.

개별조직에 대한 접근은 대체적으로 조직분위기의 변화, 조직 규범이나 문화의 변화, 조직 환경의 개선 및 조직역량(문제 진단, 프로그램 개발 및 평가 능력, 외부자원 획득, 외부조직과의 협력)의 강화를 목표로 한다. 이를 위해서 진단, 실행계획 수립, 개입, 평가의 절차를 거치게 되며, 조직개발이론을 적용한 직장 건강증진 프로그램의 틀을 이용

〈표 8-4〉 조직문화의 변화를 통한 직장 건강증진프로그램

유형	변수	분류사례
Ⅰ. 시작 (Start-up)	프로그램 지도자의 확인 프로그램 지지기반 조성 준비 팀의 조직 현황분석 목표의 설정	자발적인 프로그램 지도자를 개발 근로자 건강증진자문위원회 조직 종업원에 대한 사업필요 조사 행정적, 관리적 문제의 확인 목표의 설정 전략적인 기획과정의 확립
Ⅱ. 홍보, 참여유도 (involvement)	프로그램 소개 워크숍 프로그램 진행 분위기 조성	근로자들의 관심과 집중을 유도 대상자의 우선순위 검토 · 평가 홍보계획의 활성화 유인 및 보상전략의 현실화 프로그램 시작을 위한 계기 마련
Ⅲ. 변화의 시작 (installing change)	동료, 가족 등 지지그룹 특정 건강문제에 관한 지지그룹 자조 프로그램 과업성취 프로그램	검진 및 건강평가 건강교실 지지그룹 조직 건강교재의 제작과 배포 개인상담
Ⅳ. 변화의 지속 (sustaining change)	프로그램 평가 프로그램 수정 프로그램 확대	프로그램 평가 새로운 프로그램의 개발 재발 방지 전략의 설계

*자료 : Dejoy, D. and M. Wilson(1995), Critical Issues in Worksite Health Promotion, A division of Paramount Publishing, Massachusetts.

한다〈표 8-4〉.

조직 차원의 직장 건강증진 프로그램의 성공사례들을 살펴보면 다음과 같이 캠페인을 활용한 금연문화의 변화를 통한 건강증진 프로그램의 성과를 엿볼수 있다.

＊ 사례

• 남양유업 천안 신공장은 금연캠페인을 통한 금연문화의 변화와 금연캠페인 성공으로 형성된 기업문화로 말미암아 사원들의 의식향상과 기업이미지 및 신뢰향상 뿐만 아니라, 품질향상, 생산성 향상의 성과를 가져오게 되었다.

• 금호아시아나 그룹의 금연문화 정착에는 1986년부터 금연캠페인을 실시하고 전 사업장 완전금연, 담배연기 추방운동 등을 실시하면서 그룹 구성원들에게 확고한 금연의식과 금연문화가 정착되게 되었다.

(4) 지역사회 차원의 전략

지역사회 차원의 전략은 지역사회 일부나 전체를 대상으로 보건프로그램을 실시하는 전략을 말한다.

① **보건정책 강화**

정책은 일반적으로는 각급 정부가 제정하는 정책, 규제, 법 등이 해당되나, 학교, 서비스 제공기관, 기업 등 민간단체의 공식적, 비공식적인 규정이나 합의도 이에 해당된다.

보건정책강화 전략은 지역의 법령 · 정책 · 규정 등을 개정함으로써 주민들이 건강을 유지 · 향상시킬 수 있도록 하는 방법이다. 금연을 유도하기 위하여 금연건물이나 금연거리를 지정하는 방법, 비만을 예방하기 위하여 학교 내 자판기에서 탄산음료 판매를 금지하는 정책 등이 해당된다.

보건 관련 정책은 건강에 해를 끼치는 행동을 억제하거나 제한하기 위한 규제나 건강한 행동을 촉진하기 위한 정책으로 나뉜다.

- 건강에 해를 끼치는 행동을 억제하거나 제한하기 위한 규제로는 담뱃값 인상, 금연구역 설정(금연공원, 금연 정거장 등), 청소년에게 담배 및 알코올 판매를 엄격히 제한하는 정책, 절주공원 설정, 음주운전에 대한 벌칙, 식당에서 불안전한 식품 제공에 따른 벌칙, 유독성 폐기물 취급에 대한 규제 등이 있다.

＊ 사례

- 흡연하면 퇴학하는 교칙을 제정한 일본 나고야 여자 전문대학은 담배 피우는 학생은 절대 다닐 수 없는 금연 대학교로 화제가 되고 있는데, 금연구역 지정, 금연서약서 작성 등 다양한 금연 프로그램을 운영하고 있다.
- 전북 지역 교육청은 탄산음료를 마시는 청소년은 칼로리와 지방 섭취량이 높고 칼슘 섭취량은 낮은 것으로 나타나 도내 중등교에서의 탄산음료 판매를 전면 중지하였다.

- 건강한 행동을 촉진하기 위한 정책으로는 안전벨트나 안전모 착용의 의무화, 근로자들이 육체적 활동을 증가할 수 있도록 유연한 작업시간 운영, 비 흡연자에 대한 보험료 감면, 근로자를 위한 진료시간 연장, 대학 보건진료소에서 건강증진 홍보물품 제공, 지역사회 건강관리 시설의 개장시간 연장 결정 등이 있다.

＊ 사례

- 영국에서는 기형아 출산을 막기 위해 정부기관이 식품제조업자들에게 밀가루나 빵에 엽산을 첨가할 것을 권고하고 있다.
- 엽산이 임산부의 유산위험을 줄여주고 성인의 뇌졸중, 심장질환, 골격계질환을 예방하는 효과도 있으며, 이미 엽산의 의무적인 첨가를 정책적으로 시행하고 있는 미국, 캐나다, 칠레에서는 태아의 신경관 결함을 50%까지 줄이는데 성공했다.

② 지역사회 조직 및 개발

지역사회 조직은 지역사회의 공동 문제와 목적을 파악하고, 자원을 동원하며, 집단의 목표를 달성하기 위하여 지역사회를 활성화시키기 위한 과정이다. 지역사회 개발은 지역 내 주민의 건강을 향상시키고 건강과 관련된 생활의 질을 높이기 위해 집단적 또는 개별적으로 계획을 수립하고 실천하는 프로그램이다.

③ 사회활동

사회활동에는 지지집단, 동아리의 조직, 축제, 공연, 노인회 등 타 목적의 사회적 화합과 사회연결망을 활용하는 방안이 있다. 회사별로 농촌마을과 자매결연을 맺어 돕는 1사1촌을 예로 들 수 있다.

④ 이벤트

이벤트란 '사람을 동원하여 현장에서 실시하는 모든 활동 형태'를 뜻한다. 이벤트는 특정의 목적, 기간, 장소, 대상을 전제로 하여 실시되는 개별적이고 직접적이며 쌍방향적인 커뮤니케이션 매체이다.

다시 말해서 특정한 목적으로 해서 일정한 기간, 장소, 대상을 전제로 하여 실행되는 행사는 넓은 의미에서 이벤트라 할 수 있다. 하지만 이 중에서 부정적인 목적, 의미의 모임이나, 정치적 캠페인, 종교적 행사와 개인적인 친선이나 사료를 목적으로 하는 행사 또는 모임(등산모임, 낚시회, 기타 친목회)는 이벤트가 아니다.

보건프로그램에 있어 대표적인 이벤트는 건강박람회, 걷기대회 등이다. 홍보와 교육의 목적으로 이벤트가 보건프로그램에서 자주 활용되나 이벤트 사업만 가지고는 교육효과의 지속성이 떨어진다는 점을 명심하여야 한다.

⑤ 홍보

홍보는 어떤 소식이나 정보를 일반인에게 널리 알리는 것을 말한다. 모든 보건프로그램전략은 홍보요소를 포함하고 있다. 홍보 전략은 다양한 목적이나 목표 달성에 유용하고, 많은 대상자에게 정보를 제공할 수 있으며, 비용은 효과적이며, 덜 위협적이라는 장점이 있다.

홍보 전략의 예

- 방송이나 신문, 기타 대중매체를 통한 뉴스보도, 칼럼 게재, 공익광고, 유료광고, 대담, 오락프로, 사설이나 편집자 글, 편집자에게의 편지, 만평 등이 있다.
- 게시판, 소책자, 회보, 대상자에게 직접적인 우편물 발송, 상품에 정보 게재(담배, 식품, 술), 소식지, 포스터 등이 있다.
- 대상자와의 대면을 통한 정보제공(보건의료인과 환자 관계)이 있다.

⑥ **환경개선**

인간을 둘러싸고 있는 환경에 변화를 줌으로써 개인의 지식, 태도, 행동에 영향을 미치려고 하는 활동으로 조직이나 지역사회의 물리적 및 사회적 환경의 변화를 꾀하는 다음과 같은 활동이 해당된다.

＊ 사례

◆ 노인놀이터

최근 영국 맨체스터에 60대 이상의 고령자들을 위한' 노인 전용 놀이터' 가 마련되어 지역 노인들의 건강과 복지를 위해 안전하고 편하게 즐길 수 있는 전용 놀이기구가 갖추어져 화제가 되고 있다.

행동을 유도하는 환경 조성의 예로는 자판기나 식당에서 건강식만을 판매, 자판기에서 건강식품에 대한 가격인하, 고속도로의 중간분리대 설치, 범죄를 감소시키고 육체적 활동을 증가시키기 위한 가로등 설치의 증가, 상점에서 저지방 유제품의 구매를 용이하게 배치, 사용하지 않는 철로의 보행자를 위한 도로로 전환, 운동을 하는 직장인을 위한 직장 내 사물함과 샤워시설 설치, 공공건물에서 담배 자판기나 재떨이의 제거, 노인을 위한 교통편의 제공 등이 있다.

아울러 대상자에게 건강메시지나 특정 행동에 대한 계기나 단서(cues)를 제공하는 것으로는 금연 표지판 설치, 자판기의 경고나 식당 배식장소에 식품 표시 같은 구매 지점에서의 교육자료 설치 등이 있다.

⑦ 지역사회의 규범개선

사람들은 자신이 속해 있는 조직의 문화와 규범에 의해 영향을 받듯이 자신이 살고 있는 지역사회의 문화나 규범에 의해서도 영향을 받는다. 지역사회의 문화나 규범을 바꿈으로서 개인이나 집단의 형태에 영향을 미치려는 보건프로그램이 증가하고 있다. 금연마을, 금연아파트, 건강마을 만들기 프로그램 등이 그 예이다.

전남 보성 장동마을의 금연촌과 전남 장성군 율정마을의 술이 없는 마을은 보건당국의 개입 없이 마을 주민들 사이에서 자발적으로 금연 및 절주에 대한 규범이 확산된 사례로서 지역사회의 규범이 건강행동에 미치는 영향을 알 수 있는 사례로로 꼽히고 있다.

2. 전략의 개발

1) 전략 개발

전략의 개발은 대체적으로 시장의 세분화와 표적집단의 선정, 표적집단의 건강문제의 원인분석, 원인해결을 위한 전략의 취합과 적합한 전략의 선정과 같은 단계를 거친다.

(1) 시장의 세분화

동질성을 가진 세분화(Segmentation)된 집단으로 대상 집단을 나누어 각 집단에 효과적이며 적합한 전략 수립이 가능하도록 한다. 시장세분화와 표적집단의 설정이란 세부 시장 중 어떤 시장을 우리 프로그램의 대상자로 할 것인가를 결정하는 것을 말한다.

(2) 표적집단의 선정

세분화된 대상 집단 중 프로그램을 실시할 집단을 선택하는 것(Targeting)을 말한다.

건강문제 해결의 필요성이 큰 집단 선정은 유병률, 사망률, 질병부담 등이 크고 심각한 집단을 선정하는 것이며, 비용대비 효과가 큰 집단을 선정하는 것은 비용이 적게 들면서 효과는 큰 집단 혹은 같은 비용으로 보다 효과적인 결과를 얻을 수 있는 집단을 선정하는 것을 의미한다.

(3) 표적집단 건강문제의 원인 분석

표적집단이 가지고 있는 건강문제의 원인을 분석하여 맞춤식으로 문제를 해결하는 것이 시장 세분화와 표적집단 선정의 의도이다. 표적 집단에 가장 적합한 방법으로 문제를 해결할 수 있는 방법을 도출해내기 위해 그 집단의 건강 문제 원인이 무엇인지 파악하고 분석한다. 표적 집단이 가지고 있는 건강문제의 원인을 분석하기 위해 심층면접과정(focus group interview)이나 의사결정 나무(Decision Tree), 특성요인분석도(Fishbone Diagram), 그리고 5 Why' s 등을 활용하게 된다(그림 8-1).

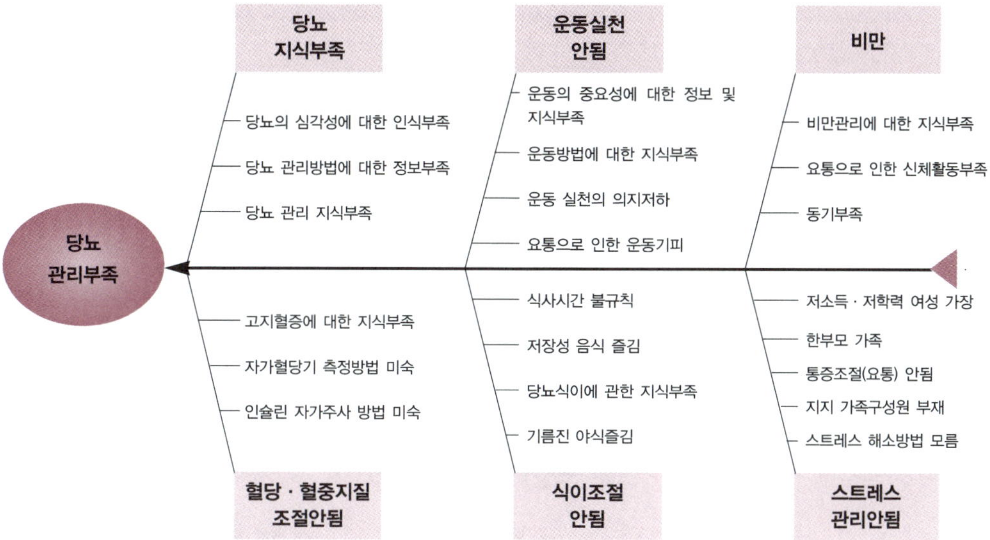

(그림 8-1) 당뇨병 대상자 건강문제 특성요인분석도(Fishbone Diagram)

(4) 가능한 전략 취합과 선정

원인의 해결에 적합하다고 생각하는 전략을 전략기획 팀원들이 브레인스토밍이나 Storyboarding 등의 방법을 이용하여 취합한다. 팀원의 취합만으로 부족하다고 판단되는 경우에는 전문가를 대상으로 델파이조사 등을 병행한다.

수집된 자료를 바탕으로 기획팀이 전략을 구성하고, 필요한 경우에 델파이기법을 이용하여 전문가의 의견을 수렴하며, 우선순위 결정을 활용하여 가장 적합한 전략을 선별해 낸다.

＊ 사례

고혈압 대상자의 결정요인과 기여요인 분석

건강문제	결정인자	간접기여인자	중재활동
혈압조절 지식부족	혈압조절 지식부족	혈압의 정상범위 모름	혈압 교육자료 제공
		혈압조절의 필요성 모름	혈압조절 필요성 교육
		고혈압의 심각성에 대한 인식부족	혈압의 중요성 교육
	운동실천 지식부족	지식 및 동기부족	실천가능한 운동 안내
		조력자가 없음	운동의 중요성 교육
		운동방법에 대한 지식 부족	운동방법에 대한 정보제공
	투약지시 불이행	투약에 대한 지식 부족	투약상담 및 교육
		투약에 대한 부담	투약을 돕기 위한 보조 기구 사용 (회수별 약상자 및 투약일지 제공)
		가족 지지 부족	전화상담(주기적 투약지시 및 투약 여부 확인)
	가족지지 부재	수발자가 없음	지역사회의 지지 및 연계자원
		가족원이 적고 대상자의 부담감	가족원의 교육과 상담
	가족지지 부재	체중조절에 대한 정보제공 부족	식이요법, 체중조절 필요성 및 정보제공
		정상체중의 범위 인식 부족	운동요법과 실천동기부여
	스트레스 인지	스트레스 해소 지식 부족	스트레스 관리방법 교육

*자료 : 맞춤형 방문건강관리사업 FMTP 교재(2008)

〈표 8-5〉 전략의 우선순위 결정 기준

결정기준	우선순위
효과의 크기	일반적으로 효과의 크기가 큰 것은 우선순위가 높고, 크기가 작은 것은 우선순위가 낮다.
효과의 즉시성	효과가 즉시 나타나는 전략이 그렇지 못한 전략보다 높은 우선순위를 갖는다.
효과의 지속시간	순간적인 효과전략보다는 효과가 지속적으로 꾸준히 나타나는 전략이 높은 우선순위를 갖는다.
시너지 효과	다른 프로그램에 시너지 효과를 줄 수 있는 전략이 높은 우선순위를 갖는다.
예상하지 못한 부작용	전략 선정 시 예상치 못한 부작용 발생에 대해 심사숙고하여야 한다.
전략 실행에 필요한 자원의 양	동일한 효과를 얻기 위해 투입되는 자원의 양이 적은 전략이 그렇지 않은 전략보다 높은 우선순위를 갖는다.
전략 실행의 기술적 난이도	기술적 난이도가 높은 전략은 실행에 어려움이 있으므로 낮은 우선수위를 갖는다.
지역사회나 대상자의 반응	지역사회나 대상자들이 선호하는 전략이 높은 우선순위를 갖는다.

전략을 선택할 때와 프로그램 중재를 설계할 때 포함되어야 할 질문은 다음과 같다.

- 대상자가 반드시 획득하여야 할 것 또는 문제의 범위를 감소시키는 것을 강화할 특정 행동들은 무엇인가?
- 대상자들이 새로운 방법을 실행하기 위해서 또는 존재하고 있는 방법들을 유지시키기 위해서 반드시 획득되어질 기술과 정보는 무엇인가?
- 어떠한 자원들이 필요한가?
- 필요한 연계 서비스나 다른 종류의 조건들은 무엇인가?
- 교육 프로그램에서 전해질 수 있는 실제 행동들은 어떤 것인가?
- 목표를 달성하기 위한 최선의 촉진방법은 무엇인가?

아울러 선택된 전략은 프로그램 대상자들에게 받아들여져야 하고 실행 가능해야 하며 효율적이어야 한다.

2) 전략 개발 시 유의사항

지역사회에서 보건프로그램은 지역사회와 조직의 역량을 고려하지 않고 실현 불가능한 구상을 전략이라고 제시하는 경우, 조직의 목표 달성에 시너지 효과를 발휘하지 못하는 상호 독립적인 활동의 만연, 대상자의 행동변화를 유발하지 못하는 단기적인 전략의 중시 등과 같은 문제를 지니고 있다.

이러한 문제점을 개선하고 효과적인 전략을 개발하기 위해서는 다음 유의사항을 고려해야 한다.

(1) 표적집단을 선택하여 집중하라

우리나라 보건프로그램의 가장 큰 문제의 하나는 표적집단이 아니라 전체 주민을 대상으로 프로그램을 시행함으로써 그 효과가 반감된다는 점이다. 한정된 자원과 재원으로 효과적인 보건프로그램을 수행하기 위해서는 무엇보다 표적집단을 선정하여 선택과 집중의 전략을 구사하여야 한다. 또한 효과적이지 않거나 가치가 적은 프로그램은 과감히 개선해 나가야 한다.

(2) 건강문제의 원인을 분석하여 맞춤식 전략을 개발하라

전략이 목표 달성에 도움이 되려면 우리가 해결하고자 하는 건강문제의 원인과 전략 간에 인과관계가 있어야 한다. 우리는 흔히 지역사회 주민들의 과음이나 흡연, 운동부족 등의 나쁜 생활습관을 고치기 위해서 지식 전달과 보건교육에 치중하는 면이 있다.

그러나 지식 전달과 보건교육 전략은 학습에는 도움이 될지 몰라도 행동이나 환경의 변화나 건강수준과 같은 보건프로그램의 최종 결과에 영향을 미치는가는 확실하지 않다. 따라서 대상자의 건강문제의 여러 원인을 철저히 분석하여 대상자에게 적합한 맞춤식 전략을 채택하여야 한다.

(3) 과학적 이론에 기반을 둔 전략을 개발하라

보건프로그램의 전략은 인간의 행동과 사회 환경의 변화를 추구한다. 하지만 인간 행동과 사회환경의 변화는 복잡한 현상으로서 이를 통찰할 수 있는 틀이 없다면 이를 제대로 이해할 수 없을 것이다. 사람들이 자신, 가족, 조직, 지역사회의 건강을 유지 · 증진하기 위하여 왜 행동하는지, 또는 행동하지 않는지를 일반적으로 설명할 수 없다면 모든 프로그램의 효과는 우연의 산물이라고 간주할 수 밖에 없다. 따라서 보편적으로 적용할 수 있는 효과적인 전략이란 존재하지 않게 된다. 이론은 행동, 건강문제, 사람들의 상태, 환경에 대해 논리적인 설명을 가능하게 해주고, 일상생활의 관찰에 부합성을 부여해 주며, 문헌에 있는 내용이나 과거의 성공적인 경험을 재현할 수 있는지를 확인해 준다.

따라서 기획과정에 있어서도 이론에 기반을 두고 전략을 개발하여야 목표 달성에 필요한 활동을 누락하지 않게 되며, 프로그램결과의 일반화도 가능하다. 전략개발 시 이론과 현실을 조화시키는 것이 중요한데, 이론을 단순히 모방하기보다는 지역사회 환경과 문화, 기존 프로그램의 실패와 성공요인을 고려하여 모방이 아니라 적용(Adapting not adopting)하는 것이 바람직하다.

(4) 대상자의 문화와 환경을 고려하라

대상자에게 맞는 전략을 개발하기 위해서는 건강문제의 원인 분석 이외에 또 한가지 유의하여야 할 사항이 있는데, 아무리 좋은 프로그램이라 하더라도 대상자가 처해 있는 환경이나 문화를 고려하지 않았다면 성공하기 어렵다는 점이다.

(5) 대상자를 합리적 행동의 주체로 대하라

보건프로그램 대상자들은 모두 합리적 행동의 주체라고 가정하는 것이 좋다. 대상자들이 유인과 사회적 홍보, 환경개선 등의 전략을 통해 건강에 이로운 행동을 취할 때 얻을 수 있는 이득을 강화하고 비용은 감소시키도록 노력해야 한다.

〈표 8-6〉 보건프로그램에서 이용되는 이론

구분	이론	강조점	주요개념
개인수준	건강신념모형	개인의 건강문제에 의한 위협에 대한 인식과 위협을 피하는데 따른 이득, 그리고 행동결정에 영향을 미치는 요인들	인지된 감수성 인지된 심각성 인지된 이익성 인지된 장애성 행동의 계기 자기능력에 대한 믿음
	변화단계모형	문제 행태를 변화시키기 위한 개인의 동기와 준비	고려전 단계 고려단계 결정단계 실행단계 실행단계 유지단계
	합리적 행위이론	개인의 행동에 대한 태도, 인지된 규범, 변화의 용이성과 어려움에 대한 믿음	행동의도 태도 주관적 규범 행동통제에 대한 인지
	예방적 행위채택이론	자각의 부족으로부터 행동과 유지로의 개인의 여정	문제에 대한 자각없음 문제에 대한 관심없음 행동결정 행동하지 않을 결정 행동유지

계속

구분	이론	강조점	주요개념
개인 간 수준	사회인지이론	개인적 요인, 환경적 요인, 그리고 사람들의 행동이 상호 미치는 영향	상호 결정주의 행동능력 기대 자기능력에 대한 믿음 관찰학습 강화
지역수준	지역사회 조직화	보건 및 사회문제를 확인하고 해결하기 위한 지역사회 주도의 접근	역량강화 지역사회 능력 참여 관련성 문제선택 비판적 의식화
	혁신의 확산	새로운 생각, 행동이 사회내에서 또는 한 사회에서 다른 사회로 퍼져 나가는 방법	상대적 장점 양립 가능성 복잡성 시험가능성 관찰가능성
	의사소통 이론	건강행태에 상이한 의사소통이 미치는 영향	의제선정 : 미디어 의제 선정 공공의제 선정 정책의제 선정 문제 인지, 확인 구성(틀 만들기)

*자료 : 배상수(2008). 보건사업기획 재인용

프로그램 대상자들에게 건강에 유익한 행동을 유도하려면 행동의 지속적인 결과를 판단하여 유인을 제공해야 한다. 행동에 따른 결과가 나타나지 않았는데도 유인을 제공한다면 프로그램 대상자들은 긍정적 행동을 지속할 동기를 잃어버리게 된다.

(6) 전략의 실천 가능성을 높여라

전략의 실천성을 높이기 위해서는 실현 가능한 전략을 개발하여야 하고 개발된 전략의 실천성을 높여야 하는데 이를 위한 구체적인 방안은 다음과 같다.

- 전략의 개발에는 조직과 지역사회의 문화, 역량과 환경을 고려하여 지역사회의 인지와 지지, 자원을 확보하여야 한다.
- 기존 프로그램의 실패와 성공요인을 고려하여야 한다.
- 비전, 목표, 전략 간에 논리적 일관성이 있을 때 전략의 실천 가능성이 높다.

- 수직적(기관－부서－팀－개인), 수평적(부서간, 팀간) 시너지 효과가 있는 전략이 실천될 가능성이 높다.
- 프로그램의 규모와 지속성이 보장되어야 한다.
- 전략－실천－평가－보상이 연계될 때 전략의 실천 가능성이 높아진다.

3. 보건프로그램 전략의 실제

전략이란 건강문제에 영향을 주는 행동계획이라고 할 수 있으며 몇 가지 활동들이 포함된다. 기획자가 중재의 한 부분으로 이용할 수 있는 다양한 전략이 제시되고 있다. 그러나 이 전략들은 상호 배타적이지 않으며 기획자의 의도에 따라 한 가지 전략을 사용하거나 다양한 전략을 복합적으로 이용할 수 있다.

1) 커뮤니케이션 전략 개발

커뮤니케이션 전략(health communication strategies)은 개인이나 지역사회가 건강을 향상시키기 위한 의사결정을 내리도록 정보를 전달하고 영향을 줄 수 있도록 기획된다. 건강증진에 이용되는 다양한 전략 중에서 커뮤니케이션 전략을 제시하는 데는 몇 가지 이유가 있다.

첫째, 대부분의 건강증진을 위한 중재는 의사소통 형태를 취하고 있다. 예를 들어 강연, 책자, 문서, 소규모 미디어(배포자료, 소책자) 제작, 매스컴(라디오, 텔레비전, 신문)홍보를 개발하는 것이다. 둘째, 커뮤니케이션 전략은 건강증진 프로그램의 수많은 목적이나 목표를 달성하는데 유용하다. 특히, 이 전략은 위험을 경고하고 동기부여나 태도를 강화하고자 할 때, 단순한 기술을 제시할 때, 건강관리 서비스 자원이 필요할 때, 건강행위에 대한 중요성을 강조하거나 사회적 규범을 세우고자 할 때 유용하다. 셋째, 커뮤니케이션 전략은 모든 방법에 중에서 가장 높은 전달력을 나타낸다. 넷째, 가장 경제적이고 다른 전략들에 비해 덜 공격적인 방법이다.

2) 프로그램 확산전략 개발

확산이론(The diffusion theory)은 인구집단으로 혁신(새로운 건강정보 및 프로그램을 의미)이 확산되는 것, 다시 말해서 혁신의 채택 유형을 설명하는데 유용하다. 만일한 개인이 건강증진 프로그램을 혁신으로 간주한다면, 확산이론은 다른 사람들이 이 건강증진 프로그램을 어떻게 채택하는지에 대한 방식을 설명해준다.

건강증진 프로그램을 마케팅하고자 할 때 확산이론을 적용하면 혁신 채택 유형에 따른 대상자들의 특성을 구분할 수 있는 장점이 있다. 따라서 건강증진 프로그램 기획자는 목표달성을 위하여 각 범주들의 특성에 맞게 다른 마케팅 전략을 구사할 필요가 있다. 예를 들어 혁신을 빠른 속도로 지역사회 전체에 확산시키려면 건강증진 프로그램 기획자들은 제일 처음으로 혁신을 채택하는 혁신가들보다는 조기 채택자 또는 조기 다수자를 공략해야 한다.

특히 조기 채택자들은 지역 내에서 여론 주도자들이기 때문에 이들을 가능한 한 빨리 식별하는 일이 무엇보다도 중요하다. 확산이론에 의하면, 이들이 혁신을 빨리 채택할수록, 지역의 다른 사람들도 더욱 빨리 이들을 좇아온다고 한다. 따라서 기획자들은 조기 채택자들을 빨리 알아내어 이들을 포섭하는 것이 관건이 된다.

이러한 확산이론은 한 지역 내에서 뿐만 아니라 프로그램을 다른 지역으로 파급시키고자 할 때도 적용된다.

3) 교육전략 개발

커뮤니케이션 전략과 교육전략이 상호 배타적이어서는 안된다. 따라서 이 두 가지 전략은 명확하게 구분되지 않기 때문에 교육전략을 커뮤니케이션 전략의 일부로 또는 그 반대로 설명하기도 한다. 일반적으로, 커뮤니케이션 전략을 대중에게 정보를 알려주는 전략(예 : 피부암에 대한 팜플릿, HIV 예방에 대한 매스컴 캠페인)으로 보는 반면, 교육전략은 정규 학습 환경에서 학습자들에게 지식과 기술을 제공하는 계획적인 학습경험으로 간주한다.

교육전략은 교실, 세미나, 워크숍, 강좌 등의 환경과 연관되어 있다. 예를 들면, 예비부모들을 위한 산전교실, 10대 자녀들과 더 나은 의사소통을 하기 위한 부모 워크숍, 베이비시터를 위한 응급조치 및 CPR 강좌 등이 있다.

교육전략은 가장 흔한 건강증진 중재전략으로 대상자들로 하여금 특정 건강 주제에 대하여 깊이 있는 지식을 얻도록 기회를 제공하는 전략이다. 잘 계획된 교육전략은 교육과정을 이해하고 만들어내는데 있어 상당한 노력을 기울인다. 교육과정을 더욱 잘 이해하기 위해서는 교과과정 및 그 범위와 순서에 대한 규명이 필요하다.

교과과정은 특정 집단을 교육하기 위한 문서화된 계획이다. 예를 들면, 학교의 보건교육 교과과정 또는 병원의 당뇨교육 프로그램 교과과정 등이 있다. 범위는 교과과정에서 다루는 주제의 폭과 깊이를 의미한다. 순서는 다루는 주제의 서열을 의미한다.

건강교육 전략에는 강연, 토론, 단체 토론, 시청각 교재, 전산화된 지침, 실험실 작업, 문서류(책자, 간행물) 등과 같이 다양한 방법이 있다〈표 8-7〉.

4) 환경변화 전략 개발

환경변화 전략은 건강증진 프로그램의 제공을 개선하기 위한 보건의료서비스 또는 시스템의 구조나 유형을 변화시키는 전략이다. 이 전략의 예로서, 자동차 안전벨트, 에어백, 유아보호시트 등의 장착, 운동장 주변의 주차장이나 어린이가 출현 가능한 장소에서의 차량 속도를 늦추는 과속방지턱 설치, 아파트 주민의 안전을 위한 방화문 또는 안전문을 설치하는 것 등이 있다.

이 전략의 특징은 개개인의 주변에 변화를 줌으로써 개개인의 인식도, 지식, 태도, 숙련도, 행동 등에 영향을 줄 수 있다는 점이다.

이와 같이 환경변화 전략은 특정 집단만을 대상으로 하지는 않는다. 이 전략은 일종

〈표 8-7〉 교육 전략에서 주로 활용하는 매체

A. 시청각 자료 및 장비	**C. 인쇄 교육매체**	12. 신문과 잡지
1. 오디오 테이프, 녹음기, CD	1. 교육책자 및 유인물	13. 패널토의
2. 칠판, 분필, 지우개, 게시판, 자석 칠판, 칠판걸이	2. 팸플릿	14. 동료교사
	3. 학습 안내물	15. 시, 노래, 이야기
3. 도표, 그림, 포스터	4. 교과서와 참고문헌	16. 문제해결
4. 필름, 슬라이드 필름	5. 학습장	17. 인형극
5. 교육용 텔레비전		18. 질문하기
6. 실물환등기, 영사기	**D. 수업전략과 기술**	19. 역할극
7. 슬라이드, 슬라이드 프로젝터	1. 브레인스토밍	20. 시뮬레이션, 게임, 퍼즐
8. 투시환등기(OHP), 파워포인트 슬라이드	2. 사례연구	21. 가정교사
	3. 조별학습	22. 가치판단 훈련
9. 비디오(DVD, 테이프)	4. 논쟁	
	5. 시범과 실험	**E. 교실 밖 수업 전략과 기술**
B. 컴퓨터 기반	6. 발견	1. 지역사회 자원
1. 인터넷 웹	7. 토의	2. 필드 트립
2. 개인 컴퓨터	8. 그룹토의	3. 건강 박람회
3. 프리젠테이션 프로그램	9. 초청자 강연	4. 건강 박물관
4. 개인적으로 학습한 프로그램	10. 강의	5. 건강교육센터
5. 비디오 컨퍼런스	11. 강의/토의	

출처: McKenzie, J. F. 등(2009). Planning, implementing, & evaluating health promotion programs.

의 강제적인 선택 상황을 제공하기도 하는데, 예를 들면, 자판기나 카페테리아의 음식과 음료수를 몸에 유익한 것들로만 구성되도록 조처하는 것과 같은 경우이다. 사람들이 이런 장소에서 식사하기를 원한다면, 그런 음식들을 먹지 않을 수 없게끔 강요하는 셈이다.

이 전략은 특정 집단에 대해 어떤 행동을 격려하는 건강메시지와 환경을 제공하기도 한다. 예를 들면, 금연표식 부착, 재떨이 제거, 별도의 라커룸과 샤워시설 제공, 롤 모델의 제시, 작업장에 조용한 음악 제공, 노인들에게 식사나 병원 통행을 위한 셔틀 또는 여러 유형의 교통편의 제공, 자판기 판매음식의 라벨이나 카페테리아의 음식 라벨을 확인한 후 구매하도록 교육하는 것 등이 있다.

환경변화 전략 역시 다른 전략과 마찬가지로 다른 종류의 전략과 병행해서 사용함으로써 더 높은 효과를 기대할 수 있다. 예를 들면, 자동차의 안전벨트 장착은 중요한 전략이지만, 안전벨트 법령의 엄격한 시행과 함께 시행한다면, 훨씬 효과적인 중재가 될 것이다.

5) 지역사회 서비스 전략 개발

지역사회 서비스 전략에는 특정 집단의 건강을 증진하기 위한 의료서비스, 검사, 치료 등이 해당된다. 이 전략의 예로는 건강위험 사정도구(Health Risk Assessment; HRA)개발, 저비용의 독감백신 또는 소아 백신 접종, 당뇨병, 혈압 및 콜레스테롤 등의 검진시행, 전문적인 건강검진 제공 등이 있다.

지역사회 서비스 전략은 특정 집단을 대상으로 직접적인 활동을 제공하기 때문에 이 전략에서는 그러한 서비스 제공에 대한 장애물을 감소시키는 것이 중요한 요소이다.

따라서 기획자는 그러한 서비스의 가능성과 접근성을 염두해 두어야 하며, 또한 이러한 유형의 전략을 중재에 포함시켰을 때의 결과를 감안하고 있어야 한다. 예를 들면, 건강검진 시 비정상치가 나타났을 때, 검진을 수행하는 사람은 비정상치에 대해 추후 점검하고, 필요한 치료를 받을 수 있도록 안내할 윤리적 의무가 있다.

지역사회 서비스 전략은 식료품가게, 쇼핑몰, 건강박람회, 작업장, 개인주택, 이동 검진차, 접근이 용이한 의료시설 등에서 자주 활용된다. 이 전략은 일반적으로 의료인들이 관여하기 때문에 그 대상 집단에게 매우 신뢰성이 높은 전략이다.

4. 보건교육과 건강증진 전략

보건교육 및 건강증진 분야에 응용되는 전략으로는 국민의 건강을 증진시키기 위한 건강증진 전략이 있는데, 이는 교육전략, 정책 및 제도개발 전략, 지지적인 환경구축 전략 등이 해당된다.

1) 교육전략

건강증진의 목표를 달성하는데 가장 중요한 방법은 보건교육이다. 따라서 교육을 통해 건강에 대한 이해도를 높이고, 올바른 건강생활 행태의 실천을 유도하기 위한 교육전략이 필요하다.

(1) 인력개발

보건분야의 목표를 달성하기 위한 교육전략으로, 교육이 효과적으로 이루어지기 위해서 교육 내용을 효과적으로 전달할 수 있는 인력의 개발이 필수적이다. 교육인력으로는 보건교사, 의사, 치과의사, 간호사, 영양사, 운동지도사, 물리치료사 및 보건교육사 등이 있다.

(2) 시설정비

교육이 원만하게 이루어질 수 있도록 교육에 필요한 기자재와 교육 자료들이 갖추어진 장소 마련과 기타 필요한 시설을 정비해야 한다. 보건교육을 실시할 수 있는 장소로는 지역사회에 있는 지역주민센터, 지역사회의 보건소, 산업장, 민방위 교육장, 학교 강의실, 직장의 회의실 또는 강당, 군대의 교육장 등이 있다.

(3) 재원조달

보건프로그램 실시를 위해서는 그에 따른 재정 확보가 필수적이므로 사용 가능한 재정의 파악 및 이용 전략이 요구된다. 이러한 재원은 중앙정부 예산과 광역 및 자치단체 예산이다. 이외에 담배소비세로 조성되고 있는 건강증진기금이 있다. 보건교육과 건강증진과 관련되는 사업비는 이 건강증진기금을 활용하는 전략이 필요하다.

(4) 정보제공

교육의 중요한 역할 중 하나가 피교육자에게 필요한 정보를 제공하는 것이므로 필요한 정보를 마련하고 그러한 정보들은 효과적인 방법을 통해 전달되어져야 한다. 보건정보의 종류로는 통계정보, 의학정보, 건강 상식, 질병예방 관리 등이며, 이들 정보의 전달 방법은 홍보물, 매스미디어, 인터넷, 휴대폰 서비스 등을 이용하는 것이다.

(5) 역량강화 훈련

피교육자들에게 효과적인 교육을 제공하기 위해서는 보건요원들에 대한 지속적인 훈련이 요구되며 훈련을 통해 새로운 기술과 지식을 습득하고 효과적인 방법을 연구하며 또한 서로의 지식을 공유하는 장이 마련될 수 있다.

2) 정책 및 제도 개발 전략

보건교육 프로그램과 관련된 프로그램을 추진하기 위해서는 법적인 장치가 있어야 한다. 우리나라는 국민건강증진법 제2조에 보건교육이 중요하게 언급되어 있고, 지역보건법 제9조의 보건소의 업무 규정 제1항에 국민건강증진 · 보건교육 · 구강건강 및 영양개선 프로그램이 기술되어 있다.

따라서 우리나라는 정책과 제도설계는 잘 되어 있는 국가로 분류된다. 이러한 법적인 근거에 의해 보건교육사 국가고시가 2010년부터 실시되었다.

정책이나 규제, 법, 조례 등에 의해 프로그램을 구체화할 수 있다. 따라서 보건교육전문가들은 법의 성격, 법의 제정, 법의 집행 등에 대한 기본 지식을 갖추어야 한다. 가령, 금연 사항 중 간접흡연 문제를 해결하기 위한 방법 중 하나가 자치단체의 조례로써 보행 중 금연을 규제하는 조례제정, 시청사 내 금연 실시 등이 있는데, 이러한 효과는 개인을 대상으로 한 금연교육보다도 효과가 크다.

이와 같은 정책을 가능하게 하기 위해서는 의회와의 협의, 시민 단체와의 연계, 지역

- 법에 대한 기본 지식의 요구 : 재정된 법의 테두리 안에서 강력하고 효과적인 건강증진 방안을 마련할 수 있다.
- 정치인들에 대한 참여지원의 필요성 : 정치인들이 보건문제에 대해 관심을 가 지고 법 제정에 앞장설 수 있도록 법 제정의 필요성 및 배경 지식들을 전달할 수 있는 활동이 요구된다.
- 시민단체와 언론과의 관계 : 정책이나 제도 개발을 위해 시민단체와 연계하여 그들이 가지고 있는 사회적지지망을 이용하여 정책에 대한 지지층을 유도해 내며 언론과 연계한 전략적인 홍보를 통해 지역사회에 더 많은 관심과 지지를 유도할 수 있다.

언론과의 홍보활동 강화가 요구되며, 지역 주민과 관련 단체에 대한 공문서 발송 및 협조 요청 등의 노력도 필요하다.

3) 지지적인 환경구축 전략

정부와 지방자치단체의 환경 정비를 통한 건강의 장을 마련하여 개인적인 건강뿐만 아니라 지역사회의 건강을 증진시키는 전략이다. 시 · 군 · 구청장과 같은 지방자치단체장들은 시민들이 건강한 생활을 할 수 있도록 도시를 정비해야 한다.

이러한 환경 전략은 개인위생과 공중위생 향상을 도모할 수 있는 전략이 되는데, 그 예로는 거주지역 내에 생활체육시설 정비, 식당 등 실내 금연 공간 확대, 직장 내에서 술잔 돌리기 없애기, 보행 중 흡연하지 않는 도로 조성, 자전거 도로 조성 등이 해당된다.

9장

보건프로그램 개발

LEARNING OBJECTIVES 학습 목표

1. 보건프로그램 기획의 개념을 이해할 수 있다.
2. 보건프로그램 기획과정을 설명할 수 있다.
3. 보건프로그램 개발의 개념을 이해할 수 있다.
4. 보건프로그램 개발과정을 설명할 수 있다.
5. 보건프로그램 개발의 실제를 적용할 수 있다.

보건프로그램 기획은 대상자 집단과 관련된 문제나 요구를 파악하고 보건프로그램의 목적과 목표를 선정하고 창의적 아이디어로 보건프로그램 개발과정에서 기획과 설계 단계에는 문제분석, 요구조사, 목적과 목표설정, 중재방법 선택 등의 내용이 포함된다.

보건프로그램 개발에서 기획의 필요성은 다음과 같다. 기획은 합리성을 증진시키기 위해서 필요하다. 또한 기획은 특정 목적달성을 위해서 투입되는 비용과 인력을 사전에 고려하여 자원 낭비를 줄일 수 있기에 효율성 증진에 기여하고 최종 목적달성을 위한 가장 적합한 수단과 방법을 적용하는 의사 결정에 도움을 주기 때문에 효과성 증진에도 기여한다. 그리고 조직이나 보건프로그램의 정당성을 제시할 수 있는 능력인 책임성을 증진하며, 기획은 대상자의 동기부여와 조직구성원 또는 보건프로그램 수행자의 사기를 진작하기 위해서 필요하다.

보건프로그램 기획과정은 과제를 수행하기 위한 기획집단을 구성, 지역사회 분석결과를 토대로 목적을 설정, 구체적인 프로그램의 목표를 수립, 자원과 장애요소들을 파악, 프로그램 목적을 달성하기 위하여 이용되는 방법과 활동을 선정, 수행계획 수립, 평가계획 수립의 순으로 진행된다.

보건프로그램 개발은 새로운 보건프로그램을 기획하거나 설계한다는 의미로 사용된다. 일반적으로 새로운 보건프로그램을 창출하거나 기존의 보건프로그램을 수정 또는 보완해서 더욱 효과적인 보건프로그램으로 개선시키는 노력과 과정을 보건프로그램 개발이라고 한다.

보건프로그램 개발과정은 문제분석, 요구조사, 목표설정, 보건프로그램 설계, 수행, 평가 6단계로 나누어 설명할 수 있는데 보건프로그램 개발의 각 단계마다 필요한 의사결정이 이루어져야하므로 관련된 담당자들은 개발절차를 함께 공유해야 한다.

1. 보건프로그램의 기획

1) 보건프로그램 기획의 개념

(1) 보건프로그램 기획의 의미

보건프로그램 기획은 대상자 집단과 관련된 문제나 요구를 파악하고 보건프로그램의 목적과 목표를 선정하고 창의적 아이디어로 보건프로그램 개발과정에서 기획과 설계단계에는 문제분석, 요구조사, 목적과 목표 설정, 중재방법 선택 등의 내용이 포함된다(이주열, 2009; 배상수, 2008).

(2) 보건프로그램 기획의 필요성

보건프로그램 기획을 통해서 새로운 보건프로그램이 창출되거나 기존 보건프로그램이 개선될 수 있다. 보건프로그램 개발에서 기획의 필요성은 다음과 같다.

첫째, 기획은 합리성을 증진시키기 위해서 필요하며 의사결정을 합리화하는데 도움을 준다. 둘째, 기획은 특정 목적달성을 위해서 투입되는 비용과 인력을 사전에 고려하여 자원 낭비를 줄일 수 있기에 효율성 증진에 기여하고 최종 목적달성을 위한 가장 적합한 수단과 방법을 적용하는 의사 결정에 도움을 주기 때문에 효과성 증진에도 기여한다. 셋째, 기획은 조직이나 보건프로그램의 정당성을 제시할 수 있는 능력인 책임성을 강조하며, 조직이나 보건프로그램의 외부 환경적 요구를 수용하며 원래 의도된 목표를 효율적이고 효과적으로 달성할 수 있는 방안을 모색하고 의사결정하는데 도움을 줄 수 있기 때문이다. 넷째, 기획은 대상자에게 동기를 부여하고 조직구성원 또는 보건프로그램 수행자의 사기를 진작시켜 주기 위해 필요하며, 보건프로그램 기획에 대상자 집단의 참여가 중요한데 이는 직극직 참여를 동하여 대상자 스스로 변화의 의지를 북돋을 수 있기 때문이다(이주열, 2009).

2) 보건프로그램 기획과정

(1) 보건프로그램 기획과정

보건프로그램 기획과정을 7단계로 나누어 설명하면 다음과 같다(윤순녕 외, 2010; Dignan 등, 1992).

① 과제를 수행하기 위한 기획집단을 구성한다.

② 지역사회 분석결과를 토대로 목적을 설정한다.

③ 보건프로그램의 목표를 구체적으로 수립한다.

④ 보건프로그램과 관계된 자원과 장애요소들을 파악한다.

자원은 기금, 시설, 지역사회 자원봉사자, 시청각 자료 제작을 위한 전문적 기술, 정치력 등 여러 가지 형태로 존재하는데, 이는 프로그램을 실행에 옮길 때 유용하게 활용할 수 있다. 반면에 장애요소는 프로그램을 반대하거나 목표수립에 방해가 되는 힘이다. 이러한 장애요소도 다양한 형태로 나타날 수 있지만 때로는 지역사회 자원의 부족이 원인이 되기도 한다.

⑤ 보건프로그램 목적을 달성하기 위하여 이용되는 방법과 활동을 선정한다.

목적과 목표설정 후 자원 및 제한점 등에 대한 검토를 통하여 중점 프로그램을 수행하는 수단올 사용될 방법과 활동을 선정한다.

⑥ 보건프로그램의 수행계획을 수립한다.

목적, 목표에서부터 중점프로그램 내용별 구체적인 프로그램 방법과 활동을 자원과 장애요인을 고려하여 선택하는 단계를 시기적으로 구체화시켜 주는 것이 수행계획이다.

⑦ 보건프로그램의 평가계획을 수립한다.

프로그램의 계획이 목표에 어느 정도 달성되었는가를 측정하며 그 결과를 재계획에 반영하고자 함이다. 평가계획은 프로그램을 수행하기 전에 수립되며 평가계획에는 평가를 누가, 언제, 어떻게, 무엇으로 목표달성여부를 측정할 것인가를 계획하는 것이다.

(2) 보건프로그램의 기획안

보건교육과 건강증진 기획 시 필요한 세부적인 정보개발의 근간으로써 활용할 수 있도록 아래와 같이 제시하고 있다.

예시 : 암 예방을 위한 5대암 조기검진 기획안

Ⅰ. 서론

A. 보건프로그램으로 제기되는 문제

: 5대암 유병율은 낮은 암 조기검진에 주민들의 참여가 저조함

B. 표적집단 진술

: 지역사회주민 중 40세 이상 성인

C. 기대효과

: 지역 주민들이 지역사회 보건의료체계 내에서 암 조기검진을 받도록 함

II. 목적

A. 보건프로그램의 목적

: 지역사회주민의 5대암 조기검진 참여율 증가

B. 교육목적

1. 지역사회 주민들은 암조기검진의 중요성을 학습한다.
2. 지역사회 주민들은 5대암 조기검진을 수행할 수 있도록 동기화를 강화한다.
3. 지역사회 주민들은 암조기검진 실시 장소 및 방법을 배울 것이다.

III. 목표

1. 지역주민들은 암 조기검진과 초기 암 치료 성공률간의 관계를 설명할 수 있다.
2. 지역주민들은 5대암 검진유형의 이름과 방법을 설명할 수 있다.
3. 지역주민들은 암 검진기관의 장소를 설명할 수 있다.

IV. 자원 및 장애요소

A. 자원

1. 암 조기검진 프로그램 관리 및 진행 요원
2. 지역매체 : TV(케이블 TV), 라디오, 신문
3. 부녀회, 반상회 등

B. 장애요소

1. 케이블 TV에 홍보시 제한된 시간 및 전체 지역주민에 홍보되지 못함
2. 암 조기검진 프로그램 담당자의 잦은 업무순환으로 전문성 결여
3. 암에 대한 공포심 및 검진기관에 대한 신뢰성 부족

V. 방법과 활동

A. 방법

1. 교육자료를 이용한 지역주민 대상 교육
2. 대중매체를 통한 홍보

B. 활동

1. 지역주민에 교육할 강의안 및 전달 일정표 개발
2. 지역주민을 위한 암 조기검진 의뢰 체계 개발
3. 대중매체에 사용할 암 조기검진 홍보 자료 개발

*자료 : 윤순녕 외(2010)

2. 보건프로그램의 개발

1) 보건프로그램 개발의 개념

(1) 보건프로그램 개발의 개념

협의의 보건프로그램 개발은 새로운 보건프로그램을 기획하거나 설계한다는 의미로 사용된다. 일반적으로 새로운 보건프로그램을 창출하거나 기존의 보건프로그램을 수정 또는 보완해서 더욱 효과적인 보건프로그램으로 개선시키는 노력과 과정을 보건프로그램 개발이라고 한다. 광의의 보건프로그램 개발은 새로운 보건프로그램을 창출하는 것뿐만 아니라 기존 보건프로그램을 수정 · 보완하는 노력을 포함한다. 단계적으로 보건프로그램의 기획과 설계뿐만 아니라 실행, 평가 등 모든 단계를 포함하며, 보건프로그램을 개선시키는 작업으로 이해된다(이주열, 2009).

(2) 보건프로그램 개발의 원리

보건프로그램 개발과정에서 지켜야 할 기본 원리는 다음과 같다(이주열, 2009; 최호윤, 2007)

① 대상자의 요구와 특성에 적합해야 한다.
② 보건프로그램과 관련된 제반 여건들을 충분히 고려해야 한다.
③ 대상자의 참여와 범위를 고려해야 한다.
④ 대상자의 전체 생활과 통합할 수 있도록 포괄적이어야 한다.
⑤ 변화하는 환경에 신축성 있게 대응할 수 있어야 한다.

2) 보건프로그램 개발과정

보건프로그램을 개발하는 과정에서 가장 먼저 수행되어야 할 것은 보건프로그램을 개발해야 하는 필요성을 확인하고 분석하는 것이다. 이것은 해결하려는 문제를 분석함으로써 가능하다. 보건프로그램을 효율적으로 개발하기 위해서는 사전에 어떠한 절차를 거쳐야 하는지를 결정하고, 보건프로그램 개발에 참여하는 관련자들의 역할을 분담하고, 필요한 제반 자원들을 예측해야 한다. 또한 보건프로그램 개발의 각 단계마다 필요한 의사결정이 이루어져야 하므로 관련된 담당자들은 개발절차를 함께 공유해야 한다. 보건프로그램 개발과정은 다양하게 구분될 수 있는데 6단계로 나누어 설명한다〈표 9-1〉.

〈표 9-1〉 보건프로그램 개발 단계

단계	내용	주요 내용
1단계	문제분석	문제파악 우선순위
2단계	요구조사	요구 파악 대상자 선정
3단계	목표설정	목적설정 목표설정
4단계	보건프로그램 설계	내용선정 예산배분
5단계	수행	수행 계획
6단계	평가	효과성 평가 효율성 평가

3) 보건프로그램 개발의 실제

지역사회 주민이 가지고 있는 건강문제를 해결하기 위하여 지역사회 특성에 적합한 보건프로그램이 개발되어야 한다. 건강행태 개선의 측면에서 다양하게 건강문제를 발생시키는 요인으로 담배의 유해 문제를 들 수 있다. 또한 흡연연령이 낮아지고 여성흡연자가 지속적으로 증가하고 있음은 흡연예방 및 금연 프로그램이 대상자별 및 생의 주기별로 효율성을 높일 수 있는 보건프로그램이 개발되어야 함을 강조하고 있다. 여기서는 흡연예방 및 금연 프로그램의 개발을 통하여 지역사회 주민의 흡연율을 낮추고 비흡연자를 보호하는 환경을 조성하기 위해서 '금연 프로그램' 을 6단계로 개발과정을 설명하고자 한다.

(1) 문제분석

2010년 우리나라 성인 남성의 42.6%가 흡연을 하고 있어(보건복지부, 2010) 경제협력개발기구(OECD) 국가 중 최고 수준이며, 2008년 사망원인 통계에서 흡연의 원인인 폐암의 사망률은 가장 높은 암 사망률을 보였다(통계청, 2008).

흡연은 폐암 뿐만 아니라 식도암, 위암, 췌장암, 후두암, 인두암, 구강암, 식도암, 방광암, 백혈병 등 각종 암의 원인이며, 심혈관질환 및 만성폐쇄성질환(COPD)을 유발한다(CDC, 2004). 담배의 유해성을 인식하고 선진국에서는 강력한 금연정책을 펴온 결과

흡연율을 20%대로 감소시켰으며, 특히 영국과 미국에서는 담배로 인한 사망자 수가 감소하였다.

따라서 흡연은 각종 질병의 원인이지만 가장 예방이 가능한 제1의 건강 위해요인이므로 지역사회의 금연 및 흡연예방을 위해서는 전체 주민을 대상으로 각 대상자의 특성을 고려한 프로그램과 접근전략이 필요하다.

(2) 요구조사

① 현장조사 및 요구파악

김천시는 경상북도 서쪽에 위치하고 있으며, 2008년 인구 140,564명 중 65세 이상 노인인구는 17.2%로 노인인구의 비중이 매우 높은 편이다. 지역사회 성인 흡연율은 25.1%이며, 남성 흡연율이 47.9%로 전국 성인남자 흡연율 45%에 비해 높은 것으로 확인되었으며, 여성 흡연율은 3.5%이었다. 흡연으로 인한 각종 암 발생의 가능성이 높기 때문에 금연 프로그램의 적극적인 적용이 필요한 실정이다.

② 대상자 선정

금연 및 흡연예방을 위해서 지역사회 주민 전체를 대상으로 실시하는 것이 효과적이며, 각 연령별 특성에 따른 프로그램을 적용하도록 한다.

(3) 목표설정

흡연예방 및 금연 프로그램의 목적과 목표는 다음과 같다.

① 금연교육프로그램

- 목적
  - 연령별 특성에 적합한 각종 흡연예방 및 금연 프로그램을 운영을 통하여 지역주민의 건강증진을 도모한다.
- 목표
  - 지역사회 주민 300명을 대상으로 금연교육을 2010년 5회 실시한다.
  - 사업장 근로자 400명을 대상으로 금연교육을 2010년에 10회 실시한다.
  - 청소년 300명을 대상으로 금연교육을 10회 실시한다.

② 지역사회 금연분위기 조성 프로그램

- 목적

–금연관련 홍보물을 지역 언론매체, 공공기관 홈페이지, 부녀회, 반상회 등을 이용하여 지역사회 금연분위기 조성 프로그램을 활성화 한다.

• 목표

–흡연예방 및 금연관련 홍보물을 연령별(청소년, 성인)로 제작한다.

–청소년 및 지역사회 주민을 위한 금연캠페인을 2010년 2회 실시한다.

–금연부스를 설치하여 운영한다.

–금연 홍보물을 이용한 홍보를 실시한다.
지역신문 6회, 지역방송 2회, 지역 동별 금연현수막 설치 및 홍보

–보건소 홈페이지에 금연관련 내용을 연중 홍보한다.

(4) 금연 프로그램 설계

① 금연교육 프로그램

• 지역사회 주민 금연교육

–기간 : 2010년 연중

–대상 : 지역사회 주민 300명(교육 5회 실시)

–장소 : 지역 마을회관 및 보건소 교육장 등

–내용

· 흡연의 유해성 및 관련 질병

· 금단증상에 대처하는 방법

· 금연의 이득 및 금연방법

· 금연클리닉 운영 안내

• 사업장 금연교육

–기간 : 2010년 연중

–대상 : 사업장 근로자 400명(교육 10회 실시)

–장소 : 사업장 내 교육실 등

–내용

· 흡연의 유해성 및 관련 질병

· 금단증상에 대처하는 방법

· 금연의 이득 및 금연방법

· 금연클리닉 운영 안내

• **청소년 금연교육**

– 기간 : 2010년 연중

– 대상 : 금연클리닉 운영 학교 학생 300명(교육 10회 실시)

– 장소 : 학교 내 교육실 등

– 내용

· 청소년 흡연의 특성 및 흡연의 유해성

· 간접흡연의 피해

· 금연클리닉 운영 안내

· 흡연거절 기술

② 지역사회 금연분위기 조성 프로그램

• 거리캠페인 전개

– 기간 : 상반기 1회, 하반기 1회

– 대상 : 청소년 및 지역사회 주민

– 장소 : 대형마트 주변 및 다중이용 장소

– 방법 : 홍보물(리플릿), 패널 등을 이용한 지역사회 주민 대상 금연홍보

• '금연부스' 설치 운영

– 기간 : 2010년 5월~11월

– 대상 : 지역사회 주민

– 내용

· 전시 홍보(패널전시, 폐모형 실험 KIT시연)

· 리플릿 등 홍보물 배부

· 체험코너 운영 : 호기 일산화탄소 측정, 니코틴 의존도 검사 등

· 금연도우미 제공(금연클리닉과 연계)

· 금연서명 운동

• 흡연예방 및 금연관련 홍보물 제작 및 홍보

– 기간 : 2010년 3월~11월

– 대상 : 지역사회 주민

– 내용

· 연령별 홍보물 제작 및 배포 : 지역사회 청소년, 성인을 대상으로 수시로 4,000부 배포

· 금연홍보를 지역신문 6회, 지역방송 2회, 지역 동별 금연 현수막 설치 및 홍보 실시
· 보건소 홈페이지에 금연관련 내용을 연중 홍보 실시

(5) 수행

설계된 금연 프로그램을 프로그램 전략 및 매체를 활용하여 적용한다.

(6) 평가

① **금연교육 실적(산출평가)**

- **지역사회 금연교육 수혜 연인원**
- **사업장 금연교육 수혜 연인원**
- **청소년 금연교육 수혜 연인원**

② **금연홍보 실적(산출평가)**

지역사회 주민을 대상으로 수행한 금연홍보를 3개로 구분하여 실시건수를 산정하고, 각각에 가중치를 곱하여 산출한 점수를 합산함

- 조사서식

구 분	실시건수 (A)	가중치 (B)	점수 (A×B)
금연 리플렛, 동 홍보물을 자체적으로 제작하여 배포		0.2	
금연 거리 캠페인		0.1	
지역신문, 지역방송 등을 적극적으로 활용하여 홍보		0.3	
금연 부스 설치 운영		0.1	
합 계			

③ **금연교육 경험률(결과평가)**

- 성인인구 중 최근 1년 동안 흡연예방 또는 금연에 대한 교육을 받은 사람의 비율을 기재함
- (최근 1년 동안 흡연예방 또는 금연에 대한 교육을 받은 적이 있다고 응답한 사람 수 / 지역사회 건강조사의 19세 이상 조사대상자 수)×100

④ **금연홍보 경험률(결과평가)**

- 성인 인구 중 최근 1년 동안 TV 및 신문 등의 공익광고, 리플렛 등을 통해 금연캠

페인을 보거나 들어본 적 있는 사람의 비율을 기재함

- (최근 1년 동안 금연캠페인을 본 적이 있다고 응답한 사람의 수 / 지역사회 건강조사의 만 19세 이상 조사대상자 수)×100

10장

보건프로그램 수행계획

LEARNING OBJECTIVES 학습 목표

1. 보건프로그램 수행계획의 정의 및 필요성을 이해할 수 있다.
2. 보건프로그램 수행계획의 구성을 설명할 수 있다.
3. 보건프로그램 수행계획의 절차를 적용할 수 있다.

수행계획이란 기획한 전략들을 실현하기 위한 구체적인 계획으로 기획한 내용에 대한 목표를 설정하고 업무 내용 및 구성원이 역할을 수행기간에 따른 업무 등을 세분화한 계획을 의미한다. 이러한 수행계획을 수립함으로써 보건프로그램 참여자들은 서로 다른 작업자들 간에 협의와 상호 이해가 가능하며, 단계별, 구체적으로 업무를 성공적으로 추진하기 위해 무엇이 필요한지 생각해볼 수 있으며, 업무 순서 및 우선순위를 생각하여 어떤 업무를 다른 업무보다 먼저 해야 하는지 고찰할 수 있다. 또한 어떤 업무를 다른 업무보다 먼저 해야 하는지 고찰하여 업무 순서 및 우선순위를 생각해 볼 수 있다. 시간적 흐름에 따라 순차적으로 수행할 업무들을 고찰하고 평가할 때, 전체 프로그램 수행기간의 예측 및 수행이 지연될 경우 이에 대한 원인분석, 업무 수행을 위한 자원의 적정배분이 가능할 수 있다.

수행계획에는 보건프로그램의 추진체계와 함께 각 수행단계별로 업무내용, 업무 담당자 지정 및 담당자별 업무분담 내역, 각종 지침이나 양식, 세부업무별 필요한 예산 및 인력, 시설 장비 등의 소요자원과 확보 방안, 진행일정, 평가계획과 평가결과의 활용방안 등이 포함되어야 한다.

수행계획의 작성 절차는 보건프로그램 수행에 필요한 세부 내용을 빠짐없이 정리, 세부 업무에 필요한 인원을 검토, 필요 인원의 조달 방법을 강구, 세부 내용 수행에 필요한 예산 추계, 프로그램의 수행에 필요한 장비나 시설 검토, 업무의 순서와 예상 소요시간을 검토하여 총 소요일수 계산, 보건프로그램 일정을 결정하는 것이다.

보건프로그램의 예산 편성은 보건프로그램의 총 예산을 인건비, 관리비, 기자재 구입비, 운영비, 수용비, 사업비 등의 항목으로 나누어, 각 항목의 산출 근거를 구체적으로 제시하는 것을 말한다.

일정표는 업무를 규명하고 전체 업무가 진행되는 과정을 펼쳐봄으로써 진행과정을 모니터링하고 필요하다면 계획을 수정하는데 도움이 되는데 보건프로그램 업무일정표는 실제 사업을 수행하는데 필요한 지침서가 될 수 있으며, 보건프로그램의 진행순서에 문제가 없는지, 작업별로 준비기간은 충분한지, 특정기간에 집중되어 담당자의 업무처리에 문제가 없는지 등을 사전에 검토하고, 수행 중에는 일정대로 보건프로그램이 진행되는지를 평가하는데 필요하다.

1. 수행계획의 정의

수행계획이란 기획한 전략들을 실현하기 위한 구체적인 계획으로 기획한 내용에 대한 목표를 설정하고 업무 내용 및 구성원이 역할과 수행기간에 따른 업무 등을 세분화한 계획을 의미한다(배상수, 2008). 따라서 프로그램을 함께 수행할 구성원들이 전략을 수행할 언제 무엇을 얼마만큼 어떻게 해나가야 하는지에 대해 구체적인 계획을 세우는 것이 필요하다.

2. 수행계획의 필요성

누가 무엇을 해야 할지를 사전에 구체적으로 명기해 놓지 않으면 프로그램 관계자들은 서로 업무를 미루고, 전략수행을 위한 구체적 활동들은 현안에 밀려 등한시된다. 그 결과 전략은 수행으로 옮겨지지 못하고, 프로그램은 실패하게 된다. 결국 전략을 세워도 아무런 효과가 없다는 전략 무용론, 나아가 기획 무용론이 득세하게 빌미를 제공하게 되는 것이다. 전략이 수행되기 위해서는 프로그램들을 체계적으로 정리한 다음, 목적을 달성하기 위해서는 구체적으로 어떤 활동을 하여야 할지, 누가 그 일을 담당할지를 정하고, 각 단계에 필요한 시간과 비용을 할당하고, 각각의 활동을 완수하기 위한 일정을 정해 놓을 필요가 있다. 수행을 위한 시간계획을 수립하는 것은 정확한 비용 계산의 수단과 기획, 신뢰유지의 수단으로써 필수적이기 때문에 효과적인 보건프로그램의 운영과 관리를 위해 수행계획 수립이 요구된다(배상수, 2008).

이러한 수행계획을 수립함으로써 보건프로그램 참여자들은 서로 다른 작업자들 간에 협의와 상호 이해가 가능하며, 단계별, 구체적으로 업무를 성공적으로 추진하기 위해 무잇이 필요한지 생각해볼 수 있으며, 업무 순서 및 우선순위를 생각하여 어떤 업무를 다른 업무보다 먼저 해야 하는지 고찰할 수 있다. 또한 어떤 업무를 다른 업무보다 먼저 해야 하는지 고찰하여 업무 순서 및 우선순위를 생각해 볼 수 있다. 시간적 흐름에 따라 순차적으로 수행할 업무들을 고찰하고 평가할 때, 전체 프로그램 수행기간의 예측 및 수행이 지연될 경우 이에 대한 원인분석, 업무 수행을 위한 자원의 적정배분이 가능할 수 있다(Timmereck, 2002).

3. 수행계획의 구성

수행계획에는 보건프로그램의 추진체계와 함께 각 수행단계별로 업무내용, 업무 담당자 지정 및 담당자별 업무분담 내역, 각종 지침이나 양식, 세부업무별 필요한 예산 및 인력, 시설 장비 등의 소요자원과 확보 방안, 진행일정, 평가계획과 평가결과의 활용방안 등이 포함되어야 한다(배상수, 2008; Timmereck, 2002; 전국대학보건관리학교육협의회, 2009).

1) 프로그램의 추진체계

① 실행주체가 지향하고자 하는 의도가 무엇인가를 정확하게 파악하고 이것을 보건프로그램에 반영하도록 한다.

② 해당 프로그램의 운영주체, 즉 기획을 하는 기관이 자체 운영하는지, 위탁 운영하는지 여부를 기술한다.

③ 프로그램 참가자에 대한 적절한 이해가 필요하고 참가자의 배치와 편성에 있어 신중한 배려가 필요하다.

2) 활동내용 및 각 수행단계별 업무 담당자 지정

활동내용을 선택하고 편성하는데 있어서 유의해야 할 사항은 첫째, 활동내용을 선택하여 세분화한다. 둘째, 활동내용을 실시방법 및 장비 등과 관련시켜서 선정하고 편성한다. 셋째, 내용을 활동의 연속성 및 발전성을 고려하여 선택하고 편성한다.

프로그램에 참여하는 개개인별로 어떠한 책임과 권한을 가지고 있는지를 명확히 기록한다. 자격있는 유능한 담당자를 배치하는 일은 보건프로그램의 효과성을 높이기 위한 최우선 과제이다. 필요한 경우에는 지침서 및 서식을 작성하여 활용할 수 있다.

3) 세부업무별 필요한 예산과 자원 등 확보방안

보건프로그램에 필요한 세부 활동별 예산과 자원을 산출하고, 예산과 자원의 확보방안을 마련한다.

(1) 예산

세부 활동별 예산액과 예산 항목별 자금 조달계획을 알 수 있돌고 산출근거를 구체적으로 제시한다.

(2) 인력확보계획

직종별, 자격별, 전임/비전임 등으로 구분한 필요 인력 수와 확보방안을 마련한다.

- 인력 활용방안
  - 요구도 사정시 프로그램에 관심이 있거나, 참여가 필요한 인력 및 지역사회 기관을 미리 파악한다.
  - 보건의료기관이나 교육기관, 관련 NGO, 종교기관 등을 활용한다.
  - 관리직, 행정직, 전문직에 있는 고위 정책결정자들 뿐만 아니라 보건의료 실무진이나 원봉사자들은 현자에서 실제 프로그램을 실행하는데 매우 중요한 인적 자원이 된다.

(3) 장비 및 시설

활동효과를 높이기 위해서는 적절한 장비 및 시설의 선택이 중요하다. 관련장비의 선정을 위해 첫째, 활동목표, 주제, 내용, 방법에 대한 적절성을 검토한다. 둘째, 참가자의 경험 및 기술수준을 파악한다. 셋째, 장비에 대한 지도자의 이해도 및 숙련도를 파악한다. 넷째, 지역성 및 참가자의 일상생활과의 긴밀성 등을 고려해야 한다.

(4) 장소 확보

보건프로그램의 목적을 원만하게 달성할 수 있는 장소인지, 그리고 참가자의 성향, 행동양식 등과 같은 비 언어적 행동의 변화는 활동환경의 분위기에 영향을 받기 때문에 활동 환경이 긍정적으로 작용될 수 있느냐에 대한 검토가 필요하다.

(5) 수행프로그램에 대한 윤리적 법적 고찰 및 관련 정책 고찰

(6) 조직구조, 회의 및 보고 시스템 구축

4) 일정계획

전략의 준비, 시작 시기와 종료 시기를 결정한다. 또한 실행의 책임자, 담당자를 결정하여 누가, 무엇을, 언제까지 할 것인가를 명확히 하고, 그리고 세부 내용별 진행기간을 결정한다.

5) 모니터링 및 평가계획

프로그램의 진행 정도를 평가하기 위하여 모니터링 기전을 반드시 마련해두어야 한다. 또한 활동방안마다 기대성과와 평가기준을 명확히 해두어 프로그램의 평가가 가능하도록 해둔다.

프로그램의 효과를 평가하기 위해서는 각 단계의 유의사항 및 평가의 대상, 주체, 시기, 방법 등을 보건프로그램을 편성할 때에 미리 구성해야 한다.

4. 수행계획의 절차

지역사회를 조직화하는데 있어 보건부분에 투자를 하는 사람은 누구인지, 그 프로그램에 관심이 있는지, 잠재적인 조직적 협력자들과 주요 정보원은 누구인지, 직원 및 기술적 자원은 중점 프로그램 개발을 위해 충분한지, 현존자료와 자원들은 프로그램을 계획하거나 전략을 수립하는데 유용한지, 예산에 있어서 계획비용은 예측되어졌는지, 프로그램을 운영하는 시설과 공간은 필요한지 등에 대한 상황분석 내용은 계획 전에 알아두어야 한다(윤순녕 외, 2000).

프로그램의 세부계획서의 초안은 각 단위 프로그램의 책임자가 작성하여야 한다. 그리고 가능하면 각 단위 프로그램 책임자는 프로그램 기획팀의 구성원이 되는 것이 바람직하다. 단위 프로그램 책임자가 작성한 세부 프로그램계획 초안은 프로그램 기획팀의 전체회의에서 검토, 확정하도록 한다(배상수, 2008).

수행계획을 세우고 성공적으로 수행하는데 가장 중요한 것은 모든 업무에 대한 책임감이다. 각 업무에는 반드시 책임을 질 담당자가 있어야 한다. 보건프로그램 수행계획수립과 같은 기획모임에는 단지 행정가 또는 기획자뿐만 아니라 프로그램과 관련된 모든 인력들, 즉 행정가, 건강증진 전문가, 보건교육 전문가, 장비시설 담당자 등 서로 다른 분야의 인력들이 반드시 포함되어야 한다. 보건프로그램의 단계 또는 부서가 서로 다른 단계 또는 부서와 상호작용이 필요한 수행계획을 수립하기 위해서는 관련된 부서와 보건프로그램 업무에 적합한 구성원들이 모든 공동으로 노력해야 한다(McKenzie, 2008).

보건프로그램 세부업무 정리 및 순서의 결정(MATCH 접근법)은 다음과 같다.

- **최종 목표달성을 위한 세부 목표를 개인, 조직, 지역사회, 정부 수준으로 구분한다.**
- **각 세부 목표달성의 주요 대사집단을 설정한다.**
- **각 세부 목표별, 주요 대상 집단별 주요 프로그램내용을 기술한다.**

–가장 중요한 업무 또는 가장 먼저해야 하는 업무부터 기술한다.
–해당 문제의 근본적인 원인을 해결할 수 있는 근거에 기반한 전략을 적용한다.

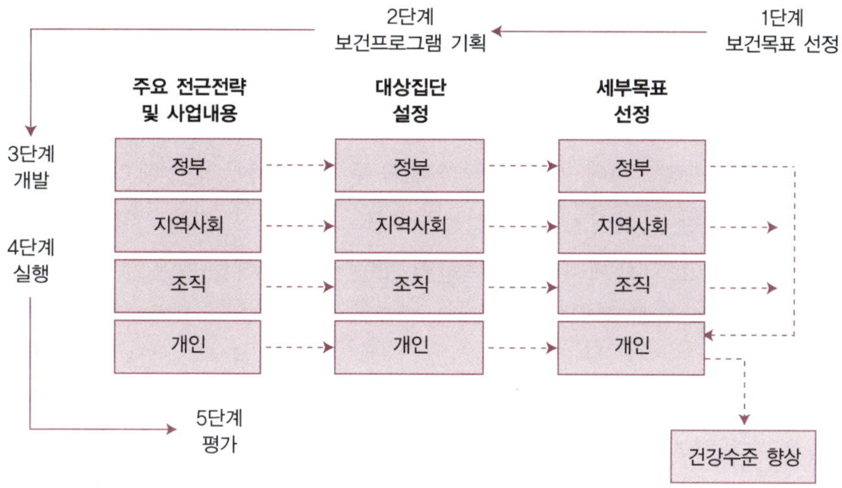

(그림 10-1) Mutilevel Approach to Community Health(MATCH 접근법)

1) 수행계획의 작성 절차

수행 계획하기 위해서는 프로그램 수행을 위한 인력과 물품 등 자원을 검토하고 이를 바탕으로 예산을 산출하여 구체적인 업무일정을 구체화하여 직접 사업계획서를 작성하는 과정을 포함하며, 수행계획서 작성을 위해서는 먼저 다음과 같은 단계를 거쳐야 한다.

① 보건프로그램 수행에 필요한 세부 내용의 정리 및 확인
② 세부 업무에 필요한 인원을 점검
③ 필요 인원의 조달 방법을 강구
④ 세부 내용 수행에 필요한 예산 추계
⑤ 프로그램의 수행에 필요한 장비나 시설 검토
⑥ 업무의 순서와 예상 소요시간을 검토하여 총 소요일수 계산, 보건프로그램 일정 결정

2) 필요자원 검토

보건프로그램의 수행을 위해 자원을 필요할 때 적절하게 공급받고 활용할 수 있어야

하며, 보건프로그램을 위한 필요한 자원은 다음과 같다(윤순녕 외, 2010).

(1) 인적자원

프로그램 기획, 수행, 평가에 어떤 사람이 필요한지에 대해 검토가 필요하다(Mckenzie, 2008). 인력을 확보하기 전에 기획자는 먼저 프로그램 수행자가 달성해야 할 업무를 제시해야 한다. 일반적인 업무에는 기획, 자원 확보, 홍보, 마케팅, 프로그램 수행, 프로그램 평가, 프로그램에 필요한 공간과 물품 확보, 사무작업 처리, 기록보관 등이 포함된다. 업무에 대한 인력배치는 한 업무를 여러 인력이 또는 한 인력이 여러 업무에 관여할 수 있으며, 프로그램에 따라 내부인력 또는 외부인력을 활용할 수 있다. 프로그램 계획을 위하여 지역사회 주민과 보건의료 전문가로 구성된 사업계획팀을 구성한다.

(2) 교과과정과 교육자료

보건교육을 수행하기 위해 필요한 교과과정과 교육자료를 어떻게 마련할 것인지 결정해야 한다. 프로그램 수행을 위해 어떤 교육 자료가 필요하며, 직접 개발하거나 외부에서 구입할지 또는 미리 준비된 프로그램을 이용할지를 결정해야 한다.

(3) 장소

프로그램의 목적을 원만하게 달성할 수 있는 장소인지, 프로그램의 종류와 대상자에 따라서 공간 확보가 용이하거나 그렇지 못할 수 있다.

(4) 장비와 공급품

프로그램에 요구되는 활동을 검토해보면 장비와 공급품의 필요량을 정확하게 산출할 수 있다. 프로그램에 따라 상당량의 장비와 공급품을 필요로 하는 경우도 있지만 그렇지 않은 경우도 있다. 프로그램을 수행하는데 필요한 장비와 공급품이 무엇이고 어디서 확보할지를 결정해야 하며, 필요한 장비와 공급품의 비용을 해결할 수 있는 방법을 찾는다.

(5) 재정자원

인력 및 기타 필요한 자원을 구입하기 위한 적절한 재원이 필요한데 대부분의 프로그램은 재원에 의해 결정되는 만큼 가용한 자원을 어떻게 할당해야 할지를 결정해야 한다.

3) 예산 수립

예산은 일반적으로 다음 1년 간의 재정계획으로 이런 의미에서 예산은 1년 간의 조직이 목표를 금전적으로 표시한 것이고, 1년 동안의 재정활동의 감시 장치를 제공한다.

보건프로그램의 예산 편성은 보건프로그램의 총 예산을 인건비, 관리비, 기자재 구입비, 운영비, 수용비, 사업비 등의 항목으로 나누어, 각 항목의 산출 근거를 구체적으로 제시하는 것을 말한다.

재정상태가 확인된 다음에는 예산수립에 있어서 가장 우선적으로 이루어져야 할 것은 재정 계획이다. 이것은 실행하고자 하는 보건프로그램을 구상할 때 그 보건프로그램을 뒷받침할 재정 상태를 검토하는 것이다. 현재 재정상태가 충분하지 못하다 하더라도 보건프로그램 실행 기간 동안에 예상되는 재원의 조달 통로가 있다면 계획된 프로그램을 실행할 수 있다. 따라서 보건프로그램 계획에 따르는 재정적 부담을 미리 조사하여 그러한 부담을 기관이 감당해낼 수 있는가를 확인하는 것이 중요하다.

그러므로 재정 능력의 범위 안에서는 조직의 목적을 높은 수준으로 달성하도록 보건프로그램 계획을 마련하고, 마련된 계획에 대해서는 재원을 충분히 제공해 주어야 한다.

원칙적으로 보건프로그램의 예산은 직접비와 간접비를 구분해서 제시해야 하는데, 이중 직접비는 신규 시설, 신규 인력 등 보건프로그램을 위해 직접 현금으로 새롭게 지출되는 경비를 말한다. 기존 인력 및 시설을 활용하는 경우는 이들이 보건프로그램에 할당되는 비율을 근거로 간접비를 산출한다(이주열, 2009).

기획자는 가용한 재원을 어떻게 할당해야 할지를 결정해야 한다. 기획자가 재원 할당에 앞서 확인해야 할 요소는 다음과 같다(윤순녕 외, 2010).

① 소수의 대상자에게 충분한 재원으로 운영되는 프로그램을 할 것인가? 아니면, 다수를 대상에게 부족한 재원으로 운영되는 프로그램을 할 것인가?
② 재원이 부족하다면 무엇을 포기해야 하는가?
③ 재원이 부족할 것을 알면서도 일단 프로그램을 시작할 것인가? 아니면 충분한 재원이 확보 될 때까지 프로그램 시작을 유보할 것인가?
④ 교육담당자를 줄일 것인가? 아니면 물품을 줄일 것인가?

4) 업무일정표 작성방법

일정표는 업무를 규명하고 전체 업무가 진행되는 과정을 펼쳐봄으로써 진행과정을 모니터링하고 필요하다면 계획을 수정하는데 도움이 되는데 보건프로그램 업무일정표는 실제 사업을 수행하는데 필요한 지침서가 될 수 있으며, 보건프로그램의 진행순서에 문제가 없는지, 작업별로 준비기간은 충분한지, 특정기간에 집중되어 담당자의 업무처리에 문제가 없는지 등을 사전에 검토하고, 수행 중에는 일정대로 보건프로그램이 진행되는지를 평가하는데 필요하다(전국대학보건관리학교육협의회, 2009).

소요시간은 담당자가 그 일에만 전념해서 완수하는데 필요한 시간을 의미하며, 각 작업을 마치는데 소요되는 시간을 현실적으로 예측해야 한다. 소요예상시간을 가장 현실적으로 산출할 수 있는 방법은 그 일의 담당자에게 직접 산출해 달라고 요청하는 것이며, 이를 통해 담당자의 참여의식을 고취시킬 수 있는 부가적 이점도 있다.

기획자는 각각의 업무에 예상되는 시간을 정확하게 예측하도록 노력해야 하나 수행계획대로 항상 업무의 진행이 일치되는 것이 아니기 때문에 일정표는 융통성 있고 수정 가능해야만 한다(배상수, 2008)

기획자는 또한 다양한 시간적 측면을 고려하고, 어느 한 가지 사건이라도 간과하지 않도록 노력해야 하며, 어느 한 특정영역 또는 특정업무를 너무 많이 강조해서는 안된다. 또한 작성과정에서 수행해야하는 다른 업무들 보다 더 많은 시간을 필요로 하는 특정 업무들이 있는지에 대해서 살펴보아야 한다. 보건프로그램 목표 달성을 위해 시간적 틀이라는 용어로 각각의 활동을 조정할 수 있다. 예산, 노력, 과학적 이해, 고용, 인력, 장비와 물자의 구매, 규제적 문제, 행정부서의 승인, 자금의 출처, 정부기관의 승인 등의 모든 요인들을 고려해야 한다(전국대학보건관리학교육협의회, 2009).

일반적으로 사용되는 일정표는 이해하기 쉽게 만들어야 한다. 일정표에는 다음과 같은 사항들이 기본적으로 포함되어 있어야 한다(Nutt, 1984).

① 해야 할 업무에 대한 구체적인 기술
② 먼저 해야 할 활동들에 대한 결정
③ 얼마나 오랫동안 각 업무를 수행할지 결정
④ 각각의 업무를 언제 시작할지 결정
⑤ 업무들이 끝나고 반복할지, 대체할지 결정
⑥ 어떤 종류의 시간 주기를 사용해야 할지 논의(주, 달, 일 등)
⑦ 업무진행 일정을 쉽게 알 수 있도록 주기적으로 모니터링

〈표 10-1〉 금연프로그램 업무수행 일정표의 예

주요추진업무	2009년 일정											
	1월	2월	3월	4월	5월	6월	7월	8월	9월	10월	11월	12월
1. 시민자율감시체계구축												
-자율점검												
-지도자 연찬회												
2. K구민건강주간행사												
-금연전시회												
-금연침시술												
-금연교육												
3. 금연건물확대지정												
4. 학교금연사업												
-보건교사 연찬회												
-교육교재개발(교사용)												
-금연침 시술												
5. 금연침시술한의원운영												
-연찬회												
6. 금연상담실 운영												
-연찬회												
-상담설문작성												
7. 금연홍보물제작 및 배부												
8. 절주홍보물 제작												
-공중이용시설 배부												

*자료 : 윤순녕 외(2000)

5) 프로그램계획서 작성

프로그램계획서 작성 시 전체적인 개요를 작성하여 팀원들의 의견을 수렴한 후 구체적인 내용을 결정하는 것이 시간을 절약할 수 있다. 이러한 절차를 통해 책임자, 각 업무별 실무자, 필요한 인원수, 소요비용 및 시간 등 세부 사항에 대한 정보를 확보해야 한다. 보건프로그램의 수행단계를 계획서에 명확히 제시하지 않으면 초기에 의도했던 결과를 도출하기 어려우므로, 프로그램계획서에는 각 작업의 최종 결과물로 기대하는 내용이 무엇인지 구체적으로 밝힐 필요성이 있다. 따라서 프로그램계획서는 작업분석표와 일정을 보완하여 최종적으로 프로그램과 책임자, 작성일 등을 기재하면 완성된다(배상수, 2008).

세부 프로그램계획 작성에 참여할 사람과 그 절차는 다음과 같다.

• 사업 수행에 실제로 참여하게 될 사람(3~5명)을 모아서 세부 프로그램계획을 작성할 작업팀을 구성한다.
• 세부 프로그램 개요를 작성하고, 사업팀의 의견을 수렴한다.

○○ 프로그램계획서

프로그램명 :

우선순위 :

책임자 :

최종 검토일 :

단계	세부프로그램명과 내용	담당자	예산	장비 · 시설	일정		비고
					시작일	완료일	
준비단계							
수행단계							
평가단계							

- 개요를 발전시키고 수행단계에 포함될 작업들과 자원에 대해 브레인스토밍을 실시한다.
- 작업들의 순서를 정한다.
- 일주일 정도 지난 후 지금까지 작성한 초안을 다시 검토하고 수정한다.
- 수정된 안을 기획팀에 배부하여 검토를 받는다.
- 기획팀의 검토결과를 반영하여 최종 세부 프로그램계획서를 완성한다.

III부

보건 프로그램의 평가

11장

보건프로그램 평가

LEARNING OBJECTIVES 학습 목표

1. 보건프로그램 평가의 개념을 이해할 수 있다.
2. 보건프로그램 평가의 목적을 설명할 수 있다.
3. 보건프로그램 평가지표의 요소를 나열할 수 있다.
4. 보건프로그램 평가모형을 적용할 수 있다.

보건프로그램 평가는 '건강을 유지, 증진시키기 위해 지역사회에 어떤 프로그램을 계획하여 실시하고, 그 효과가 미리 설정한 목표에 어느 정도 달성되었는지 측정하고, 다음 프로그램의 계획에 유용하게 사용하기 위해 설정된 목표와의 효율성과 적합성을 실제적으로 검토하는 과정'이다.

즉, 보건프로그램은 보건프로그램의 목적 달성 정도 확인, 가치 및 장점 파악, 효과 및 영향 파악, 의사결정 보조, 프로그램의 개선 및 변화, 수행의 점검 및 통제, 홍보 등 다양한 목적을 위하여 실시한다.

이러한 보건프로그램을 수행한 후 보건프로그램의 평가과정을 반드시 거치게 되는데 이 보건프로그램 평가모형은 Logic 모형, PRECEDE-PRODEED 모형, PATCH 모형, MAPP 모형, CDC 보건프로그램 평가모형 등이 대표적이다.

보건프로그램 평가는 평가시기에 따라 진단평가, 형성평가 및 총합평가로 구분하며, 관심사에 따라서는 구조평가, 과정평가, 영향평가, 결과평가로 구분한다. 또한 평가 주체에 따라 내부평가와 외부평가로 구분하며, 평가자료에 따라 양적 평가와 질적 평가로 구분한다. 평가기준에 따라 절대평가와 상대평가로 구분하며, 평가 목적에 따라 개선목적, 관리목적 및 연구목적 평가로 구분한다. 사업 단계에 따라서는 기획평가, 실시평가 및 종합평가로 구분하며, 경제학적 평가에 따라서는 비용효과평가, 비용편익평가, 비용효용평가로 구분한다.

보건프로그램 평가지표는 보건프로그램 실시 후 변화를 측정하는데 사용되는 도구로 보건프로그램 수행 정도와 적절성, 효과성과 효율성 등을 평가하기 위해서 반드시 필요하다. 보건프로그램 평가지표를 선택할 때는 타당성, 신뢰성, 유용성 및 측정 가능성 등을 고려해야 한다.

1. 보건프로그램 평가의 이해

1) 보건프로그램 평가의 개념

보건프로그램 평가는 '건강을 유지 · 증진시키기 위해 지역사회에 어떤 보건프로그램을 계획하여 실시하고, 그 효과가 미리 설정한 목표에 어느 정도 달성되었는지 측정하고, 다음 계획에 유용하게 사용하기 위해 설정된 목표와의 효율성과 적합성을 실제적으로 검토하는 과정' 을 의미한다. 미국의 보건학자 Green(1986)은 "평가란 관심 있는 사건을 미리 정한 기준과 비교하는 것"이라고 정의하였고, 평가요소를 다음의 세 가지로 보았다. 우선 평가 시 평가하고자 하는 관심사항이 있어야 하고, 프로그램의 성과를 판단하기 위해서 도달하여야 할 목표치 혹은 상대적 기준이 있어야 하며, 마지막으로 얻어진 결과를 사전에 정한 기준과 비교할 수 있어야 한다고 하였다.

WHO(1981)는 "평가란 보다 바람직한 미래를 위해 항목을 주의 깊게 선택함으로써 현재 활동을 개선하거나 더 나은 기획을 실시하기 위해 경험에서 체계적으로 배우고, 그 배운 교훈을 사용하는 방법" 이라고 하였다. 또한 평가를 실시하는 이유는 성과를 확인하고, 장점과 약점을 규명하며, 진행을 측정하고, 노력이 효과적인지를 확인하여, 개선 정도를 모니터 하고, 기획을 개선하기 위해서이다. 따라서 평가란 단순히 프로그램에 대한 효과를 측정하는 것이 아니라 평가하고자 하는 대상의 장점, 가치, 의미 및 전반적인 상황에 대하여 체계적이며, 과학적이고 주의 깊게 판단하여 조사하는 것을 의미한다.

평가가 실시될 경우에는 명확한 목적을 설정하고 객관적으로 실시되어야 하며 측정하는 기준이 명시되어야 한다. 또한 평가는 계획에 관련된 사람, 프로그램에 참여한 사람, 평가에 영향을 받게 될 사람에 의해서 지속적으로 실시되어야 하고, 그 결과가 프로그램의 향상과 성장을 위하여 환류되어야 하고 평가방법과 평가결과 보고서는 누구든지 알 수 있게 쉽게 사용되도록 마련되어야 한다.

2) 보건프로그램 평가의 목적

프로그램 평가의 목적을 일반적인 목적과 이해 집단별 목적으로 나누어 살펴보면 다음과 같다.

(1) 일반적 평가 목적

① 보건프로그램의 목적 달성 정도 확인

프로그램이 추구하는 목적이 어느 정도 달성되었는가를 파악하는 일에 중점을 두는 것이다. 어떤 프로그램의 경우에도 추구하는 목적이나 의도성이 있고 평가 자체가 합리적이고 체계적인 활동이기 때문에 그 목적이 어느 정도 달성되고 있는지를 확인하고 파악하는 일이 필수적이다.

② 보건프로그램의 가치 및 장점 파악

보건프로그램이 가지고 있는 장점을 파악하고 판단하며 보건프로그램으로 인하여 나타나거나 성취된 가치를 사정하고 판단한다. 또한 보건프로그램이 지속 및 확대되기 위하여 해당 보건프로그램이 어떤 가치와 장점을 가지고 있는지를 확인하고 평가하는 것이 필요하다.

③ 보건프로그램의 효과 및 영향 파악

보건프로그램의 수행 후 나타나는 효과나 영향을 사정 및 판단하는 일에 초점을 두는 것이다. 프로그램 실시로 인하여 발생한 변화를 측정 및 사정해야만 이를 바탕으로 프로그램을 정당화 및 타당화할 수 있고, 프로그램을 지지하거나 인정할 수 있게 되며, 프로그램에 대한 의사결정을 내릴 수 있기 때문이다.

④ 보건프로그램의 의사결정 보조

보건프로그램의 존속 및 폐지, 개선, 대안 탐색 등의 선택과정에서 의사결정 시 도움이 되는 자료를 지속적으로 제공하게 된다. 즉 보건프로그램 운영과 관련하여 중요한 의사결정을 내려야 할 경우 평가결과를 의사결정에 활용하게 된다.

⑤ 보건프로그램의 개선 및 변화

평가결과를 보건프로그램 진행과정에 직접 투입시키거나 다음 보건프로그램 진행에 피드백을 시켜서 보건프로그램의 질적 개선을 목적으로 활용할 수 있다.

⑥ 보건프로그램 수행의 점검 및 통제

보건프로그램 담당자가 충실하게 수행하고 있는지를 감독 및 통제하기 위한 목적으로 실시된다. 평가를 통해 보건프로그램 수행의 질 관리 뿐만 아니라 관련자를 감독 및 통제할 수 있기 때문이다.

⑦ 보건프로그램에 대한 홍보

보건프로그램에 대한 평가를 실시하는 자체가 보건프로그램에 대한 관심을 불러일으키고 보건프로그램에 대한 홍보 효과를 얻을 수 있다. 어느 수준의 홍보를 의도하느냐에 따라 평가의 내용 및 방법이 달라질 수 있다.

(2) 이해 집단별 평가 목적

① 기관의 입장

보건프로그램이 효과적이라는 것을 다른 집단에게 보이고, 보건프로그램 운영 예산에 대한 근거를 확보하며, 재정을 조달하는 기관에 보건프로그램에 대한 효과를 제시하여서 비용을 결정하고 향후 보건프로그램에 대한 활동을 결정하고자 평가를 실시한다.

② 관리자의 입장

보건프로그램에 대한 지지 및 호의적인 반응을 유도하고, 조직 내에서 관리자의 위치를 향상시키며, 보건프로그램에 대한 계획서를 제출할 수 있는 근거를 확보하기 위해서 평가를 실시한다.

③ 일반인의 입장

보건프로그램의 효과에 대한 다양한 정보를 획득하고 실행된 보건프로그램에 대한 이득을 얻으려 하기 때문에 평가가 중요하다.

④ 전문가의 입장

평가를 학문 및 적용된 지식에 공헌하고자 하는 욕구를 충족하고 전문가로서의 발전을 위한 기회로 활용하고 평가의 중요성에 대한 믿음을 확고히 한다.

2. 보건프로그램의 평가모형

1) Logic 모형

논리모형(Logic 모형)은 문제상황을 해결하고자 투입되는 자원, 활동, 성과를 체계적이고 시각적인 방법으로 제시하는 방법(틀)이며 투입 → 활동(과정) → 산출 → 단기결과 → 중기결과 → 장기결과 → 목표달성의 일련의 과정으로 구성된다(그림 11-1). 흔히 논리모형은 프로그램의 전반적인 구조와 기능을 이해할 수 있게 해줌으로써 프로그램의 기획과 평가를 위한 유용한 도구로 활용된다. 따라서 잘 개발된 논리모형은 보건프로그램의 개발, 실행, 평가 과정에서 유용한 로드맵 역할을 하게 된다(그림 11-2). 논리모형에서 유의할 점은 보건프로그램의 진행 과정을 쉽게 파악할 수 있도록 많은 역동적인 관계를 제외하고 선형으로만 표시가 되어있다는 점이다. 하지만 실제 보건프로그램은 연속적인 순서를 따르지 않는 역동적인 상호관계를 갖게 될 수 있다. 또한 논리모형은 기대되는 결과에 초점을 맞추고 있지만 실제 보건프로그램 실행 과정에서 긍정적인 결과뿐만 아니라 의도하지 않는 결과가 발생할 수 있다는 점에 유의해야 하며 외부 환경을 포함한 모든 관련된 요소들을 고려해야 한다.

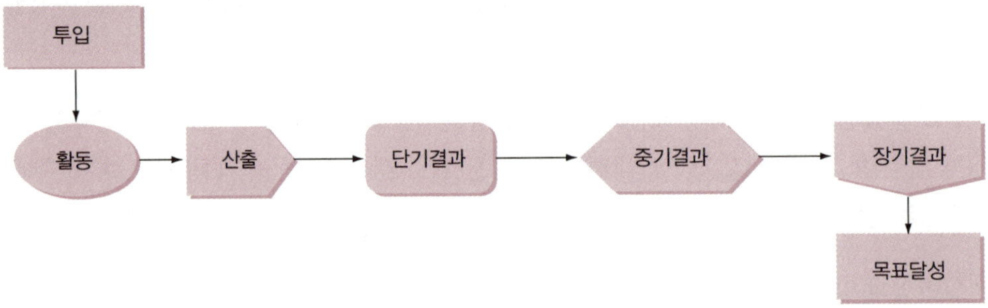

(그림 11-1) 논리모형의 기본틀

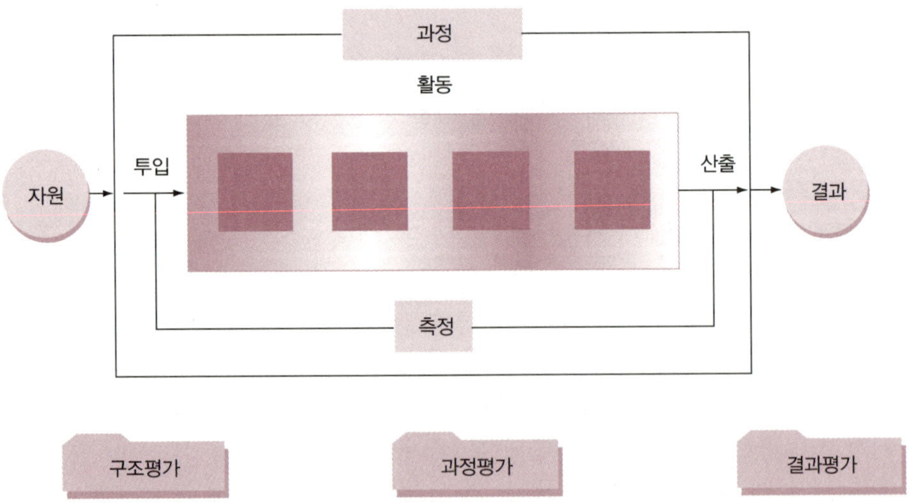

(그림 11-2) 논리모형에 따른 평가의 유형

(1) 투입영역

투입은 활동을 가능케 할 수 있는 자원들로 인적 요소, 물적 요소, 경제적 요소로 구분할 수 있다. 인적 요소는 전담 인력확보 여부, 담당인력 수, 외부인력 활용 등을 통해 분석한다. 물적 요소의 경우에는 보건프로그램 실시에 필요한 시설의 크기나 공간 형태, 필요한 재료나 장비 보유 여부를 조사하는 것을 의미한다. 경제적 요소는 보건프로그램 실시에 필요한 재정적인 지원 부분을 말하며 재원조달구조와 재원비용이 얼마나 효과적으로 집행되고 프로그램 실시에 영향을 미쳤는지 평가하고, 경제적 투자 여부를 평가하게 된다.

(2) 과정영역

과정은 서비스를 생산, 제공하기 위해 투입된 생산요소를 처리하는 중간단계를 의미하며 수행활동 요소, 제공자 요소, 대상자 요소, 지역사회협력 요소, 외부 요소로 구분하여 분석한다.

(3) 산출영역

산출은 투입 요소를 처리하는 과정을 거쳐 생산된 서비스나 물품을 말하며 보건프로그램 산출은 프로그램 수료자 수, 프로그램이 실시된 지역수 등이 해당된다.

(4) 결과영역

결과는 보건프로그램 실시로 인해 나타난 건강수준의 변화 및 지식, 태도, 행동의 변화 등이 해당되며 변화에 오랜 시간이 소요되므로 변화 측정에 어려움이 있을 수 있다.

- 단기결과 : 프로그램 산출에 의해서 가장 밀접하게 영향을 받는 성과로, 프로그램 참여를 통한 지식, 태도, 기술의 변화에 해당된다.
- 중기결과 : 프로그램을 통하여 나타난 지식, 태도, 기술의 변화에 의해서 나타나게 된 행동의 변화이다.
- 장기결과 : 궁극적인 성과로 프로그램 참여자 혹은 참여주체의 조건이나 상황에 대한 의미있는 변화를 말한다.

논리모형에 따르면 평가는 투입에 대한 평가인 구조평가, 전환과정 및 산출과정에 대한 평가인 과정평가, 프로그램의 결과에 대한 평가인 결과평가로 분류할 수 있다.

① **구조평가**

구조평가는 투입된 자원과 재원에 대한 적절성 및 효율적인 사용 여부 및 인력의 전문성 여부를 평가하는 것으로 예를 들면 '전문성을 가진 인력이 사업을 담당했는지', '사업을 담당하는 인력은 부족하지 않았는지' 또한 '시설, 장비, 예산, 정보 등이 적절하게 사용되었는지'를 평가하는 것이다.

② **과정평가**

프로그램이 계획된 대로 진행되고 있는지, 과정상 문제가 발생하고 있지는 않은지 등의 적절성 여부를 평가하는 것으로 '계획한 일정대로 제대로 되고 있는지', '투입된 자원은 적절하게 사용되고 있는지', '보건프로그램 중간 과정에 있어서 문제는 없는지' 등을 평가하는 것이다.

③ **결과평가**

결과평가는 수행된 프로그램의 결과가 프로그램 목표에 도달했는지의 여부를 평가하는 것으로 '보건프로그램 수행 전에 의도한 대로 목표를 달성했는지', '건강 수준이 얼마나 변화되었는지' 등을 통해 결과 수준을 평가하는 것이다.

2) PRECEDE-PROCEED 모형

PRECEDE-PROCEED 모형에서는 최종 목표가 삶의 질 향상이며, 건강은 삶의 질을 결정하는 하나의 중요한 요인으로 이해된다. 이 모형은 총 9단계로 구성되어 있으며, 제1단계에서 제5단계까지는 진단단계로 건강증진의 최종 평가 대상인 삶의 질을 평가하는 사회진단(Social diagnosis)에서 시작하여 역학적 진단(Epidemiologic diagnosis), 행동 및 환경진단(Behavioral and environmental diagnosis), 교육 및 조직진단(Educational and organizational diagnosis), 행정 및 정책진단(Administrative and policy diagnosis)를 포함한다. 일단 다섯 단계의 진단결과에 따라 적절한 개입방법(건강증진방법)을 선택하여 프로그램을 수행(Implementation)하는 것이 제6단계이다. 제7단계에서 제9단계는 수행된 프로그램의 성과에 대한 평가단계로 진단 과정의 각 단계를 역순으로 프로그램 수행과정평가(Process evaluation), 영향평가(Impact evaluation)와 결과평가(Outcome evaluation)를 함으로 건강증진 프로그램이 완료되어지는 계획을 유도하게 된다. 이 모형의 특징은 시작의 방향이 목적을 향하고 있지 않으며, 목적에서 시작하여 목적으로 돌아오는 순환형태를 이루고 있는 것이다(그림 11-3).

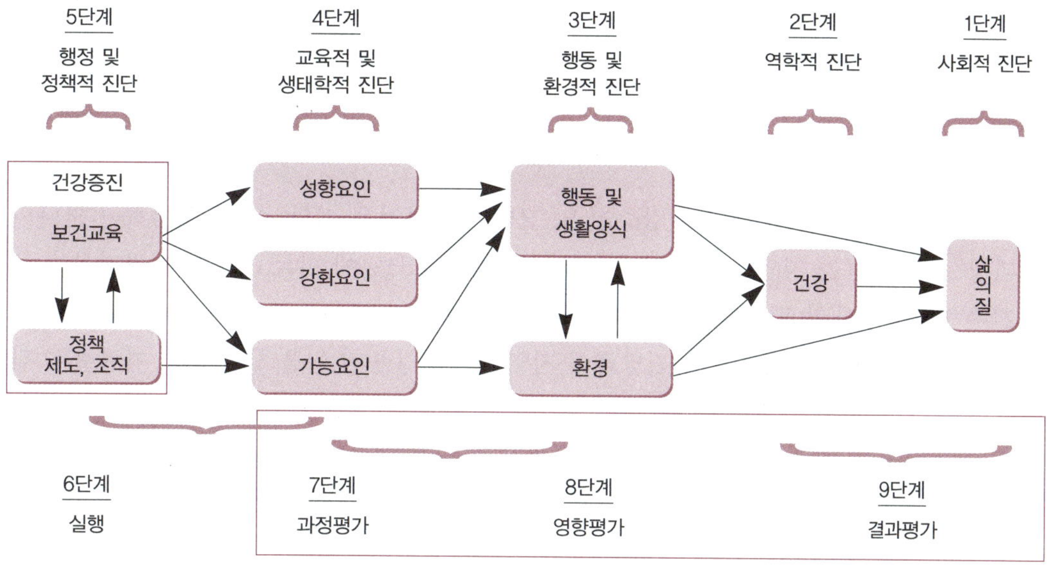

*자료 : Green, L. W. & Kreuter, M. W.(1991). Health Promotion Planning-Aa educational and environmental approach, 2nd ed. Mayfield pub co.

(그림 11-3) PRECEDE-PROCEED 모형의 기본틀

전체 9단계 중 평가단계 부분을 구체적으로 살펴보면 다음과 같다.

(1) 7단계(과정평가)

과정평가의 경우에는 프로그램의 수행이 정책적, 이론적 근거와 프로토콜 등에 따라 잘 수행되었는지를 평가하는 단계이다. 이 단계는 프로그램 진행과정의 첫 번째 평가로, 수행중 문제점을 찾아냈을 때 프로그램 관리자는 그 문제가 표면화되기 전에 수정할 수 있다.

(2) 8단계(영향평가)

목표행동과 성향요인, 강화요인, 가능요인 및 목표행동에 영향을 미치는 환경요인에 대한 즉각적인 효과에 대한 평가를 하는 단계이며 프로그램 실시 후 지식의 변화, 태도의 변화, 행위의 변화를 측정하여 평가할 수 있다.

(3) 9단계(결과평가)

진단의 초기단계에서 사정된 건강상태와 삶의 질의 변화를 평가하는 단계이다. 보건교육프로그램을 수행한 후 장기적인 효과로 유병률의 감소 등을 알아봄으로써 건강상태, 삶의 질을 평가할 수 있다.

3) PATCH 모형

PATCH란 "지역사회에서 건강증진 및 질병예방 사업을 기획, 수행, 평가하는 하나의 과정"을 지칭하는 지역사회 보건기획 모형으로서 1983년에 미국 CDC가 지방정부의 보건부 및 지역사회 단체들과 함께 개발한 것이다. PATCH(Planned Approach To Community Health)과정은 보건당국이 지역사회 건강증진 팀을 구축하고, 자료를 수집 및 활용하며, 보건 문제의 우선순위를 설정하고, 정책을 시행하는 과정 전반을 기획 평가하도록 과정 전반에 대한 상세한 방법과 자료를 제공하는 방식으로 진행되었다. 1980년대에 PATCH가 처음 개발되었을 때의 목표는 Green이 제안한 PRECEDE(predisposing, reinforcing, and enabling constructs in educational/ ecological diagnosis and evaluation)모형의 맥락에서 최신의 보건교육, 건강증진, 그리고 지역사회 개발을 위한 지식과 이론에 근거하여 지역사회에서 수행할 수 있는 실천적인 과정을 제공함에 있었다. PATCH의 주요 요소는 다음과 같다.

- **지역사회 주민의 참여**: PATCH는 광범위한 지역 주민의 적극적인 참여를 근본으로 한다. 주민들은 자료 분석, 우선순위 설정, 예방 활동 기획, 의사결정 등에 참여한다.
- **자료에 기반한 프로그램 개발**: 건강 수준 및 요구 수준에 대한 다양한 자료를 활용한다.
- **포괄적인 건강증진 전략을 개발**: 주민들은 파악된 보건 문제를 일으키는 요인들을 분석하고, 지역사회 정책, 서비스 자원 등을 검토한다. 중재 방법으로 교육, 언론, 정책 활동, 환경 조치 등을 도출하여 학교, 병원, 지역사회, 직장 등 다양한 조건에 적용한다.
- **평가를 통하여 feedback과 프로그램 개선**: 시기 적절한 피드백이 프로그램 참여자들에게 매우 중요하다. 평가를 통해 프로그램을 개선할 수 있다.
- **건강증진을 위한 지역사회 역량을 향상**: PATCH 과정은 다양한 주요 보건 문제들을 해결하기 위해 반복적으로 활용될 수 있다. PATCH는 주민들의 보건 기획 및 건강증진 능력을 강화함으로써 보건 문제를 해결할 수 있는 역량을 향상시킨다. 마지막으로 PATCH 과정을 단계별로 살펴보면 다음과 같다(그림 11-4).

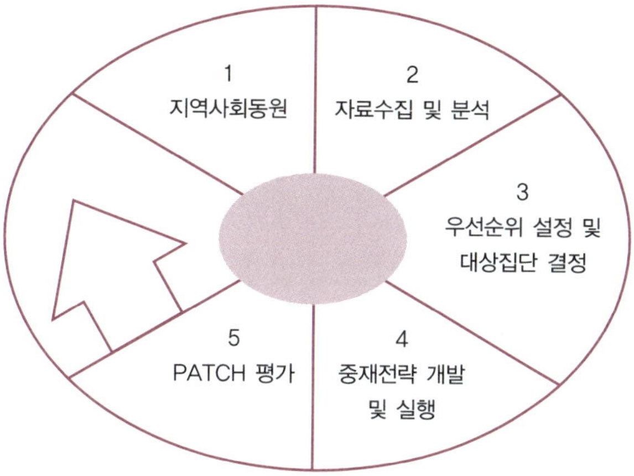

(그림 11-4) PATCH모형

(1) 지역사회 자원의 동원

대상 지역을 정의하고 참여자를 모집하는 과정으로 지역사회 지도자의 지원이 필수적이고 추진위원회와 실무작업팀의 결성 후 지역주민과 지역지도자를 대상으로 PATCH 프로그램에 대하여 홍보한다.

(2) 자료 수집 및 분석

사망률, 유병률, 지역주민의 건강행위, 인식 및 견해 등에 대한 자료를 수집하여 분석한 후 가장 주요한 건강문제를 결정하고 자료분석 결과를 지역주민과 공유한다.

(3) 우선순위 설정과 대상집단 결정

중요성와 변화 가능성을 고려하여 우선순위를 설정한 후 우선순위의 건강문제를 해결하기 위한 목표를 설정한다.

① 중요성

건강문제가 지역사회에 얼마나 심각한 영향을 주는지, 건강문제를 변화시키면 건강수준에 얼마나 효과가 나타나는가를 평가하는 기준이다.

② 변화가능성

건강문제가 얼마나 용이하게 변화될 수 있는가를 평가하는 기준으로 변화 가능성을 평가하기 위해서는 문헌을 통해서나 다른 지역의 보건프로그램 경험을 통해 건강 문제를 효과적으로 해결한 경험이 있는지를 확인하되 과학적 근거에 따라 건강문제의 변화

가능성을 평가한다.

(4) 중재전략 개발 및 실행

기존에 제공되고 있는 프로그램과 중복 예방을 위하여 기존 프로그램을 파악하고, 가용 자원을 사정하여 중재전략을 개발한다. 개발된 중재의 목표설정, 중재 및 평가계획 개발, 주요활동 일정표 개발, 자원봉사자 모집 및 훈련, 중재의 홍보와 실행 등의 활동이 포함되고 보건교육, 미디어 홍보, 캠페인, 정책지지 및 환경변화 등의 전략이 포함된다.

(5) PATCH 평가

PATCH 전 과정을 모니터링 하고, 프로그램의 성공을 측정할 수 있는 지표 설정 후 이에대한 자료를 수집하고, 결과는 지역사회에 피드백하여 향후 프로그램에 참여를 장려하고, 향상된 프로그램을 개발하는데 활용한다.

4) MAPP 모형

MAPP(Mobilizing for Action through Planning and Partnerships)는 미국 지역보건공무원협의회(National Association of County and City Health Officials, NACCHO)가 제안한 공공-민간 협력을 중심으로 한 포괄적인 보건사업 수행 방안이다. 기존에 확립된 평가 도구나 기획법을 중시하는 MAPP는 1991년에 제안된 공공 보건의 우수성 측정을 위한 평가방법(APEX/PH: Assessment Protocol for Excellence in Public Health)을 기초로 만들어졌으며 APEX/PH와 MAPP와의 차이점은 아래의 표와 같다.

〈표 11-1〉 공공-민간 협력 측정 도구 비교(APEX/PH와 MAPP)

APEX/PH	MAPP
지역보건당국의 지도력 향상	지역보건당국의 지도력 및 공공보건에 대한 지역사회의 책임감 강조
공공보건의료서비스(service)제공 능력 평가	지역사회 공공보건체계(system)능력 평가
실행 기획	전략 기획
건강 상태에 초점	건강상태, 지역사회 인식, 변화 가능성, 지역사회 공공보건체계 역량 등에 초점
지역사회 요구를 해결하기 위한 방안 개발	지역사회 요구, 자원, 해결 방안, 실행력 등의 전략적 접근

*자료 : National Association of County and City Health Offical(2000). Achieving Healthier Communities through MAPP: A User's Handbook

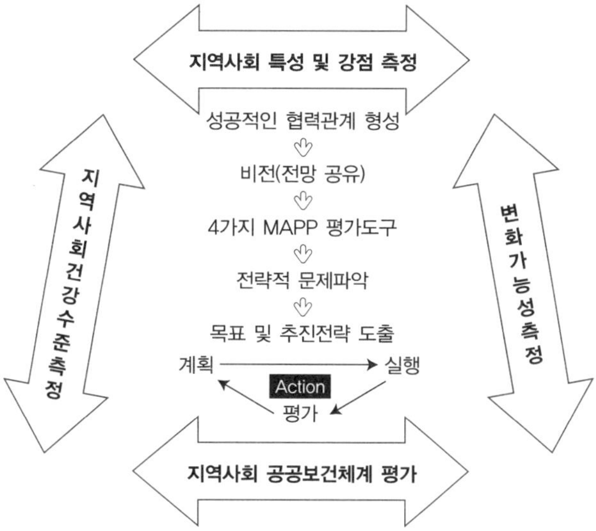

*자료 : National Association of County and City Health Offical(2000). Achieving Healthier Communities through MAPP: A User's Handbook

(그림 11-5) MAPP의 4가지 평가와 진행 과정

MAPP의 주요 특징은 첫째, MAPP는 지역사회 중심 접근법을 사용한다. 둘째, 전략적 기획 개념에 충실하다. 전략적 기획에 충실한 접근법은 지역사회의 자원확보, 요구와 자원의 매칭, 외부환경에 대한 반응, 변화에 대한 기대감과 관리, 장기적 접근법의 수립 등에 대단히 효과적이다. 셋째, 지역사회 공공보건 체계의 형성 및 강화에 초점을 둔다. 사람, 정보, 재정, 조직 등 지역사회의 모든(공공, 민간, 개인, 자발적 조직)자원을 이용하여 공공보건의 목표달성에 주목하고 지역사회의 다양한 자원간 협력과 가장 효과적인 방법으로 지역 공공보건활동을 수행한다. 넷째, 공공보건행정의 지도력 증진: MAPP 전략에 따른 공공보건시스템의 건설은 동시에 행정 조직의 지도력을 증진시키는 결과를 초래힌다. 디섯째, 지역사회 전략기획 방안 개발을 위한 4가지 평가도구(지역사회 특성 및 강점 파악, 지역사회 공공보건체계 평가, 지역건강수준 파악, 변화 가능성 파악 측정도구)를 사용한다.

MAPP 공공－민간협력 과정은 (그림 11-5)에서와 같이 성공적 파트너십의 형성을 통해 공동의 비전을 형성하고 지역사회 역량을 평가한뒤 전략기획 방안을 마련하기 위한 4가지 MAPP 평가를 수행한다. 그리고 나서 이 결과를 이용하여 전략적 이슈를 도출하고 목표 및 전략 수립을 하고 계획－실행－평가의 실천 과정을 통해 이루어진다. 구체적인 MAPP의 단계는 아래와 같다.

(1) 성공적인 협력관계 형성

지역주민의 참여와 협력을 유도하기 위한 계획을 설계하는 단계이다.

(2) 비전확립

지역사회 비전과 가치는 MAPP 과정의 초점, 목적, 방향을 제시하는 문장으로 구성하되 지역주민과 함께 공유하고 지역사회 내 다른 사업의 비전과 연계가 가능하면 연계시켜 활용한다. 미래 전망을 공유하는 것이다.

(3) MAPP 사정

지역현황 평가의 MAPP 사정은 지역사회 특성 및 강점 파악, 지역사회 공공보건체계 평가, 지역건강수준 파악, 변화 가능성 파악 측정 도구 등 4가지를 통하여 지역사회 비전과 현재의 지역사회 상황 간에 격차에 대한 통찰력을 제공한다. 또한 비전을 성취하기 위한 전략 이슈를 파악하여 목적설정의 기초가 되는 정보를 제공한다.

(4) 전략적 문제 파악

전략과제란 지역사회가 비전을 성취하기 위해 다루어져야 할 근본적인 정책의 방침과 주요한 도전과제를 의미한다. 이 단계에서는 비전과 가치, 4가지 MAPP 사정 결과를 검토한 후, 사정결과 확인된 요인들 중 비전의 성취를 위해서 다루어져야 할 주요 요인을 선정한다.

(5) 목표 및 추진 전략 도출

각각의 전략 과제를 위한 목적과 활동전략을 형성하고 목적은 비전과 연결시켜 설정하며, 전략과제의 해결을 위한 목적을 설정한다.

(6) 실행

실행 단계에서는 계획–실행–평가의 실천 과정을 통해 이루어진다.

5) CDC 보건프로그램 평가모형

과거 평가실행 분야에서는 새로운 정의, 방법, 접근, 다양한 주제의 적용에 대한 발전이 이루어져왔으나 프로그램 평가구조에서는 그것들이 반영되지 못하였다. 이에

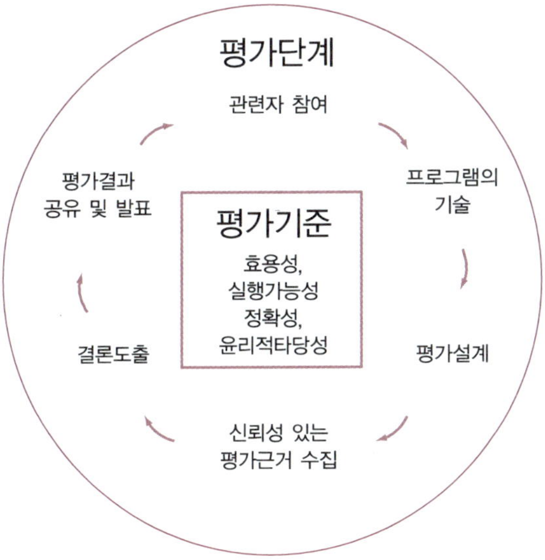

*자료 : http://books.nap.edu/openbook.php?record_id=10548&page=408

(그림 11-6) CDC(1999) 보건프로그램 평가모형

CDC(미국의 질병예방통제센터 : Centers for Disease Control and Prevention)에서 Evaluation Working Group을 구성하고 프로그램 평가의 필수요소들을 정리하고 조직화하는 평가구조 개발에 착수한 끝에 어떠한 보건프로그램이든 넓은 범위로 적용할 수 있는 평가구조가 개발되었다.

평가구조는 총 6단계(관련자 참여, 프로그램의 기술, 평가 설계 수립, 평가근거 수집, 결론 도출, 평가결과 공유 및 발표)로 구성되어 있으며, 각 단계들은 순환구조로 연결되어 있고, 전 단계는 다음 단계로의 진행에 기초를 제공한다. 또한 각 단계의 실행은 순환적이기 때문에 전 단계 활동이 끝나기 전에 각 단계의 실행이 완료되면 안 된다. 제시된 6단계는 프로그램의 정황(예: 역사, 설정, 조직 등)을 이해하고 효과적인 평가가 이루어지는데 도움이 된다. 두번째 평가구조의 요소는 4개의 그룹(효용성, 실행 가능성, 윤리적 타당성, 정확성)으로 정리된다(그림 11-6).

(1) 평가단계

① 1단계: 관련자 참여

공중보건 활동은 파트너십을 기반으로 이루어지는데 관련자가 만약 평가에 참여하지 않으면 프로그램의 목적, 운영, 결과에 대한 중요 요소를 설정할 수 없으며 평가결과들은 무시되거나 비난받거나 저항을 받을 수 있다. 따라서 참여시켜야 되는 사람들은 크게 세 부류로 프로그램 운영에 참여하는 사람들(예: 후원자, 관리자, 재정담당 공무원, 행정가 등), 프로그램의 혜택 또는 영향을 받는 사람들(예: 대상자, 대상자 가족, 행정기관, 관련기관 등), 그리고 프로그램의 1차적 활용자의 참여가 중요하다. 이들 관련자들의 참여는 프로그램 평가를 유용하게 할 가능성을 높여주고, 평가의 신뢰도를 높여주며, 참여자들의 역할 및 책임을 명확히 하고, 이해관계의 갈등을 감소시키고 대상자를 보호하는데 도움이 될 수 있다.

② 2단계: 프로그램의 기술

프로그램 기술은 프로그램 평가의 임무 및 목적을 잘 드러나도록 충분히 자세하여야 하며 프로그램이 실제로 행해지고 가능한 과정에 대한 것들이 포함되어야 하며 프로그램의 결론에 영향을 줄 수 있는 정황에 대한 기술도 포함되어야 한다. 프로그램 기술을 통해 평가의 공정성과 정확도를 증가시킬 수 있고, 강점과 약점을 균형있게 평가할 수 있으며, 프로그램이 처한 환경 속에서 어떻게 프로그램이 작동되는지를 이해당사자들이 이해하는데 도움이 될 수 있다. 또한 명확하고 논리적인 프로그램 기술을 위한 이해당사자들과의 협상은 때로 프로그램의 효과 및 결과가 도출되기 전에라도 이득을 가져올 수 있지만 이해당사자들과 합의 없는 프로그램 정의는 프로그램의 활용도를 저하시킬 수 있다. 프로그램의 기술 시에는 필요, 기대효과, 활동, 자원, 개발단계, 정황, 논리적 모델들이 포함되어야 한다.

③ 3단계: 평가설계

평가설계는 평가의 방향과 각 단계에서 수행내용에 대한 계획으로 평가설계를 통해서 평가의 목적과 의도를 명확히 할 수 있고, 평가결과나 어떻게 이용되는지를 이해할 수 있다. 평가설계 시 고려하는 항목에는 목적, 활용자, 활용, 질문, 방법, 협정이 있다.

- 목적: 평가목적의 명확한 표현은 평가가 수행되어지는 방법에 대한 조급한 의사결정을 방지한다.
- 활용자: 평가결과에 영향을 받는 사람들은 평가 설계에 대한 협상을 하기 때문에 평가의 초점을 정하는 과정에 참여하게 하여야 한다.
- 활용: 활용부문에 대한 용어가 모호하면 많은 이해당사자들에게 평가가 도움이 안되게 느껴질 수 있다.
- 질문: 질문은 프로그램의 어떤 면이 평가되어져야 하는지를 구분 지어준다.

- 방법: 평가방법은 평가가 어떻게 진행될 것이지에 따라 결정되며 각각의 평가방법은 고유의 한계와 선입견이 있기 때문에 실험적 방법, 준실험적 방법, 관찰적 방법 등의 혼합한 방법이 주로 많이 쓰인다.
- 협정: 협정에는 실행이 요약되어 있으며 평가를 수행하는 참여자들의 역할과 책임이 명확히 기술되어 있다.

④ 4단계: 신뢰할 만한 평가근거 수집

신뢰할 만한 근거를 갖는 것은 평가로 인한 판단 및 권고에 더욱 힘을 실어주게 되고 이해당사자들이 정보의 수집과 정의하는 과정에 참여하여 신뢰할 만한 근거를 찾으면 평가의 결과 및 권고가 더욱 받아들여지기 쉽다. 척도, 출처, 질, 양, 논리성이 포함되어야 한다.

⑤ 5단계: 결론 도출

이해당사자들이 자신들의 가치를 통해 결론을 해석하고 판단하는 것을 의미하며 참가자들의 요구, 지역사회의 기대, 조직의 목적 및 목표, 프로그램의 과정 및 성과, 자원의 효율성 등을 고려해서 평가하게 된다.

⑥ 6단계: 평가결과 공유 및 발표

평가결과를 여러 경로를 통해서 가능한 많은 사람들에게 전달하는 단계로 평가결과 발표 시 이해당사자들을 참여시키고 공식적인 보고서 및 요약평가서를 배포하게 된다. 보고서 작성 시에는 기존 사업의 결과를 반드시 참고하고, 사업의 성과를 강조하며, 간단명료하고 짜임새 있게 작성해야 한다.

(2) 평가기준

효과적인 보건프로그램 평가는 6가지의 평가단계와 더불어 정확성, 효용성, 실행 가능성, 윤리적 타당성을 기초로 체계적으로 공중보건활동을 개선시키고 설명할 수 있어야 한다.

① **정확성**: 기술적으로 정확한 정보를 전달하고 밝힐 수 있어야 한다.
② **효용성**: 의도된 사용자들에게 필요한 정보를 제공할 수 있어야 한다.
③ **실행 가능성**: 현실성, 신중성, 협상성, 간소성이 있어서 실행 가능해야 한다.
④ **윤리적 타당성**: 합법적이고 윤리적 행동, 프로그램에 영향받거나 참여하는 사람들의 복지를 고려해야 한다.

3. 보건프로그램 평가의 유형

보건프로그램은 평가시기, 관심사, 평가 주체, 자료 종류, 평가 기준, 사업 단계, 경제학적 평가에 따라 구분할 수 있다〈표 11-2〉.

1) 평가시기에 따른 분류

(1) 진단평가

진단평가는 사전평가로서 프로그램이 시작되기 전에 대상자들의 프로그램에 대한 이해도, 흥미, 준비도, 지식수준, 동기여부 등을 사전에 측정하기 위해 시도되거나 어떤 유형의 보건프로그램이 필요한지를 결정하기 위해 요구분석 및 선행연구 검토 등을 통하여 실시되는 평가이다.

(2) 형성평가

보건프로그램을 실행하는 중간에 실시되는 평가로 보건프로그램이 계획한대로 진행되고 있는지, 무엇을 어느 정도 수행했는지, 실행 중 어떤 문제점이 발생했는지, 문제점이 발생했다면 파급 정도가 얼마나 되고 해결방안은 무엇인지 등을 평가한다.

(3) 총합평가

보건프로그램이 실시된 후에 진행되는 평가로 투입된 노력의 대가로 무엇이 나타났는지, 목표는 달성했는지, 보건프로그램이 대상자 및 사회에 끼친 영향 등을 평가하게 된다.

2) 관심사에 따른 분류

(1) 구조평가

사전조사를 포함하는 구조평가는 프로그램 실행 전 자료의 강점이나 약점 또는 캠페인 전략의 강점 및 약점을 평가하기 위해서 실시된다. 흔히 사업에 투입되는 자원의 적절성을 평가하는 것으로 사업인력, 시설 및 장비의 적절성에 대하여 평가한다. 특히 사업인력부분에서는 인력의 양적 적절성과 함께 전문성도 평가하게 된다. 또한 모든 노력이 진행되기 전에 필요한 수정을 할 수 있도록 하고 의사소통활동이 시작되기 전에 프로그램을 성공시키기 위한 기회를 최대화하는 것이 구조평가의 기본적인 목적이다.

(2) 과정평가

프로그램을 실행하는 과정 중에 실시하는 평가로, 프로그램 진행일정의 준수, 프로그램 자원의 적절성과 효율성, 프로그램 이용자의 특성과 형평성, 그리고 프로그램전략 및 활동의 적합성과 제공된 서비스의 질을 평가한다. 이러한 과정평가를 통해 프로그램 계획과 진행정도를 비교함으로써 목표달성이 가능하도록 프로그램 내용을 조정하고, 목표달성을 저해하는 요인을 조기에 발견하여 시정하는 한편 목표달성을 촉진하는 요인은 강화하고자 하는 목적에서 실시하게 된다.

(3) 영향평가

프로그램의 단기적 결과에 대한 평가로 즉각적으로 관찰 가능한 프로그램의 효과인 인식, 지식, 태도, 기술 및 행위의 변화를 측정한다. 즉 영향평가는 프로그램에 대한 기술적인 자료 확보 및 단기 결과를 문서화하기 위한 자료를 얻는데 사용되고 단기결과는 대상 집단에 대해 프로그램의 즉각적인 효과를 설명해준다. 영향평가로 알 수 있는 정보는 지식과 태도의 변화, 대상 집단이 변화할 의향이 있는지의 표현, 단기 또는 중기 목표 행동으로의 변화, 정책의 시작 또는 다른 해당 기관의 변화들을 알 수 있다. 영향평가에 관한 질문은 다음과 같다.

- 프로그램의 영향으로 주민들의 지식, 태도 및 행위에 변화가 있는가?
- 이 프로그램으로 다른 프로그램에 어떤 파급 효과가 있었는가?

(4) 결과평가

결과평가는 4가지 종류 중 가장 종합적인 평가방법이다. 결과적으로 프로그램의 장기적인 결과와 변화, 건강상태의 증진 등에 집중하기 때문에 가장 바람직한 평가 방법이다. 평가비용이 많이 들고, 추가적인 노력과 전략이 요구되기 때문에 실제로 이루어지기 어렵고 외부영향으로 인해 프로그램의 직접적인 영향을 파악하기 어려운 점이 있다. 일반적으로 결과평가에서는 다음과 같은 내용에 관심을 가지고 평가를 진행하게 된다.

- 설정된 목적과 목표를 달성하였는가?
- 의도되지 않은 결과는 없는가?
- 프로그램이 사회적 형평성의 달성에 기여하고 있는가?
- 조직과 지역사회 문제 해결 역량이 강화되었는가?
- 프로그램 전략이 얼마나 효과적인가?

• 가능한 대안은 무엇인가? 다른 대안과 비교할 때 프로그램이 얼마나 효과적인가?
• 다른 상황 하에서는 프로그램이 얼마나 효과적일 것인가?
• 프로그램을 지속하거나 확대할 필요가 있는가?

3) 평가주체에 따른 분류

(1) 내부기관 평가

① 장점: 비용이 적게 들고 모든 사람이 받아들일 수 있으며 평가결과를 정확하게 의사소통할 수 있다.

② 단점: 사업에 지나치게 연관되어 있어 객관적인 평가가 어렵고 평가에 대한 전문적인 기술이 부족하며 결과를 성공적으로 해석하려는 선입견이 있다.

(2) 외부기관 평가

① 장점: 선입견 없는 태도로 평가에 임할 수 있고 전문적인 평가가 가능하며 새로운 시작으로 사업을 조망할 수 있다.

② 단점: 비용이 많이 들고 평가의뢰자와 사업 집행자, 평가자 간에 평가목적이 다를 수 있고, 사업을 충분히 숙지하지 못하고 전문가의 비판적 시각으로 접근할 수 있고 사업진행자의 협조적 참여가 쉽지 않다.

4) 자료 종류에 따른 분류

(1) 양적 평가

양적 평가는 체계적, 과학적, 경험적이고 일정한 과정에 따라 진행되어야 하며 심층적인 탐구의 전통을 따라 평가대상을 다양한 형태로 수량화한다. 따라서 양적 평가란 수량화된 자료를 가지고 적절한 통계적 방법을 이용하여 기술하고 분석하는 평가이다.

(2) 질적평가

질적 평가는 검사도구로 측정하여 수량화할 수 없는 경우에 활용함으로써 그들 특성의 달성 정도나 수준을 보다 상세하게 기술 묘사할 수 있는 장점을 지닌다. 그러나 그 기준의 신뢰성 및 객관성을 보장받기 어렵고 그를 위해서는 보다 고도의 전문성이 요청되거나 그 자료수집에 비용과 시간 및 노력이 많이 요청된다는 단점이 있다.

〈표 11-2〉 보건프로그램 평가의 일반적 분류

구분기준	구체적 분류			
평가시기	① 진단평가	② 형성평가	③ 총합평가	
관심사	① 구조평가	② 과정평가	③ 영향평가	④ 결과평가
평가 주체	① 내부기관 평가	② 외부기관 평가		
자료 종류	① 질적평가	② 양적평가		
평가 기준	① 절대평가	② 상대평가		
사업 단계	① 기획평가	② 실시평가	③ 종합평가	
경제학적 평가	① 비용효과평가	② 비용편익 평가	③ 비용효용 평가	

5) 평가기준에 따른 분류

(1) 절대평가

절대평가는 미래에 도달한 목표를 설정해 놓고 보건프로그램을 실시한 후 목표에 도달되었는냐 도달되지 않았느냐를 알아보는 평가방법으로 이 평가방법의 초점은 대상자가 얼마나 성취했느냐가 아니라 무엇을 성취했느냐에 초점을 둔 평가이다.

(2) 상대평가

상대평가는 보건프로그램의 결과를 미리 만들어 놓은 기준에 비추어 그것이 기준보다 높다, 낮다, 잘했다, 잘못했다 등을 판정하는 평가방법으로서 이 평가방법의 초점은 무엇을 성취했느냐가 아니라 얼마나 성취했느냐이다.

6) 사업 단계에 따른 분류

(1) 기획평가

보건프로그램을 시작하기 전에 지역이나 대상자의 건강문제를 분석하고, 보건프로그램의 가능성을 검토하는 단계의 평가를 의미한다.

(2) 실시평가

보건프로그램 실행과정 중에 이루어지는 평가로 프로그램의 수행상태를 파악하고 개선방안을 검토하는 평가로서 보건프로그램이 진행되는 동안 주기적으로 목표도달 정도, 진행 정도 및 전략 개선 등을 파악하기 위해 실시될 수 있다.

(3) 종합평가

보건프로그램 종료 후에 프로그램의 개선과 지속여부를 결정하기 위하여 프로그램 결과를 평가하는 것을 의미한다.

7) 경제학적 평가 유형에 따른 분류

(1) 비용편익평가(CBA ;Cost-Benefit Analysis)

비용편익평가는 경제학분야에서 많이 사용되는 것으로 비용과 결과를 모두 돈의 개념으로 다룬다. 이 방법은 결과가 돈으로 통일되어 있어 다른 사회적 가치와의 비교를 가능하게 한다. 투입되는 비용과 산출량의 상관관계를 고려하여 편익이 큰 것을 기준으로 대안 선택 여부 혹은 우선순위를 명백히 하는 것을 의미한다. 비용편익평가는 사람의 가치를 돈으로 산정하므로 윤리적인 문제 및 과연 사람의 가치가 얼마나 되어야 하는지에 대한 합의가 없어 잘 사용되지 않고 있다.

(2) 비용효과평가(CEA ; Cost-Effectiveness Analysis)

비용효과평가는 비용편익평가의 단점을 극복하고자 결과의 평가를 돈이 아닌 자연단위(natural unit)로 삼는다. 예를 들면 비용효과평가는 프로그램의 사용으로 인해 증가된 비용을 증가된 의료결과와 비교하는 것으로 mmHg당 평균 혈압개선, 발견된 환자수, 위험을 피하게 된 질병 건수, 생명을 구한 환자수, 증가된 생존년수 등이 될 수 있다. 하지만 CEA는 다음과 같은 문제점이 있다. 첫째, 효과측정단위가 프로그램마다 다를수 있기 때문에 CEA는 광범위한 중재에 걸쳐 이를 비교하는데는 이용될 수 없다. 둘째, 프로그램에 따라선 종종 관심의 대상이 되는 결과가 하나 이상인 경우가 있으며 산출물들끼리 관련성을 갖는 경우가 많다(예: 특정한 중재에 의한 산출물이 생명연장이나 삶의 질의 향상도 있지만 동시에 크고 작은 부작용도 포함될 수 있다. 또한 중재 그 자체가 단기간이라도 삶의 질에 영향을 줄 수 있다.) 셋째, 일부 산출물들은 다른 것들보다 더 중요하거나 더 큰 가치를 발휘할 수 있다는 점이다.

(3) 비용효용평가(CUA ; Cost-Utility Analysis)

비용효용평가는 프로그램의 사용으로 인해 증가된 비용을 증가된 건강향상과 비교하는 것으로, 건강향상은 QALYS(질보정생존년수 quality-adjusted life years)나 HYES(동

등 건강년수 health years equivalent)을 이용하여 측정한다. 결과는 얻게된 QALY당 비용으로 나타낸다. CUA는 다음과 같은 장점이 있다. 첫째, 다양하고 이질적인 산출물들을 하나의 복합적이고 요약된 산출물로 통합할 수 있으며, 넓은 범위에 걸쳐 관련성을 가진 산출물들을 포함할 수 있다. 둘째, 여러 가지 이질적인 프로그램에 대해 광범위한 비교가 가능하다. 셋째, 산출물에 대한 가치를 부여할 수 있어 더 중요한 산출물에는 더 큰 가중치를 부여할 수 있다.

4. 보건프로그램의 평가지표

1) 평가지표의 개념

평가지표는 보건프로그램을 수행 후 보건프로그램을 시작하였을 때와 끝마쳤을 시기에 목표의 달성된 정도를 측정하는 기준이 된다. 보건프로그램의 목표가 용이하게 측정될 수 있고 계량화되어 있는 경우에는 평가지표를 개발하기 쉽다. 그러나 보건프로그램의 목표가 설정되어 있으나 측정 가능하게 계량화되어 있다 할지라도 자료수집이 어려운 경우에는 평가지표를 별도로 개발하여야 한다. 그러므로 보건프로그램의 평가지표는 프로그램의 주된 영역을 포괄하고 있어야 하며 전략적 활동을 중시해야 한다. 예를 들어 금연프로그램의 전략적 활동을 크게 금연행태의 개선 또는 금연환경의 변화 두 가지로 나눌 수 있다.

평가지표를 개발할 경우 고려해야 할 내용으로 다음을 들 수 있다. 첫째, 평가지표는 과거부터 측정되고 있으나 다른 지역에서도 측정되는 지표라야 합리적으로 비교가 가능하므로 평가지표로서의 가치를 지닐 수 있다. 둘째, 평가지표는 주기적으로 자료수집이 가능하여야 한다. 셋째, 평가지표는 측정이 용이하도록 개발되어야 한다. 넷째, 목표와 관련되어 객관적이고 과학적으로 연계되어야 한다. 다섯째, 일반적으로 이해가 쉬워야 한다. 여섯째, 평가지표가 해당 기관의 비전과 목표에 부합되도록 개발되어야 한다. 만약 보건프로그램의 평가자료를 등록자 수로만 한다면 각 프로그램별 등록자 수는 증가하겠지만 프로그램의 목표인 대상자의 변화와는 거리가 먼 평가지표가 될 수 있다. 따라서 평가지표란 일반적이고 추상적인 보건프로그램의 구성요소를 관찰 가능하고, 측정 가능하도록 구체적으로 표현한 것을 의미하는데 평가지표 선정시에는 프로그램에 대해 구체적으로 알고 싶은 것이 무엇인지, 무엇을 통해 그것을 알 수 있겠는지를 먼저 생각해보아야 한다. 예를 들면 어느 지역의 보건프로그램 목표가 "2010년까지 50세 이

〈표 11-3〉 평가지표의 예

알고 싶은 것	평가 지표
고혈압	90이상 140미만인 혈압
깨끗한 이웃	거리에 쓰레기 없는 정도
인기 있는 영화	박스 오피스 순위
훌륭한 목수	기술 및 기교 능력

〈표 11-4〉 새국민건강증진종합계획 2010의 대표지표

	영역	대표지표		
			2005	2010
1	금연	흡연율(20세 이상 성인, 2005)	남자 50.3% 여자 3.1% (2005)	남자 30.0% 여자 2.5%
2	절주	위험음주가 비율	-	남자 15.0% 여자 1.0%
3	운동	신체활동 실천율(주3회, 1회 20분 이상 고강도 운동실천율)	14.4% (2005)	20%
4	영양	적정체중 인구비율 (18.5 ≤ 신체질량지수 〈 25)	63.3% (2005)	70%

상 성인의 심혈관 질환 유병률을 20% 이하로 감소시킨다."일 경우 평가지표는 "이 지역 50세 이상 성인의 심혈관질환 유병률"이고 평가 기준은 "20%"가 된다. 그 외에 평가지표의 예를 구체적으로 살펴보면 다음과 같다〈표 11-3, 4〉.

2) 평가지표의 요건

보건프로그램을 평가하기 위해서는 이미 설정된 목표를 어느 정도 달성했는가에 대한 객관적인 평가지표로 분석되어야 한다. 설정된 평가기준의 달성여부를 평가하기 위하여 평가지표를 선정하는데 평가지표가 기본적으로 갖추어야 할 요건은 타당도와 정확성, 신뢰도, 객관도, 이해 가능성, 유용성, 통제 가능성, 포괄성, 실용도, 비교 가능성, 검증 가능성 등으로 구체적으로 살펴보면 다음과 같다.

- 타당도와 정확성: 사업 계획 수립 시 설정된 목표를 제대로 정확히 측정 가능할 것
- 신뢰도: 평가 지표와 기준으로 여러 번 측정해도 동일한 결과가 산출될 것

- 객관도: 평가자에 의한 bias가 없을 것
- 유용성: 필요한 정보제공 능력을 가질 것
- 실용도: 쉽게 이해하고 활용 가능할 것
- 비교 가능성: 기존의 지표와 비교 가능할 것
- 포괄성: 프로그램 성과의 모든 측면을 반영할 수 있을 것
- 이해 가능성: 모든 사람이 지표에 대한 동일한 이해를 가질 수 있을 것
- 검증 가능성: 근거자료로 검증이 가능하며 지표측정 과정이 명확할 것
- 개선 가능성: 개선 잠재력이 높은 분야를 자극할 수 있는 지표일 것
- 왜곡 유인 지양: 프로그램 목표에 상반되는 행태를 유발하지 아니할 것
- 통제 가능성: 활동이 지표에 영향을 미칠 수 있도록 사업담당자의 통제가 가능할 것
- 측정 가능성: 평가를 할 때 자의성을 배제하기 위하여 가능한 한 계량화하며, 계량화가 불가능하거나 질적 측면에서 평가가 요청되는 경우에는 비계량 지수를 설정하여 객관성을 확보할 것
- 상대적 중요성: 평가지표의 종류 및 적절성 여부는 평가목적, 대상 등에 따라 다르나 지표의 관리 및 평가의 목적성 측면에서 볼 때 중요도가 높은 지표중심으로 가급적 수를 제한할 것

그 외에도 평가지표를 선택할 경우에는 다음의 사항들을 기억해야 한다. 첫째, 지표는 행동(과정지표)이나 결과(결과지표)에 의해 개발될 수 있다. 둘째, 각각의 행동 또는 결과에 대한 하나 이상의 지표가 존재할 수 있다. 셋째, 지표는 행동과 결과의 중요한 차원을 측정해야만 한다. 넷째, 지표는 그것이 무엇을 측정하고자 하는가를 분명하고 명확하게 나타내어야 한다. 다섯째, 지표에 의해 측정된 변화를 활동의 수행이나 결과의 진보를 대변해야 한다. 여섯째, 이해관계자들은 프로그램 결과를 각각 다르게 이해할 수 있으므로 이해관계자들이나 보건프로그램 협력자들이 가지는 관점을 대변해야 한다.

3) 평가지표의 종류

① 구조지표

구조지표는 전담인력 및 조직구조와 같은 구조적 요인들이 보건프로그램과 서비스의 효과성에 영향을 미치는 것을 말하며 성과지표나 과정지표로 보건프로그램의 효과성을 평가할 수 없을 때 주로 사용할 수 있다. 구조지표에 해당하는 것들은 보건프로그램 사업

〈표 11-3〉 평가지표의 예

평가요소	평가지표	조사항목	조사방법	기준치
투입	인력투입의 충분성	사업 대상가구(취약계층) 대비 전담인력 투입량	지자체 자체평가서	40.7
		사업 팀 구성의 다양성	지자체 자체평가서	
		사업 인력 교육 투입량	지자체 자체평가서	
	전담조직 확보여부	맞춤형 방문건강관리사업 전담조직 확보여부	지자체 자체평가서	
	인력투입의 충분성	맞춤형 방문건강관리사업 예산 투입량	지자체 자체평가서	
		맞춤형 방문건강관리사업 예산 집행률	지자체 자체평가서	
과정	사업 운영과정의 충실도	맞춤형 방문건강관리사업 홍보실적	지자체 자체평가서	13.6
		사례관리 집담회 운영수준	지자체 자체평가서	
		실무 운영회 실시 수준	지자체 자체평가서	
산출	대상자 발견 노력	취약계층 방문건강관리 비율	공중보건정보시스템	40.7
		결혼이민자 관리자 수	공중보건정보시스템	
		산모도우미 대상자 관리자 수	공중보건정보시스템	
		맞춤형 방문건강관리가구 군별 방문율	공중보건정보시스템	
	대상자 관리 충실도	고혈압 조절율	공중보건정보시스템	
		당뇨 조절율	공중보건정보시스템	
	사업만족도 조사 및 활용도	사업 만족도 조사 점수 및 활용도	공중보건정보시스템	
결과	취약계층 건강수준	주관적 건강감	공중보건정보시스템	5
		노인우울	공중보건정보시스템	
		노인 낙상 경험률	공중보건정보시스템	
		모유수유율	공중보건정보시스템	
		규칙적 운동실천율	공중보건정보시스템	

*자료 : 보건복지부(2009). 2009년 지방자치단체 보건사업 통합평가 평가지표 및 매뉴얼

인력과 시설 및 장비의 적절성, 사업인력의 양과 질(전문성 혹은 기술), 전담인력의 특성, 보건기관과 시설의 접근성과 적합성, 보건프로그램에 대한 지원체계의 적절성 등이다.

② **과정지표**

보건프로그램 실행중 전담인력들이 담당하는 활동이 프로그램의 효과성을 좌우한다는 가정에서 설정된 지표로 보건프로그램 담당자의 활동과 기록을 분석하고 검토해야

파악할 수 있다. 상담실시 횟수, 교육 횟수, 서비스 전달시간, 배포된 교육자료 수, 사업 일정의 준수, 사업자원의 적절성과 효율성 등이 구체적인 과정지표의 예가 된다.

③ **결과지표**

보건프로그램 활동의 최종 결과물로 얻어지는 것으로 구조지표와 과정지표가 보건프로그램의 효과정을 측정하고 대상자에 대한 서비스의 질을 알아보는 간접적인 지표인데 반해서 결과지표는 보건프로그램이 투입되어 일정한 과정을 거쳐 산출되는 최종의 직접적 지표가 된다. 예를 들면 대상자나 보건프로그램 참가자의 변화 등이 해당된다.

12장

보건프로그램 평가과정

LEARNING OBJECTIVES 학습 목표

1. 보건프로그램 평가 단계를 설명할 수 있다.
2. 보건프로그램 평가자료 수집방법을 열거할 수 있다.
3. 보건프로그램 평가결과의 활용방안을 적용할 수 있다.
4. 보건프로그램 평가 시 유의점을 설명할 수 있다.

보건프로그램 평가과정은 프로그램 이해관계자의 참여, 프로그램의 기술, 평가초점 결정 및 방법설계, 평가자료 수집 및 분석, 평가결과의 정당화, 평가결과 사용 및 공유 등 6단계로 이루어지며, 각 단계들은 순환구조로 연결되어 있고 전 단계는 다음 단계로의 진행에 기초를 제공한다.

평가자료 수집은 어떤 형태와 방법으로 평가하는지에 따라 매우 중요하다. 평가자료 수집방법은 기존자료를 사용하는 방법(2차 자료)과 새로운 자료를 수집하는 방법(1차 자료)이 있다. 기존 자료를 이용할 때는 평가의 목적에 비추어 기존자료의 활용이 적합한지, 현실적으로 활용 가능한지 여부를 평가해야 하며, 다른 자료와 연계 가능성이 높은지, 조사나 자료입력지침이 이해하기 쉬운 지도 평가기준으로 추가되어야 한다. 기존자료가 평가항목에 부합되지 않거나 기존자료의 대표성이 부족하여 새로운 자료를 수집해야 하는 경우도 있다. 어떤 방법을 통하여 평가자료를 수집할 것인가는 평가의 목적, 측정하고자하는 평가지표의 성격, 평가에 사용 가능한 자원의 양에 따라 신중하게 결정되어야 한다. 자료수집의 구체적 방법으로 설문조사, 면접조사, 포커스집단, 참여관찰, 역할극, 사업기록 활용 등이 있다.

평가자료 수집 시 고려사항으로 정확성을 고려하여 평가에 활용할 자료만을 수집하여야 하고, 기존자료를 이용하거나 수집이 용이한 자료를 활용한다. 상황에 따라 간접적인 자료수집 방법 활용하거나 계량화 가능한 양적 자료와 사업의 통찰력을 높여주는 질적 자료를 같이 활용한다. 자료수집 시 윤리적 문제 반드시 고려하여야 한다.

평가결과의 정당화란 이해관계자들의 가치를 통해 결론을 해석하고 판단하는 것을 말하며, 결과는 정당화되었을 때 그 활용이 극대화될 수 있으며, 지역사회, 기관 및 이해관계자들은 결과의 정당화에 동의할 때, 더 확신을 가지고 평가 결과를 이용하게 된다.

결과 활용 방안으로 평가에 이해관계자들을 참여시키고 공식 보고서 및 요약평가서 배부하고, 결과를 여러 경로를 통해 가능한 많은 사람들에게 전달한다. 사업의 성과를 강조한 간단명료하고 짜임새 있는 보고서 작성하며, 기존 프로그램의 결과를 반드시 참조한다.

보건프로그램 평가 시 유의점으로 보건프로그램의 특성이 평가에 미치는 영향을 이해하고 기관의 전략적 목표와 부합되는 평가를 하여야 한다. 평가 가능한 프로그램인지, 평가자료의 수집은 지속적으로 이루어지며, 평가지표는 시기별로 자동적으로 산출되도록 하며, 환경에 따른 사업의 반응성 차이에도 유의해야 한다.

1. 보건프로그램의 평가단계

보건프로그램 평가는 일반적으로 6단계로 이루어진다. 평가할 프로그램 이해관계자의 참여, 프로그램의 기술, 평가초점 결정 및 방법설계, 평가 자료수집 및 분석, 평가결과의 정당화, 평가결과 사용 및 공유를 하는 것이다(그림 12-1).

1) 1단계 : 이해관계자의 참여

이해관계자들은 보건프로그램에 포함되어 있거나, 프로그램결과에 흥미를 느끼고, 프로그램 결과로 무엇이 행해질지 이해관계를 지니고 있는 사람 또는 조직으로, 현황분석, 우선순위의 결정, 전략 및 활동의 선정 등 기획의 전 과정에 참여하여야 한다. 이해관계자들은 특히 프로그램 평가에 반드시 참여해야 한다. 왜냐하면 평가결과가 변화를 위해 사용되지 않는다면 평가의 가치가 없는데, 평가결과에 관심이 있는 사람, 즉 평가결과를 이용할 시장이 조성되지 않았다면 어떤 평가결과도 활용되기 어렵기 때문이다. 평가과정에 참여하여 자신들의 관심사를 반영한 이해관계자들은 보건프로그램의 결과를 더욱 지지하고, 보건프로그램 평가 결과를 활용할 가능성이 높다. 따라서 이해관계자가 관심을 가지는 적절하고 가치 있는 질문을 사전에 조사하여 평가에 반영시킴으로써 평가 결과를 활용할 시장을 조성해 두는 것이 바람직하다.

보건프로그램에 대한 평가계획을 수립하는 경우 가장 중요하고 우선적인 업무 가운데 하나는 핵심적인 의사결정자들이 프로그램 성공의 정의를 개념적인 측면과 운영의 측면에서 어떻게 결정할 것인지에 대한 의견을 취합하는 것이다. 프로그램 결과 평가에 대한 공감대를 형성하는 한 가지 방법은 다양한 분야의 사람들과 프로그램 계획을 공유하는 것이다.

평가관계자는 상황에 따라 다르지만 기본적으로 조직의 책임자, 업무진행 과정을 잘 아는 사람, 프로그램을 운영하는 사람이 기본적으로 포함되어야 하며, 확대하는 경우에는 프로그램에 의해 서비스나 영향을 받은 사람, 그리고 프로그램 예산을 지원하거나 평가결과를 1차로 이용할 사람을 포함한다.

이 단계에서는 평가진행을 위해 평가관계자간에 합의해야 할 내용으로는 프로그램 평가 목적, 평가내용, 측정하려는 결과, 그 결과의 공개대상과 이용방법 등이다. 이에 대해 충분히 합의하면 이해관계자들은 프로그램 평가의 가치와 필요성을 서로 알고 공유할 수 있다.

2) 2단계 : 프로그램 기술

이 단계는 프로그램이 개발된 이론적 근거, 프로그램의 목표와 취지를 고려하여 상세히 기술하는 단계이다. 또한 프로그램이 가진 역량, 개발과정, 지역사회 확대방안 등도 상세히 검토할 필요가 있다. 이 과정을 통해 평가할 대상과 범위를 확정한다. 프로그램의 기술 시에는 아래의 요소들이 포함되어야 한다.

① **필요**: 필요에 대한 기술시에는 문제의 본질과 크기, 영향 받을 대상인구, 필요의 변화 여부, 필요의 변화 양상에 대한 요소들이 포함되어야 한다.

② **기대되는 효과**: 프로그램이 성공하기 위해서 반드시 달성해야 하는 것들을 기술하되 구체적 시간에 따라 기술되어져야 하며 프로그램의 임무, 목적, 목표 등이 프로그램의 기대효과에 따라 구체적으로 기술되어야 한다.

③ **활동**: 활동에 대한 기술은 구체적 단계, 전략, 활동에 대해 논리적 순서에 따라 기술되어야 한다.

④ **자원**: 시간, 재능, 기술, 장비, 정보, 기타 프로그램을 운영할 수 있는 자산들이 포함되어 기술되어야 한다.

⑤ **개발단계**: 프로그램 개발단계에 대한 기술이 평가과정에서 필요한데 최소한 계획, 실행, 효과의 3가지 개발단계가 기술되어져야 한다.

⑥ **정황**: 배경 및 환경적 요인들(예: 사회경제적 상황, 관련 또는 경재관계의 기관 등)이 기술되어져야 한다.

⑦ **논리 모형**: 투입, 활동, 결과 등이 기술되며, 성과는 즉각적, 중간적, 장기적으로 나누어 기술한다.

3) 3단계 : 평가초점 결정 및 방법설계

평가의 초점을 결정하는 데는 프로그램의 발달단계가 가장 큰 영향을 미친다. 보건프로그램의 개발단계에서의 평가초점은 현황분석과 평가 가능성에 있다. 현황분석은 보건프로그램 기획의 첫 단계로 프로그램계획 수립에 필요한 각종 정보를 수집하는 과정이다. 그러나 기획–실행–평가의 순환적 과정을 생각한다면 현황분석이 프로그램결과에 대한 정보수집이 될 수도 있어 평가의 한 단계라고 간주할 수도 있다.

프로그램의 평가 가능성은 보건프로그램의 논리적 모형, 평가자료의 활용 가능성, 평가계획 등을 검토함으로써 향후 프로그램이 진행되었을 때 어느 정도 평가가 가능한가를 판단하는 것이다.

보건프로그램의 실행단계에서는 보건프로그램이 처음 제시된 목표와 실행과정에 맞추어 계획대로 순조롭게 실행되는가, 실행된다면 또는 되지 않는다면 그 이유는 무엇인가에 대한 과정평가를 주로 실시하게 된다. 과정평가는 보건프로그램의 강점과 약점을 추적하고, 프로그램의 구성요소 중 제대로 작동하는 부분과 하지 않는 부분을 확인하여 프로그램을 개선하는데 그 목적이 있다.

보건프로그램의 종결단계에서는 결과평가와 경제성 평가를 실시하게 된다. 프로그램이 종료된 시점에는 프로그램이 소기의 목표를 달성하였는지, 프로그램의 비용에 비추어 볼 때 효율적, 효과적 프로그램이었는지, 향후 이 프로그램을 어떻게 할 것인가 등에 대해 관심이 높다. 이외에도 평가자 및 이해관계자의 관심, 평가목적, 시간, 자원, 수집될 수 있는 정보 등을 고려하여야 한다.

평가설계 단계에서는 평가의 목적, 평가결과를 활용할 대상을 규정하고 평가질문을 만들고, 평가설계를 결정하여 전체적인 동의를 구하는 단계이다. 이 단계에서 조직의 책임자나 평가예산 지원자는 평가에 소요되는 시간이나 재원을 어떻게 효율적으로 사용하는가에 관심을 둔다. 또한 평가모델을 점검하고, 평가지표를 확정하며, 자료수집방법과 분석방법을 정함으로써 전체적인 평가계획을 완성한다. 필요 시 사전조사를 실시할 수 있다.

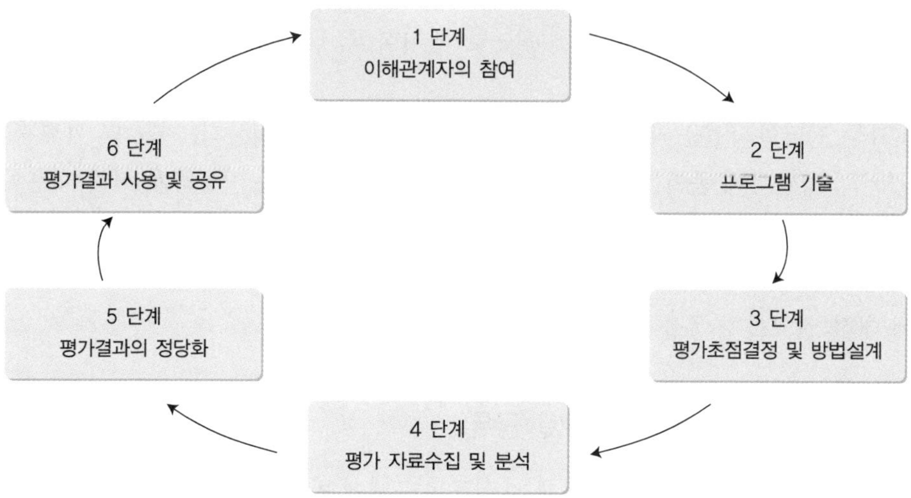

(그림 12-1) 보건프로그램 평가단계

4) 4단계 : 평가자료 수집 및 분석

자료수집은 보건프로그램에서 산출되거나 지역에서 수집되고 있는 기존 자료를 활용하는 방법과 평가를 위해 새로이 자료를 수집하는 방법으로 구분할 수 있다. 다양한 자료원으로부터 사용 가능한 정보를 확인하고, 정보 수집도구를 선택하여 자료 수집을 실시하며, 측정하고자 하는 지표를 자료원을 통해 충분히 얻고 있는가를 양적인 면과 질적인 측면을 모두 고려하면서 자료수집 하는 과정이다. 우선 사용할 자료원을 확인하고, 추가적으로 필요한 자료를 수집할 수 있는지 살펴보고 기존의 자료원으로부터 수집할 수 있는 자료가 평가의 목적과 내용에 적합하지 않거나 충분하지 않을 경우 추가적인 조사를 수행하여야 한다. 조사를 실시할 경우 우선 예비조사를 거쳐 측정할 변수를 명확히 설정하고 변수에 적합한 측정방법을 선정하되, 신뢰도와 타당도가 확보될 수 있도록 해야 한다.

자료분석 단계에서는 평가의 목적 및 기준, 변수 및 측정방법의 유형, 자료의 신뢰도와 타당도를 고려해야 한다. 평가결과를 평가기준에 비교하기 위하여, 어떻게 자료가 수집되었는지, 프로그램 향상을 위해 필요한 요소는 무엇인지를 밝혀야 한다.

5) 5단계 : 평가결과의 정당화

보건프로그램 담당자의 판단이 이해관계자들이 자신들의 가치를 통해 결과를 해석하고, 판단한 결과와 일치할 때, 사업 결과가 만족스럽다는 결론에 도달할 수 있다. 이와 같이 이해관계자들의 가치를 통해 결론을 해석하고, 판단하는 것을 결과의 정당화라고 한다.

결과는 정당화되었을 때 그 활용이 극대화될 수 있다. 지역사회, 기관 및 이해관계자들은 결과의 정당화에 동의할 때, 더 확신을 가지고 평가결과를 이용하게 되기 때문이다.

수집된 자료를 분석해서 얻은 결과를 해석하는 과정으로 평가에서 수용할 수 있는 기준으로 설정한 부분과 비교하여 해석하고 판단하며, 프로그램의 강점과 단점, 향후 진행에 대한 권고사항 등을 포함하게 된다.

6) 6단계 : 평가결과 사용 및 공유

보건프로그램의 평가결과는 실제 보건프로그램에 반영되어야 하는데, 추후 보건프로그램 기획 이전에 평가결과를 활용하는 것이 중요하다.

평가결과를 실제로 활용되게 하기 위해서는 평가 처음부터 주요 이해관계자를 참여시켜야 하며, 보건프로그램의 결과를 여러 양식으로 제시하고, 다양한 경로를 통해 많은 사람들에게 알리도록 한다. 그리고 보건프로그램이 성취한 내용을 강조하고, 쉽게 이해가능하고 간단 명료하며, 짜임새 있는 보고서를 작성하도록 한다. 그리고 새로운 보건프로그램의 기획 시 기존 보건프로그램 결과를 반드시 참조하도록 규정할 필요가 있다.

2. 평가자료 수집방법과 고려사항

1) 자료수집방법

(1) 기존 자료의 활용(2차 자료)

보건프로그램 평가에 활용될 수 있는 기존 자료는 보건프로그램의 현황분석에서 이용된 2차 자료가 대표적이다. 기존자료를 활용하게 되면 대규모의 자료여서 바이어스가 적고, 다양한 목적으로 활용 가능하다. 그러나 보건프로그램 관계자들의 목적에 부합되지 않거나 대표성이 부족할 수 있으며, 규모가 커서 가공 및 분석의 어려움이 있다.

따라서 기존 자료를 이용할 때는 평가의 목적에 비추어 기존 자료의 활용이 적합한지, 현실적으로 활용 가능한지 여부를 평가하고, 다른 자료와 연계 가능성이 높은지, 조사나 자료입력지침이 이해하기 쉬운지도 평가기준으로 추가되어야 한다.

주요 2차 자료에는 생정통계, 출생 및 사망신고, 질병등록자료, 의무기록, 건강보험정보 등이 있다. 다른 2차 자료로 국가단위의 조사 자료로 정부에 의해 주기적으로 시행되는 국민건강영양조사, 지역보건의료계획서 등이 있다.

(2) 새로운 자료 수집(1차 자료)

기존자료가 평가항목에 부합되지 않거나 기존 자료의 대표성이 부족하여 새로운 자료를 수집해야 하는 경우도 있다. 어떤 방법을 통하여 평가자료를 수집할 것인가는 평가의 목적, 측정하고자하는 평가지표의 성격, 평가에 사용 가능한 자원의 양에 따라 신중하게 결정되어야 한다.

과정평가를 위한 자료로는 문헌검토, 개별면접, 직접관찰 등을 이용하며, 결과 평가자료로는 지역조사를 이용하며, 행태의 변화를 측정하는 경우는 설문지, 자기기입식 자료, 신체계측이나 관찰 등을 통해 자료 수집하며, 기술(skill)의 변화와 지식을 측정하는 경우 설문지를 이용하는 경우가 많고, 태도를 측정하여야 한다면 자기기입식 조사표나 개인 면접 등의 방법을 통해 평가 자료를 확보하게 된다.

2) 자료수집 구체적 방법

① **설문조사** : 보건프로그램 참가자들을 대상으로 평가목적에 맞추어 개발된 설문지로 변화정도를 평가

② **면접조사** : 보건프로그램 참가자들 일부를 선정하여 면접조사 실시

③ **포커스집단** : 질적 평가에서 10명 내외의 집단구성원에게 다양한 개방적 질문으로 참여자의 생각, 의도, 행동패턴을 알아내고 비언어적 의사표현의 의미를 조사하는 것

④ **참여관찰** : 현장의 실제상황에서 현장을 실제로 보거나 참여자의 행동을 유심히 살펴서 자료를 수집하는 방법이며, 현장관찰, 문화기술, 현장조사 등과 같은 용어로 쓰인다.

⑤ **역할극** : 보건프로그램 참가자들이 직접 실제상황 중의 한 인물로 등장하여 연극을 하면서 건강문제나 어떤 상황을 분석하고 해결방안을 모색하면서 교육목적에 도달여부를 측정하는 것

⑥ **프로그램기록** : 문서, 그림, 포스터, 사진, 영상자료, 녹음자료 등을 이용하여 목적에 얼마나 도달했는지 평가

3) 평가자료 수집 시 고려사항

① 평가에 활용할 자료만을 수집하여야 한다.

② 기존자료나 수집이 힘들지 않는 자료를 활용한다.

③ 상황에 따라 간접적인 자료수집 방법 활용하는 것이 바람직하다.

④ 자료수집의 윤리적 문제 고려를 고려하여야 한다.

⑤ 계량화 가능한 양적 자료와 사업의 통찰력을 높여주는 질적 자료를 같이 활용한다.

3. 평가결과의 정당화와 활용방안

(1) 결과의 정당화

보건프로그램 담당자의 판단이 이해관계자들이 자신들의 가치를 통해 결과를 해석하고, 판단한 결과와 일치할 때 우리는 사업 결과가 만족스럽다는 결론에 도달할 수 있다. 이와 같이 이해관계자들의 가치를 통해 결론을 해석하고, 판단하는 것을 결과의 정당화라고 한다. 결과의 정당화는 다음과 같은 내용을 포함한다.

- 수집된 자료를 토대로 프로그램과 관련된 주장(근거)을 만든다.
- 근거와 이해관계자 가치를 비교하여 주장을 정당화한다.
- 결과는 정당화되었을 때 그 활용이 극대화될 수 있으며, 지역사회, 기관 및 이해관계자들은 결과의 정당화에 동의할 때, 더 확신을 가지고 평가 결과를 이용하게 되기 때문이다.

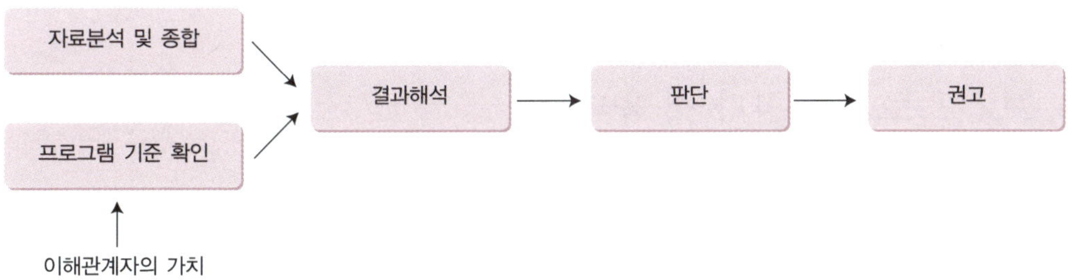

(그림 12-2) 평가결과의 정당화

(2) 보건프로그램 평가 기준 항목

- 참가자들의 필요나 요구
- 지역사회의 가치, 기대, 규범
- 조직의 목적, 사업미션과 목표
- 사업의 프로토콜과 절차
- 유사한 프로그램에서의 성과
- 자원의 효율성
- 명령, 정책, 규제, 법률
- 참가자, 전문가, 재원조달자의 판단
- 사회적 형평성이나 인권

(3) 결과 활용

- 보건프로그램 개선의 필요성에 대한 근거가 될 수 있다.
- 보건프로그램 발전을 위한 효과적인 전략을 개발할 수 있다.
- 다른 보건프로그램과의 성과를 비교할 수 있다
- 보건프로그램 내에서 서로 다른 대상자나 시설 등의 성과를 비교할 수 있다.
- 전 연도의 성과 결과와 비교하여 새로운 목표를 설정할 수 있다.
- 장기적인 보건프로그램 기획 및 개발에 참고자료가 될 수 있다.
- 예산확보의 기준을 제공할 수 있다.
- 시설 및 자원 배치의 근거자료로 활용할 수 있다.
- 축적된 결과는 보건프로그램 개발에 기준이 될 수 있다.
- 성과에 관련되는 영향요인의 분석에 활용될 수 있다.
- 전문인력 및 자원봉사자의 투입에 참고자료가 될 수 있다.
- 홍보자료로 활용될 수 있다.

4. 보건프로그램 평가 시 유의점

보건프로그램 평가 시 주의하여야 할 점들을 정리해 보기로 하자.

첫째, 보건프로그램의 특성이 평가에 미치는 영향을 이해하여야 한다. 보건프로그램의 평가를 위해서는 프로그램의 특성에 맞는 성과의 측정이 필요하다. 보건프로그램을 전문적 서비스와 대량서비스로 분류하는 것은 이질성에 의한 문제를 최소화하기 위한 해결방법의 하나가 될 수 있다.

둘째, 기관의 전략적 목표와 부합되는 평가를 하여야 한다. 기관의 전략적 목표가 명확하지 않다면 프로그램 평가는 프로그램의 운영 효율성 평가에 머무르게 되고 프로그램 평가를 통해 조직의 개선이나 핵심 역량의 강화, 조직문화의 변화 등은 나타나지 않을 것이다. 운영의 효율성을 높이는 것이 가치가 없는 것은 아니지만 변화하는 환경 속에서 보건기관의 미래를 결정하는 방법의 하나로 평가결과를 활용하기는 어려울 수밖에 없다.

셋째, 모든 보건프로그램을 평가할 수 있는 것이 아니다. 평가가 가능한 보건프로그램은 프로그램의 기획단계에서 결정되어진다. 구체적인 보건프로그램목적과 목표, 명확히 정의된 프로그램 대상자, 보건프로그램 활동과 프로그램 결과 간의 명확한 인과관계, 수행방법, 일정을 명시한 세부적인 평가계획과 평가 지원체계를 기획단계에서 갖추지 못한다면 제대로 된 평가를 할 수 없다는 사실은 아무리 강조해도 지나치지 않다.

넷째, 평가를 업무과정에 통합시킴으로써 추가업무라는 부담을 경감시켜 주어야 한다. 평가자료 수집은 보건프로그램 정보체계에 통합시키고, 평가지표는 시기별로 자동으로 산출되게 한다면 보건프로그램 평가에 대한 부담이 줄어들고, 평가에 대한 거부감도 감소할 것이다.

다섯째, 평가 자료는 지속적으로 수집하여야 한다. 모니터링 시스템을 구축하고 활용함으로써 과정 평가와 결과 평가 모두 도움을 받을 수 있다.

여섯째, 환경에 따른 사업의 반응성 차이에 유의할 필요가 있다. 보건프로그램은 지역사회의 상황에 크게 영향을 받는다. 따라서 특정 지역에서 시행된 보건프로그램을 다른 지역에서 시행하게 되면 동일한 결과를 얻기가 힘들다. 보건프로그램의 반응성이란 사업 환경에 의해 사업이 어떻게 변하는 가를 검토하는 것이다. 크게 다음과 같은 세가지 측면을 분석하게 된다. 반응성은 보건프로그램의 실행단계에서 사업일지나 비망록 등을 분석하여 평가한다.

- 보건프로그램 제공방법의 변화 : 지역 환경에 따른 사업장소의 변화 등
- 보건프로그램 환경에 따른 결과의 변화
- 보건프로그램 제공 체계에 따른 결과의 변화

마지막으로 평가결과는 반드시 보건프로그램의 개선에 활용되어야 한다. 즉, 보건프로그램 목표를 변화시켰는가? 보건프로그램 대상을 변화시켰는가? 세부 보건프로그램을 변화시켰는가? 자원투입을 변화시켰는가? 보건프로그램의 관리체계를 변화시켰는가? 평가방법을 수정하였는가? 등 보건프로그램의 개선에 평가결과가 활용될 때 평가는 그 본래의 목적을 달성하는 것이다. 또한 평가－보상체계의 일치를 통해 담당자들의 생산성과 보건프로그램의 효율성을 높일 수 있어야 한다.

13장

보건프로그램 평가보고서 작성

LEARNING OBJECTIVES 학습 목표

1. 보건프로그램 평가보고서의 개념을 설명할 수 있다.
2. 보건프로그램 평가보고서의 역할을 이해할 수 있다.
3. 보건프로그램 평가보고서를 작성할 수 있다.

평가보고서는 평가를 마친 뒤에 구체적인 평가과정을 포함하여 작성되어야 한다. 일반적으로 요구되는 것은 보건프로그램을 기획하고, 수행하는 것이다. 그러나 보건프로그램의 성과와 효과를 높이기 위하여 반드시 평가를 수행하여야 한다. 또한 평가과정을 수행하였다고 모든 것이 마무리되는 것이 아니라 평가보고서를 작성하여 프로그램이 누구를 대상으로 어떻게 얼마만큼 기여했는지를 점검하는 과정은 반드시 필요하다. 또 다른 측면으로 보건프로그램을 홍보하기 위하여 평가결과를 분석하고 해석한 평가보고서는 필요하다. 다른 보건프로그램을 개발하는 과정에서도 먼저 실시되었던 보건프로그램의 평가보고서의 활용은 필수적이다. 그러므로 보건프로그램을 지속적으로 개선하고 새로운 보건프로그램의 개발에 평가보고서는 매우 중요하다. 평가보고서의 구성은 요약, 서론, 방법(과정), 결과, 결론, 제언 그리고 부록의 순서이다. 이 장에서는 평가보고서가 무엇이며 평가보고서의 구체적인 역할에 대하여 생각해보고 평가보고서를 작성할 경우 도움이 되는 내용을 정리하였다. 또한 평가보고서 작성 시 고려해야 할 사항을 열거하여 실제적으로 평가보고서 작성에 대하여 학습함으로 보건프로그램을 수행한 뒤의 마무리 작업에 대하여 서술하였다. 특히 평가보고서는 평가결과에 대한 비판적인 분석과 해석으로 평가결과를 명확하게 이해하고 활용하는 근거가 됨으로 중요하다.

1. 평가보고서의 개요

평가보고서는 수행에 대한 평가자의 활동과 결과를 기록한 것으로 평가에 대한 공식적인 문건이다. 과거에는 결과가 어떠하든 과정이 중요하다는 말로 과정에 최선을 다하여 줄 것을 주문하였다. 그러나 현재에는 과정도 중요하지만 결과도 중요함을 강조하고 있다. 결과가 계획과 수행과정에 따라 얻어진 수준을 판단하는 것이 평가이다. 그러므로 지금은 평가의 시대라고 하여도 과언이 아니다. 최종 산물이 결과의 절대적 의미와 가치, 상대적 의미와 가치를 판단하여 다시 계획에 참고하는 환류시스템이 효율적인 접근이다. 평가보고서는 타당성과 신뢰성이 확보되고 누구나 이해할 수 있도록 쉽게 작성되어야 한다.

평가보고서는 다음의 내용을 담고 있어야 한다.

첫째, 투입된 자원에 대한 결과보고

둘째, 수행한 내용에 대한 결과보고

셋째, 변화된 차이에 대한 결과보고

2. 평가보고서의 역할

평가보고서는 좋은 실적과 결과만을 열거하는 것이 아니다. 수행한 결과에 대한 보고로 바람직한 결과이든 효율적이지 못하였던 결과이든 의미를 갖는다. 비록 좋은 결과를 얻지는 못하였지만 투입요인와 영향요인 그리고 결과요인을 정리하다 보면 새로운 아이디어나 창의성, 혁신적인 프로그램 개발에도 기여할 수 있기 때문이다.

프로그램 수행 후 평가는 내부(자체)평가 그리고 외부(전문가)평가를 나누어 생각할 수 있다.

3. 평가보고서의 구성

1) 평가요약

평가보고서는 물론 계획서의 맨 앞부분에 제시되는 것이 요약이다. 요약은 보고서 전체의 내용을 간단하게 정리한 것이다. 압축된 내용일지라도 서술되어야 할 내용이 누락되지 않아야 한다. 평가보고서의 요약은 평가의 목적과 목표, 방법, 결론 기대효과 및 활용방안 등이 서술되어야 한다. 요약의 분량은 평가보고서의 종류와 틀에 따라 다르지만 보통 1쪽 분량 정도로 정리한다.

2) 서론

서론은 대부분 보건프로그램과 평가의 필요성과 이론적 해석을 정리하는 부분이다. 또한 프로그램의 목적과 목표를 서술한다. 목표는 경우에 따라 일반적 목표와 구체적 목표로 구분되어 서술하기도 한다. 포함되어야 할 내용으로는 평가목적, 평가를 위한 이론적 개념, 프로그램 참여 대상자에 대한 설명, 목적과 목표 그리고 평가질문 등이다.

3) 평가방법

평가설계, 모집단, 사용된 도구, 프로그램이 계획될 당시의 평가설계에 기초하여 평가 진행과정을 정리한다. 포함되어야 할 내용으로는 평가설계, 모집단, 평가도구 등이다.

4) 자료수집 과정

평가를 위한 객관적인 자료수집의 과정과 분석방법에 대하여 서술한다. 즉 표본추출 과정, 자료수집 과정, 예비연구 과정, 자료분석 과정 등이 있다.

5) 평가결과

결과를 분석하여 정리한다. 정리된 자료는 설명력을 가질 수 있도록 논리적이며 객관적으로 정리되어야 한다. 보건프로그램 수행의 결과를 분석하여 제시함은 평가보고서의 핵심부분이다. 평가보고서는 평가결과에 대한 효과성, 경제성을 정리하는 부분이다. 평가결과는 평가보고서의 가장 중요한 부분이다. 포함되어야 할 내용으로는 데이터분석을 통한 결과 설명, 평가질문에 대한 답변, 특정 주제에 대한 설명, 결과 설명(표, 그래프, 그림 등) 등이 있다.

5) 평가결론 및 제언

평가결과를 활용하여 평가질문에 대한 답을 기술하는 부분이다. 결과에 대한 최종적인 서술이며 간결하게 요점만 정리한다. 아울러 평가결과가 지니는 의미와 보충되어야 할 부분, 즉 앞으로 고민하여야 할 부분에 대하여 서술한다. 포함되어야 할 내용으로는 결과해석, 프로그램 효과에 대한 결론, 제한점 및 제언 등이다.

4. 평가보고서의 작성요령

평가보고서는 평가결과를 비판적으로 분석하여 정확하고 명료하게 작성하여야 한다. 그러므로 평가보고서는 평가결과에 국한하지 않고 평가과정을 구체적으로 서술함으로 가치를 높일 수 있다. 평가보고서는 궁극적 목적이 무엇인지 어떠한 형식으로 어떠한 목적으로 활용될 보고서인지 평가계획 단계에서 이루어진 대로 작성될 수 있도록 준비해야 한다. 평가보고서가 잘 작성되려면 평가의 전문성이 확보되어야 한다. 평가야말로 관련분야의 전문성을 갖춘 사람이 수행하여야 한다. 때로는 적정한 평가를 위하여 평가자를 훈련하기도 한다. 평가보고서는 당연히 해당 분야의 전문성이 있는 사람에게 수행되어야 하고 평가보고서 또한 평가자가 명확히 구체적으로 서술하여야 피평가자는 이해할 것이다.

평가라는 과정은 피할 수 없으며 더 나아가 평가에 의하여 서열화하는 추세는 더욱 가속화 될 것이다. 프로그램의 계획단계에서부터 평가 그리고 평가보고서의 작성이 준비되어야함은 두말할 나위가 없다.

부록 1

보건교육 관련 보건의약관계법규

「국민건강증진법」
「지역보건법」
「농어촌 등 보건의료를 위한 특별조치법」
「학교보건법」
「산업안전보건법」

보건의약관계법규에 제시된 보건교육에 대한 관련 법 조항은 다음과같다.

국민건강증진법

제1조(목적)

이 법은 국민에게 건강에 대한 가치와 책임의식을 함양하도록 건강에 관한 바른 지식을 보급하고 스스로 건강생활을 실천할 수 있는 여건을 조성함으로써 국민의 건강을 증진함을 목적으로 한다.

제2조(정의)

이 법에서 사용하는 용어의 정의는 다음과 같다.

1. "국민건강증진사업"이라 함은 보건교육, 질병예방, 영양개선 및 건강생활의 실천 등을 통하여 국민의 건강을 증진시키는 사업을 말한다.
2. "보건교육"이라 함은 개인 또는 집단으로 하여금 건강에 유익한 행위를 자발적으로 수행하도록 하는 교육을 말한다.
3. "영양개선"이라 함은 개인 또는 집단이 균형된 식생활을 통하여 건강을 개선시키는 것을 말한다.

제11조(보건교육의 관장)

보건복지부장관은 국민의 보건교육에 관하여 관계중앙행정기관의 장과 협의하여 이를 총괄한다. 〈개정 1997.12.13, 2008.2.29, 2010.1.18〉

제12조(보건교육의 실시등)

① 국가 및 지방자치단체는 모든 국민이 건강생활을 실천할 수 있도록 그 대상이 되는 개인 또는 집단의 특성 · 건강상태 · 건강의식 수준등에 따라 적절한 보건교육을 실시한다.

② 국가 또는 지방자치단체는 국민건강증진사업관련 법인 또는 단체등이 보건교육을 실시할 경우 이에 필요한 지원을 할 수 있다. 〈개정 1999.2.8〉

③ 보건복지부장관, 시 · 도지사 및 시장 · 군수 · 구청장은 제2항의 규정에 의하여 보건교육을 실시하는 국민건강증진사업관련 법인 또는 단체 등에 대하여 보건교육의 계획 및 그 결과에 관한 자료를 요청할 수 있다. 〈개정 1997.12.13, 1999.2.8,

2008.2.29, 2010.1.18〉

④ 제1항의 규정에 의한 보건교육의 내용은 대통령령으로 정한다. 〈개정 1999.2.8〉

제12조의2(보건교육사자격증의 교부 등)

① 보건복지부장관은 국민건강증진 및 보건교육에 관한 전문지식을 가진 자에게 보건교육사의 자격증을 교부할 수 있다. 〈개정 2008.2.29, 2010.1.18〉

② 다음 각호의 1에 해당하는 자는 보건교육사가 될 수 없다. 〈개정 2005.3.31〉

1. 금치산자 또는 한정치산자
2. 파산선고를 받은 자로서 복권되지 아니한 자
3. 금고 이상의 실형의 선고를 받고 그 집행이 종료되지 아니하거나 그 집행을 받지 아니하기로 확정되지 아니한 자
4. 법률 또는 법원의 판결에 의하여 자격이 상실 또는 정지된 자

③ 제1항의 규정에 의한 보건교육사의 등급은 1급 내지 3급으로 하고, 등급별 자격기준 및 자격증의 교부절차 등에 관하여 필요한 사항은 대통령령으로 정한다.

④ 보건교육사 1급의 자격증을 교부받고자 하는 자는 국가시험에 합격하여야 한다.

⑤ 보건복지부장관은 제1항의 규정에 의하여 보건교육사의 자격증을 교부하는 때에는 보건복지부령이 정하는 바에 의하여 수수료를 징수할 수 있다. 〈개정 2008.2.29, 2010.1.18〉

[본조신설 2003.9.29]

제12조의3(국가시험)

① 제12조의2제4항의 규정에 의한 국가시험은 보건복지부장관이 시행한다. 다만, 보건복지부장관은 국가시험의 관리를 대통령령이 정하는 바에 의하여 시험관리능력이 있다고 인정하는 관계전문기관에 위탁할 수 있다. 〈개정 2008.2.29, 2010.1.18〉

② 보건복지부장관은 제1항 단서의 규정에 의하여 국가시험의 관리를 위탁한 때에는 그에 소요되는 비용을 예산의 범위안에서 보조할 수 있다. 〈개정 2008.2.29, 2010.1.18〉

③ 보건복지부장관(제1항 단서의 규정에 의하여 국가시험의 관리를 위탁받은 기관을 포함한다)은 보건복지부령이 정하는 금액을 응시수수료로 징수할 수 있다. 〈개정 2008.2.29, 2010.1.18〉

④ 시험과목·응시자격 등 자격시험의 실시에 관하여 필요한 사항은 대통령령으로 정한다.

[본조신설 2003.9.29]

제12조의4(보건교육사의 채용)

국가 및 지방자치단체는 대통령령이 정하는 국민건강증진사업관련 법인 또는 단체 등에 대하여 보건교육사를 그 종사자로 채용하도록 권장하여야 한다.
[본조신설 2003.9.29]

제13조(보건교육의 평가)

① 보건복지부장관은 정기적으로 국민의 보건교육의 성과에 관하여 평가를 하여야 한다. 〈개정 1997.12.13, 2008.2.29, 2010.1.18〉
② 제1항의 규정에 의한 평가의 방법 및 내용은 보건복지부령으로 정한다. 〈개정 1997.12.13, 2008.2.29, 2010.1.18〉

제14조(보건교육의 개발등)

보건복지부장관은 정부출연연구기관등의설립 · 운영및육성에관한법률에 의한 한국보건사회연구원으로 하여금 보건교육에 관한 정보 · 자료의 수집 · 개발 및 조사, 그 교육의 평가 기타 필요한 업무를 행하게 할 수 있다. 〈개정 1997.12.13, 1999.1.29, 2008.2.29, 2010.1.18〉

[영] 제17조(보건교육의 내용)

법 제12조의 규정에 의한 보건교육에는 다음 각호의 사항이 포함되어야 한다.
1. 금연 · 절주등 건강생활의 실천에 관한 사항
2. 만성퇴행성질환등 질병의 예방에 관한 사항
3. 영양 및 식생활에 관한 사항
4. 구강건강에 관한 사항
5. 공중위생에 관한 사항
6. 건강증진을 위한 체육활동에 관한 사항
7. 기타 건강증진사업에 관한 사항

[영] 제18조(보건교육사 등급별 자격기준 등)

① 법 제12조의2제3항에 따른 보건교육사의 등급별 자격기준은 별표 2와 같다.
② 보건교육사 자격증을 발급받으려는 자는 보건복지부령으로 정하는 바에 따라 보건교육사 자격증 발급신청서에 그 자격을 증명하는 서류를 첨부하여 보건복지부장관에게 제출하여

야 한다. 〈개정 2010.3.15〉

[본조신설 2008.12.31]

[별표 2] 〈개정 2010.3.15〉

보건교육사의 등급별 자격기준(제18조제1항 관련)

등급	자격기준
보건교육사 1급	보건교육사 1급 시험에 합격한 자
보건교육사 2급	1. 보건교육사 2급 시험에 합격한 자 2. 보건교육사 3급 자격을 취득한 자로서 보건복지부장관이 정하여 고시하는 보건교육 업무에 3년 이상 종사한 자
보건교육사 3급	보건교육사 3급 시험에 합격한 자

[영] 제18조의2(국가시험의 시행 등)

① 보건복지부장관은 법 제12조의3에 따른 보건교육사 국가시험(이하 "시험"이라 한다)을 매년 1회 이상 실시한다. 〈개정 2010.3.15〉

② 보건복지부장관은 법 제12조의3제1항 단서에 따라 시험의 관리를 보건복지부장관이 시험관리 능력이 있다고 인정하여 지정 · 고시하는 다음 각 호의 요건을 갖춘 관계 전문기관에 위탁한다. 〈개정 2010.3.15〉

1. 정부가 설립 · 운영비용의 일부를 출연한 비영리법인
2. 국가시험에 관한 조사 · 연구 등을 통하여 국가시험에 관한 전문적인 능력을 갖춘 비영리법인

③ 제2항에 따라 시험의 관리를 위탁받은 기관(이하 "시험관리기관"이라 한다)의 장은 시험을 실시하려면 미리 보건복지부장관의 승인을 받아 시험일시 · 시험장소 및 응시원서의 제출기간, 합격자 발표의 예정일 및 방법, 그 밖에 시험에 필요한 사항을 시험 30일 전까지 공고하여야 한다. 〈개정 2010.3.15〉

④ 법 제12조의3제4항에 따른 시험과목은 별표 3과 같다.

⑤ 시험방법은 필기시험으로 하며, 시험의 합격자는 각 과목 4할 이상, 전과목 총점의 6할 이상을 득점한 자로 한다.

[본조신설 2008.12.31]

[별표 3] 〈신설 2008.12.31〉

보건교육사 시험과목(제18조의2제4항 관련)

등급	자격기준
보건교육사 1급	보건프로그램 개발 및 평가, 보건교육방법론, 보건사업관리
보건교육사 2급	보건교육학, 보건학, 보건프로그램 개발 및 평가, 보건교육방법론, 조사방법론, 보건사업관리, 보건의사소통, 보건의료법규
보건교육사 3급	보건교육학, 보건학, 보건프로그램 개발 및 평가, 보건의료법규

[영] 제18조의3(시험의 응시자격 및 시험관리)

① 법 제12조의3제4항에 따른 시험의 응시자격은 별표 4와 같다.

② 시험에 응시하려는 자는 시험관리기관의 장이 정하는 응시원서를 시험관리기관의 장에게 제출(전자문서에 따른 제출을 포함한다)하여야 한다.

③ 시험관리기관의 장은 시험을 실시한 경우 합격자를 결정 · 발표하고, 그 합격자에 대한 다음 각 호의 사항을 보건복지부장관에게 통보하여야 한다. 〈개정 2010.3.15〉

1. 성명 및 주소
2. 시험 합격번호 및 합격연월일

[본조신설 2008.12.31]

[별표 4] 〈개정 2010.3.15〉

보건교육사 국가시험 응시자격(제18조의3제1항 관련)

등급	자격기준
보건교육사 1급	1. 보건교육사 2급 자격을 취득한 자로서 시험일 현재 보건복지부장관이 정하여 고시하는 보건교육 업무에 3년 이상 종사한 자 2. 「고등교육법」에 따른 대학원 또는 이와 동등 이상의 교육과정에서 보건복지부령으로 정하는 보건교육 관련 교과목을 이수하고 석사 또는 박사학위를 취득한 자로서 시험일 현재 보건복지부장관이 정하여 고시하는 보건교육 업무에 2년 이상 종사한 자
보건교육사 2급	「고등교육법」 제2조에 따른 학교 또는 이와 동등 이상의 교육과정에서 보건복지부령으로 정하는 보건교육 관련 교과목을 이수하고 전문학사 학위 이상을 취득한 자
보건교육사 3급	1. 시험일 현재 보건복지부장관이 정하여 고시는 보건교육 업무에 3년 이상 종사한 자 2. 2009년 1월 1일 이전에 보건복지부장관이 정하여 고시하는 민간단체의 보건교육사 양성과정을 이수한 자 3. 「고등교육법」 제2조에 따른 학교 또는 이와 동등 이상의 교육과정에서 보건복지부령으로 정하는 보건교육 관련 교과목 중 필수과목 5과목 이상, 선택과목 2과목 이상을 이수하고 전문학사 학위 이상을 취득한 자

제25조(기금의 사용등)

① 기금은 다음 각호의 사업에 사용한다. 〈개정 2004.12.30〉

1. 금연교육 및 광고 등 흡연자를 위한 건강관리사업
2. 건강생활의 지원사업
3. 보건교육 및 그 자료의 개발
4. 보건통계의 작성·보급과 보건의료관련 조사·연구 및 개발에 관한 사업
5. 질병의 예방·검진·관리 및 암의 치료를 위한 사업
6. 국민영양관리사업
7. 구강건강관리사업
8. 시·도지사 및 시장·군수·구청장이 행하는 건강증진사업
9. 공공보건의료 및 건강증진을 위한 시설·장비의 확충
10. 기금의 관리·운용에 필요한 경비
11. 그 밖에 국민건강증진사업에 소요되는 경비로서 대통령령이 정하는 사업

② 보건복지부장관은 기금을 제1항 각호의 사업에 사용함에 있어서 아동·여성·노인·장애인 등에 대하여 특별히 배려·지원할 수 있다. 〈신설 2004.12.30, 2008.2.29, 2010.1.18〉

③ 보건복지부장관은 기금을 제1항 각호의 사업에 사용함에 있어서 필요한 경우에는 보조금으로 교부할 수 있다. 〈개정 1997.12.13, 2008.2.29, 2010.1.18〉

규칙 제7조의2(보건교육사 관련 교과목)

영 별표 4에서 "보건복지부령으로 정하는 보건교육 관련 교과목"이란 별표 4의 교과목을 말한다. 〈개정 2010.3.19〉

[본조신설 2008.12.31]

[별표 4] 〈개정 2010.3.19〉

보건교육 관련 교과목(제7조의2 관련)

구분	과목명	최소 이수과목 및 학점
필수 과목	보건교육학, 보건학, 보건프로그램 개발 및 평가, 보건교육방법론, 보건교육실습, 조사방법론, 보건사업관리, 보건의사소통, 보건의료법규	총 9과목 및 총 22학점 이수
선택 과목	해부생리, 보건통계, 보건정보, 인간발달론, 사회심리학, 보건윤리, 환경보건, 역학, 질병관리, 안전교육, 생식보건, 재활보건, 식품위생, 정신보건, 보건영양, 건강과 운동, 구강보건, 아동보건, 노인보건, 학교보건, 산업보건, 지역사회보건	총 4과목 및 총 10학점 이수

비고 : 교과목의 명칭이 동일하지 아니하더라도 보건복지부장관 또는 보건복지부장관이 정하여 고시하는 보건교육 관련 법인·단체가 교과의 내용이 동일한지 여부를 심사하여 동일하다고 인정하는 경우에는 동일 교과목으로 본다.

지역보건법

제9조(보건소의 업무)

보건소는 당해 지방자치단체의 관할구역안에서 행하여지는 다음 각호의 사항을 관장한다. 〈개정 2008.2.29, 2009.12.29, 2010.1.18〉

1. 국민건강증진 · 보건교육 · 구강건강 및 영양개선사업

[별표 1] 〈개정 2010.3.19〉

보건소에서 관장할 수 있는 업무의 예시(제5조제1항관련)

나. 보건교육	(1) 개인 또는 집단에 대한 보건교육 실시 (가) 금연 · 절주 등 건강생활의 실천에 관한 사항 (나) 만성퇴행성질환 등 질병의 예방에 관한 사항 (다) 영양 및 식생활에 관한 사항 (라) 구강건강에 관한 사항 (마) 공중위생에 관한 사항 (바) 건강증진을 위한 체육활동에 관한 사항 (사) 기타 건강증진사업에 관한 사항

농어촌 등 보건의료를 위한 특별조치법

제14조(보건진료원의 업무)

② 보건진료원은 제1항 각호의 의료행위외에 다음 각호의 업무를 수행한다.〈개정 1992 · 6 · 1〉

4. 주민의 건강에 관한 업무를 담당하는 자에 대한 교육 및 지도에 관한 업무

학교보건법

제9조의2(보건교육)

교육과학기술부장관은 「초 · 중등교육법」 제2조에 따른 학교에서 모든 학생들을 대상으로 보건교육을 체계적으로 실시하여야 한다. 이 경우 실시 시간, 도서 등 그 운영에 필요한 사항은 교육과학기술부장관이 정한다. 〈개정 2008.2.29〉
[본조신설 2007.12.14]

산업안전보건법

제4조(정부의 책무)

① 정부는 제1조의 목적을 달성하기 위하여 다음 각 호의 사항을 성실히 이행할 책무를 진다.
6. 안전 · 보건의식을 북돋우기 위한 홍보 · 교육 및 무재해운동 등 안전문화 추진

제13조(안전보건관리책임자)

① 사업주는 다음 각 호의 업무를 총괄 · 관리할 안전보건관리책임자(이하 "관리책임자"라 한다)를 두어야 한다. 〈개정 2010.6.4〉
3. 제31조에 따른 근로자의 안전 · 보건교육에 관한 사항

제14조(관리감독자)

① 사업주는 사업장의 관리감독자(경영조직에서 생산과 관련되는 업무와 그 소속 직원을 직접 지휘 · 감독하는 부서의 장 또는 그 직위를 담당하는 자를 말한다. 이하 같다)로 하여금 직무와 관련된 안전 · 보건에 관한 업무로서 안전 · 보건점검 등 대통령령으로 정하는 업무를 수행하도록 하여야 한다. 다만, 위험 방지가 특히 필요한 작업으로서 대통령령으로 정하는 작업에 대하여는 소속 직원에 대한 특별교육 등 대통령령으로 정하는 안전 · 보건에 관한 업무를 추가로 수행하도록 하여야 한다.

제20조(안전보건관리규정의 작성 등)

① 사업주는 사업장의 안전 · 보건을 유지하기 위하여 다음 각 호의 사항이 포함된 안

전보건관리규정을 작성하여 각 사업장에 게시하거나 갖춰 두고, 이를 근로자에게 알려야 한다.

2. 안전 · 보건교육에 관한 사항

제29조(도급사업 시의 안전 · 보건조치)

① 같은 장소에서 행하여지는 사업의 일부를 도급을 주어 하는 사업으로서 대통령령으로 정하는 사업의 사업주는 그가 사용하는 근로자와 그의 수급인이 사용하는 근로자가 같은 장소에서 작업을 할 때에 생기는 산업재해를 예방하기 위하여 다음 각 호의 조치를 하여야 한다. 〈개정 2010.6.4〉

3. 수급인이 근로자에게 하는 안전 · 보건교육에 대한 지도와 지원

제31조(안전 · 보건교육)

① 사업주는 해당 사업장의 근로자에 대하여 고용노동부령으로 정하는 바에 따라 정기적으로 안전 · 보건에 관한 교육을 하여야 한다. 〈개정 2010.6.4〉

② 사업주는 근로자를 채용할 때와 작업내용을 변경할 때에는 그 근로자에 대하여 고용노동부령으로 정하는 바에 따라 해당 업무와 관계되는 안전 · 보건에 관한 교육을 하여야 한다. 〈개정 2010.6.4〉

③ 사업주는 유해하거나 위험한 작업에 근로자를 사용할 때에는 고용노동부령으로 정하는 바에 따라 그 업무와 관계되는 안전 · 보건에 관한 특별교육을 하여야 한다. 〈개정 2010.6.4〉

④ 사업주는 제1항부터 제3항까지의 규정에 따른 안전 · 보건에 관한 교육을 그에 필요한 인력 · 시설 · 장비 등을 갖춘 전문기관으로서 대통령령으로 정하는 기관에 위탁할 수 있다.

제43조(건강진단)

⑨ 고용노동부장관은 건강진단의 정확성과 신뢰성을 확보하기 위하여 건강진단기관의 건강진단 · 분석 능력을 평가하고, 평가 결과에 따른 지도 · 교육을 하여야 한다. 이 경우 평가 및 지도 · 교육의 방법 · 절차 등은 고용노동부장관이 정하여 고시한다. 〈개정 2010.6.4〉

제65조(권한의 위임 · 위탁)

② 고용노동부장관은 이 법에 따른 업무 중 다음 각 호의 업무를 대통령령으로 정하

는 바에 따라 공단 · 비영리법인 또는 관계 전문기관에 위탁할 수 있다. 〈개정 2010.6.4〉

4. 제32조제1항에 따른 안전 · 보건에 관한 직무교육
11. 제38조의2제4항에 따른 석면조사능력의 평가 및 지도 · 교육에 관한 업무
13. 제42조제8항에 따른 작업환경측정 · 분석 능력의 평가 및 지도 · 교육에 관한 업무
14. 제43조제9항에 따른 건강진단능력의 평가 및 지도 · 교육에 관한 업무

[영] 제3조(재해 다발 사업장의 재해 예방을 위한 시책 마련)

고용노동부장관은 법 제4조제1항제2호에 따른 재해 다발 사업장에 대한 재해 예방을 위하여 재해 예방기법의 연구 및 보급, 안전 · 보건 기술의 지원 및 교육에 관한 시책을 마련하여야 한다. 〈개정 2010.7.12〉

[영] 제10조(관리감독자의 업무 내용)

① 법 제14조제1항 본문에 따라 관리감독자가 수행하여야 할 업무내용은 다음 각 호와 같다. 〈개정 2010.7.12〉

2. 관리감독자에게 소속된 근로자의 작업복 · 보호구 및 방호장치의 점검과 그 착용 · 사용에 관한 교육 · 지도

④ 법 제14조제1항 단서에서 "소속 직원에 대한 특별교육 등 대통령령으로 정하는 안전 · 보건에 관한 업무"란 다음 각 호의 업무를 말한다. 〈개정 2010.7.12〉

1. 법 제31조제3항에 따라 유해하거나 위험한 작업에 근로자를 사용할 때 실시하는 특별 교육 중 안전에 관한 교육

[영] 제17조(보건관리자의 직무 등)

① 법 제16조제2항에 따라 보건관리자가 수행하여야 할 직무는 다음 각 호와 같다.

7. 해당 사업장의 근로자를 보호하기 위한 다음 각 목의 조치에 해당하는 의료행위(보건관리자가 별표 6 제1호 또는 제2호에 해당하는 경우로 한정한다)

   라. 건강진단 결과 발견된 질병자의 요양 지도 및 관리

[영] 제26조의10(안전 · 보건교육의 위탁 전문기관 및 요건)

법 제31조제4항에서 "대통령령으로 정하는 기관"이란 다음 각 호의 어느 하나에 해당하는 기관을 말한다.

1. 「한국산업안전보건공단법」 제2조에 따른 한국산업안전보건공단(이하 "공단" 이라 한다)
2. 산업안전 · 보건 또는 산업재해 예방을 목적으로 법률에 따라 설립된 비영리법인 또는 관계 전문기관으로서 별표 6의2에 따른 인력 · 시설 및 장비를 갖춘 기관
3. 「근로자직업능력 개발법」 제28조에 따라 산업안전 · 보건 관련 훈련 직종(원격훈련은 제외한다)을 지정받은 직업능력개발훈련시설
4. 산업안전 · 보건 관련 학과가 있는 「고등교육법」 제2조에 따른 학교

[전문개정 2009.7.30]

[영] 제45조의4(산재예방사업의 지원)

법 제62조제1항 전단에서 "대통령령으로 정하는 사업" 이란 다음 각 호의 어느 하나에 해당하는 업무와 관련된 사업을 말한다. 〈개정 2010.2.24, 2010.7.12〉

3. 산업안전 · 보건 관련 교육 및 전문인력 양성 업무

[규칙] 제33조(교육시간 및 교육내용)

① 법 제31조제1항부터 제3항까지의 규정에 따라 사업주가 근로자에 대하여 실시하여야 하는 교육시간은 별표 8과 같고, 교육내용은 별표 8의2와 같다.

[별표 8] 〈개정 2009.8.7〉

산업안전 · 보건 관련 교육과정별 교육시간

1. 사업 내 안전 · 보건교육(제33조 제1항 관련)

<table>
<tr><th>교육과정</th><th colspan="2">교육대상</th><th>교육시간</th></tr>
<tr><td rowspan="5">가. 정기교육</td><td colspan="2">사무직 종사 근로자</td><td>매월 1시간 이상 또는 매분기 3시간 이상</td></tr>
<tr><td colspan="2">판매업무에 직접 종사하는 근로자</td><td>매월 2시간 이상 또는 매분기 6시간 이상</td></tr>
<tr><td rowspan="2">사무직 종사 근로자 외의 근로자</td><td>별표8의2 제1호라목 각 호의 어느 하나에 해당하는 작업에 종사하는 근로자</td><td>매월 2시간 이상</td></tr>
<tr><td>별표8의2 제1호라목 각 호의 어느 하나에 해당하는 작업에 종사하는 근로자</td><td>매월 2시간 이상 또는 매분기 6시간 이상</td></tr>
<tr><td colspan="2">관리감독자의 지위에 있는 사람</td><td>매반기 8시간 이상 또는 연간 16시간 이상</td></tr>
<tr><td rowspan="2">나. 채용 시의 교육</td><td colspan="2">일용근로자</td><td>1시간 이상</td></tr>
<tr><td colspan="2">일용근로자를 제외한 근로자</td><td>8시간 이상</td></tr>
<tr><td rowspan="2">다. 작업내용 변경 시의 교육</td><td colspan="2">일용근로자</td><td>1시간 이상</td></tr>
<tr><td colspan="2">일용근로자를 제외한 근로자</td><td>2시간 이상</td></tr>
<tr><td rowspan="2">라. 특별교육</td><td colspan="2">별표 8의2 제1호라목 각 호의 어느 하나에 해당하는 작업에 종사하는 일용근로자</td><td>2시간 이상</td></tr>
<tr><td colspan="2">별표 8의2 제1호라목 각 호의 어느 하나에 해당하는 작업에 종사하는 일용근로자를 제외한 근로자</td><td>-16시간 이상(최초 작업에 종사하기 전 4시간 이상 실시하고 12시간은 3개월 이내에서 분할하여 실시가능)
-단기간 작업 또는 간헐적 작업인 경우에는 2시간 이상</td></tr>
</table>

2. 안전보건관리책임자 등에 대한 교육(제39조제2항 관련)

교육대상	교육시간	
	신규교육	보수교육
가. 안전보건관리책임자	6시간 이상	6시간 이상
나. 안전관리자	34시간 이상	24시간 이상
다. 보건관리자	34시간 이상	24시간 이상
라. 재해예방 전문지도기관 종사자	-	24시간 이상

[별표 8의2] 〈개정 2009.8.7〉

교육대상별 교육내용

1. 사업 내 안전 · 보건교육(제33조제1항 관련)

가. 근로자 정기안전 · 보건교육

교육내용
●산업안전 및 사고 예방에 관한 사항 ●산업보건 및 직업병 예방에 관한 사항 ●건강증진 및 질병 예방에 관한 사항 ●유해 · 위험 작업환경 관리에 관한 사항 ●「산업안전보건법」 및 일반관리에 관한 사항

나. 관리감독자 정기안전 · 보건교육

교육내용
●작업공정의 유해 · 위험과 재해 예방대책에 관한 사항 ●표준안전작업방법 및 지도 요령에 관한 사항 ●관리감독자의 역할과 임무에 관한 사항 ●산업보건 및 직업병 예방에 관한 사항 ●유해 · 위험 작업환경 관리에 관한 사항 ●「산업안전보건법」 및 일반관리에 관한 사항

다. 채용 시의 교육 및 작업내용 변경 시의 교육

교육내용
●기계 · 기구의 위험성과 작업의 순서 및 동선에 관한 사항 ●작업 개시 전 점검에 관한 사항 ●정리정돈 및 청소에 관한 사항 ●사고 발생 시 긴급조치에 관한 사항 ●산업보건 및 직업병 예방에 관한 사항 ●물질안전보건자료에 관한 사항 ●「산업안전보건법」 및 일반관리에 관한 사항

부록 2

통합평가지표

「금연」

2009년 지방자치단체 보건사업 통합평가지표

☐ 평가분야 / 사업 : 11개 분야 / 9개 보건사업

☐ 평가지표수 : 84개(사업 평균 8개)

구분	처분내용					
	계	투입	과정	산출	결과	기타
합 계(진료제외)	84	21	24	26	9	4
보건총괄	4					4
맞춤형방문 건강관리사업	8	3	1	3	1	
금연사업	9	2	3	3	1	
건강행태 개선사업	10	2	4	3	1	
건강검진사업	8	2	2	3	1	
구강보건사업	8	3	2	2	1	
모자보건사업	9	2	3	3	1	
암 관리사업	9	2	3	3	1	
심뇌혈관질환 관리사업	8	2	3	2	1	
정신보건사업	11	3	3	4	1	
진료(보건의료원)	19					19

☐ 금연사업

- 투입(인력, 예산의 충분성)
- 과정(계획수립적절성, 지역사회협력 및 사업평가수준)
- 산출(금연교육, 금연홍보, 금연클리닉실적)
- 결과(지역사회 금연 건강수준)

□ 지표 구성 : 9개 지표

○ 투입 지표 : 5개
○ 과정 지표 : 6개
○ 산출 지표 : 6개
○ 결과 지표 : 4개

□ 금연사업 평가의 목적

○ **금연사업**은 흡연을 예방하고, 흡연자의 금연을 촉진하며, 비흡연자를 보호하기 위한 환경을 조성하는데 초점을 두고 있음. 이는 투입에서 인력과 예산의 충분성, 과정에서 계획수립의 적절성 및 지역사회 협력수준, 보건사업평가 시행수준, 산출에서 금연교육, 금연홍보, 금연클리닉실적, 결과에서 지역사회 금연건강수준으로 구분할 수 있음. 금연사업은 위의 네 가지 영역이 얼마나 잘 충족하는지에 대해 평가함

○ 금연사업의 4개영역별 세부 목표는 다음과 같음

- **투입**은 금연사업이 최대한 효과를 달성하기 위해 인력과 예산 투입이 충분한지를 평가함
- **과정**은 사업계획 수립의 적절성과, 지역사회 자원과의 협력수준, 사업평가 시행수준에 관한 내용을 평가함
- **산출**은 흡연예방과 금연을 위해 실시한 금연교육, 금연홍보 실적, 금연클리닉의 신규 등록자 목표 달성률, 금연 성공률 실적을 평가함
- **결과**는 지자체의 흡연율, 금연 시도율, 금연교육과 홍보경험을 통해 지역사회 금연 건강수준을 평가함

□ 세부 구성체계

평가요소	평가지표	조사항목	조사방법	가중치
투입	투입인력의 충분성	투입인력수(FTE)	지자체 자체평가서	40.7
		담당자 교육 참여율	지자체 자체평가서	
		전담인력 확보여부	지자체 자체평가서	
	투입예산의 충분성	사업비 규모	지자체 자체평가서	
		주민 1인당 사업비 규모	지자체 자체평가서	
과정	계획수립의 적절성	목표의 적절성	지역보건의료계획시행계획	13.6
		활동전략의 적절성	지역보건의료계획시행계획	
		자체평가방안의 적절성	지역보건의료계획시행계획	
	지역사회 협력수준	지역사회 자원과 협력수준	지자체 자체평가서	
	보건사업평가 시행수준	자체 평가 시행수준	지자체 자체평가서	
		만족도 조사 시행수준	지자체 자체평가서	
산출	금연교육 실적	성인대상 금연교육(지역주민, 직장, 군경, 대학) 수혜 연인원	금연사업 실적보고	40.7
		아동 · 청소년대상 금연교육 수혜 연인원	금연사업 실적보고	
	금연홍보 실적	금연홍보 실적	금연사업 실적보고	
	금연클리닉 실적	금연클리닉 신규 등록자 목표 달성률	금연사업 실적보고	
		금연클리닉 등록자의 4주 금연 성공률	금연사업 실적보고	
		금연클리닉 등록자의 6개월 금연 성공률	금연사업 실적보고	
결과	지역사회 금연 건강수준	현재 흡연율	지역사회건강조사	5.0
		흡연자의 금연 시도율	지역사회건강조사	
		금연교육 경험률	지역사회건강조사	
		금연홍보 경험률	지역사회건강조사	
계				100

지표 명

1-1 투입인력의 충분성

조사항목

① 투입인력수(FTE)
② 담당자 교육 참여율
③ 전담인력 확보여부

지표설명 (산식)

① 투입인력수

- 전담인력의 투입이 1이라고 가정할 때 금연사업 전담인력이 아닌 사람의 경우에는 본인이 수행하는 업무(예: 금연사업, 건강행태개선사업) 중 금연사업에 투입하는 업무량(0.7)을 계산, 보건기관 내 모든 금연사업에 대한 투입인력 합산

② 담당자 교육 참여율

- (교육 참여자수/담당자수)×100

③ 전담인력 확보여부

- 정규직 사업 담당자 중 해당 사업만을 수행하는 전담인력 확보여부

조사방법

- 지자체 자체 평가서(온라인 평가 시스템 일괄 입력)

조사서식

① 투입 인력수(FTE)

예) 서울 종로구의 전체 직원 수(비정규직 포함)가 50명인 경우
홍길동(금연, 맞춤형 3:7의 비율로 투입), 성춘향(건강증진사업 전담)

보건소 번호	보건소명	일련번호	직원명	보건사업			
				금연	건강증진	……	맞춤형 방문건강관리
1	서울 종로구	1	홍길동	0.3		…	0.7
1	서울 종로구	2	성춘향		1	…	
⋮	⋮	⋮	⋮			…	
1	서울 종로구	50	향단이	0.5	0.5	…	

② 담당자 교육 참여율

팀원명	면허자격	담당기간 (개월)	고용형태	이수과정 명	중앙교육 = 1 시도자체 = 2 기타 = 3	교육기간 (일)
1. 예) 홍길동	③	6.5개월	③	○○○ 과정	1	5일
				○○○ 과정	2	12일

③ 전담인력 확보여부

- FTE의 전담여부로 판단, 별도 조사서식 생략

증빙자료

① 투입 인력수(FTE), ③ 전담인력확보여부 : 보건소 업무분장표
② 담당자 교육 참여율 : 교육이수 결과 통보 공문서, 내부직원교육 결과보고 공문

지표 명	1-2 투입예산의 충분성
조사항목	① 사업비 규모 ② 주민1인당 사업비 규모
지표설명 (산식)	**① 사업비 규모** • '08년 결산액 기준, 금연사업에 집행된 예산 총액(지방비포함) • 금연사업 수행을 위해 고용한 비정규직 인력의 인건비 포함 **② 주민1인당 사업비 규모** • (금연사업비/지역사회 인구수)×100
조사방법	• 지자체 자체 평가서(온라인 평가 시스템 일괄 입력)
조사서식	① 사업비 규모 ② 주민1인당 사업비 규모
증빙자료	• '08년 말 기준 사업별 결산서, 보건소 총 예산 및 결산액이 표기된 예산서 사본 ※ 보건소 사업별 예산 및 결산액이 표시된 예산자료는 어떤 것이라도 무방함(공문 등)
통계자료	• '08년 12월 말 기준 해당지역 인구수자료(통계청) ※ 지자체에서는 제출할 필요 없음

조사서식 표:

구 분	최종예산				결산(최종집행액)
	국비	시도비	시군구비	최종예산합계	
1. 인건비					
2. A사업					
3. B사업					
⋮					
합계					

지표 명	2-1 계획수립의 적절성
조사항목	① 목표의 적절성 ② 활동전략의 적절성 ③ 자체평가방안의 적절성
지표설명 (산식)	**① 목표의 적절성** • 지역사회 현황분석에 근거하여 구체화된 수치로 목표 설정여부를 상, 중, 하로 평가함 **② 활동전략의 적절성** • 금연사업에 대하여 ㉮ 지역사회 모니터링 ㉯ 건강정보제공 및 교육 ㉰ 지역사회 협력 ㉱ 법률 및 제도 강화 ㉲ 서비스 제공에 대해 충실히 작성하였는지를 상, 중, 하로 평가함 **③ 자체평가방안의 적절성** • 목표와 전략에 대한 산출지표, 사업효과 평가지표, 점수화방안에 대해 충실히 작성하였는지를 상, 중, 하로 평가함
조사방법	• 지역보건의료계획 시행계획(보건사업 계획) 평가(중앙평가위원회 구성하여 평가)
조사서식	• 조사서식 생략
증빙자료	• 없음

<table>
<tr><td>지표 명</td><td>2-2 지역사회 협력수준</td></tr>
<tr><td>조사항목</td><td>① 지역사회 자원과 협력수준</td></tr>
<tr><td>지표설명
(산식)</td><td>• '지방정부, 의료기관, 사회복지기관, 시민단체, 전문가조직, 종교단체, 교육기관, 기타 기관과의 연계 내용과 수준을 1~5단계로 평가함
–1단계 : 협력기관이 주체하는 행사 및 사업에 참여, 강사지원, 회의장소 임대, 행사 예산지원, 물품 임대, 물품지원
–2단계 : 대상자의 연계(예: 의료기관에 환자 의뢰, 검진수검자 명단확보)하기 위한 일련의 활동
–3단계 : 사업을 수행하기 위해 해당 기관과 자문회의, 공청회, 행사, 협약 체결
–4단계 : 협약을 체결한 기관과 정기적으로 사업수행을 위해 회의 운영(연간 2회이상), 위원회를 구성하여 연간 2회이상 정기적 위원회 개최
–5단계 : 사업을 수행하기 위해 예산 수립 및 집행, 계획부터 시행까지 협력기관과 공동운영
※ 협력기관 다양성(협력기관 개수)과 협력내용(단계)를 함께 반영하여 평가</td></tr>
<tr><td>조사방법</td><td>• 지자체 자체평가서(온라인 평가 시스템 입력) 자료, 증빙자료를 통해 연계수준 1차 평가
• 현지평가시 담당자 면담을 통해 2차 확인</td></tr>
<tr><td>조사서식</td><td>
<table>
<tr><th colspan="6">최종예산</th><th colspan="2">평가지</th></tr>
<tr><th rowspan="2">사업명</th><th rowspan="2">종류</th><th rowspan="2">협력
여부</th><th rowspan="2">협력
기관명</th><th rowspan="2">협력
내용</th><th rowspan="2">협력
단계</th><th colspan="2">협력단계</th></tr>
<tr><th>1차</th><th>2차</th></tr>
<tr><td rowspan="6">A사업</td><td>지방정부</td><td>□</td><td></td><td></td><td></td><td></td><td></td></tr>
<tr><td>의료기관</td><td>□</td><td></td><td></td><td></td><td></td><td></td></tr>
<tr><td>사회복지기관</td><td>□</td><td></td><td></td><td></td><td></td><td></td></tr>
<tr><td>교육기관</td><td>□</td><td></td><td></td><td></td><td></td><td></td></tr>
<tr><td>시민단체</td><td>□</td><td></td><td></td><td></td><td></td><td></td></tr>
<tr><td>기타</td><td>□</td><td></td><td></td><td></td><td></td><td></td></tr>
</table>
</td></tr>
<tr><td>증빙자료</td><td>• 해당 협력내용을 확인할 수 있는 공문서(<u>객관적인 공문서가 있는 경우만 인정</u>)</td></tr>
</table>

지표 명	2-3 보건사업평가 시행수준
조사항목	① 자체평가 시행수준 ② 만족도조사 시행수준
지표설명 (산식)	① 자체평가 시행수준 • 보건소 및 금연사업 담당자가 금연사업의 자체평가를 실시하였는지에 대해 금연사업 평가결과보고서 및 관련 공문서를 토대로 '상, 중, 하'로 평가함 **구분 / 평가기준** **상**: 금연사업에 대해 2008년도에 사업에 대해 평가를 하였는지 확인할 수 있고(공문 또는 결과보고서로 확인) 2007년 1월 1일부터 12월 31일까지(또는 사업연도) 수행 전반에 대하여 평가하고 있으며, 계획대비 실적, 잘된 점과 못된 점(성공요인, 부진요인), 사업의 효과를 모두 확인가능 **중**: 2008년도 사업에 대해 평가하였는지 확인할 수 있고, 사업전반에 대하여 평가하였으나, 계획대비 실적, 잘된 점과 못된 점, 사업의 효과를 일부 확인가능하면 '중'으로 평가(예: 계획대비 실적만 있음). 또한 사업 전반에 대한 평가가 아니라 필요에 의해 사업 중 일부 세부프로그램에 대해서만 평가하였다면 그 평가내용에 관계없이 '중'으로 평가 **하**: 2008년도 사업에 대해 평가하였는지 확인할 수 없고, 자체평가내용이 단순히 수행실적(실적보고)만 제시한 놓은 경우 '하'로 평가함. ② 만족도조사 시행수준 • 금연사업의 만족도조사 실시여부 및 실시내용을 해당 만족도조사 결과보고서 및 관련 공문서로 확인하여 만족도조사 내용의 시행수준을 '상, 중, 하'로 평가함 **구분 / 평가기준** **상**: 2008년도 사업에 대해 만족도 조사를 실시하였는지 확인할 수 있고(공문 또는 결과보고서로 확인), 보건소 전반의 사업에 대하여 다수의 지역사회 주민을 대상으로 실시하였거나, 일부 세부프로그램에 대하여 그 결과에 해당사업에 대한 만족도, 잘된 점 못된 점(성공요인, 부진요인), 개선대책(다음해 사업에 환류, 시정방법)을 모두 확인가능하면 '상'으로 평가함 **중**: 2008년도 사업에 대해 만족도조사를 실시하였는지 확인할 수 있고, 만족도 조사결과에 대해 분석하였으나, 그 결과에 해당사업에 대한 만족도, 잘된 점 못된 점(성공요인, 부진요인), 개선대책(다음해 사업에 환류, 시정방법)을 일부 확인가능하면 '중'으로 평가함 **하**: 2008년도 사업에 대해 만족도조사를 실시하였는지 확인할 수 없고, 만족도 조사 결과분석 내용이 단순히 만족도 점수, 조사항목에 대한 빈도나 비율(명, %)만 제시되어 있고 해석하지 않았다면 '하'로 평가함
조사방법	• 지자체 자체 평가서(온라인 평가시스템에 입력된 자료), 증빙자료를 통해 평가
조사서식	• 지자체 : 조사서식 생략, 증빙자료 제출 • 평가자 : 온라인 평가시스템에 지자체가 제출한 증빙을 토대로 평가
증빙자료	• 사업평가결과/만족도조사 보고회 개최 및 결과보고서가 포함된 공문서

지표 명	3-1 금연교육 실적
조사항목	① 성인대상 금연교육(지역주민, 직장, 군경, 대학) 수혜 연인원 ② 아동 · 청소년대상 금연교육 수혜 연인원
지표설명 (산식)	**① 성인대상 금연교육(지역주민, 직장, 군경, 대학) 수혜 연인원** • 보건기관이 지역사회 주민, 직장, 군경, 대학 등 지역사회 성인을 대상으로 실시한 교육의 수혜인원 총합. 단 금연클리닉에서 이루어진 실적은 제외함 **② 아동 · 청소년대상 금연교육 수혜 연인원** • 보건기관이 지역사회 유치원과 학교(아동 · 청소년)를 대상으로 실시한 교육의 수혜인원 총합. 단 금연클리닉에서 이루어진 실적은 제외함 • 아동 · 청소년 금연교육은 보건소와 교육청이 연계하여 수행한 금연교육은 포함되나, 보건소와 학교가 연계하여 실시하지 않고 교육청 자체적으로 실시한 금연교육은 포함하지 않음
조사방법	• 금연클리닉 시스템
조사서식	• 조사서식 생략
증빙자료	• 시군구 별도 제출 생략

<table>
<tr><th>지표 명</th><td>3-2 금연홍보 실적</td></tr>
<tr><th>조사항목</th><td>① 금연홍보 실적</td></tr>
<tr><th>지표설명
(산식)</th><td>• 보건기관이 지역사회 주민을 대상으로 수행한 금연홍보를 5개로 구분하여 실시건수를 산정하고, 각각에 가중치를 곱하여 산출한 점수를 합산함</td></tr>
<tr><th>조사방법</th><td>• 금연클리닉 시스템</td></tr>
<tr><th>조사서식</th><td>

구 분	실시건수 (A)	가중치 (B)	점수 (A×B)
중앙에서 배포한 동영상 및 인쇄매체 활용		0.3	
지역신문, 유선방송, 가용자원 등을 적극적으로 활용하여 홍보		0.3	
금연포스터 · 리플렛, 금연수첩 등 홍보물을 자체적으로 제작하여 배포		0.2	
금연거리캠페인		0.1	
금연글짓기대회, 금연포스터 대회 등		0.1	
합계			

</td></tr>
<tr><th>증빙자료</th><td>• 시군구 별도 제출 생략</td></tr>
</table>

지표 명	3-3 금연클리닉 실적
조사항목	① 금연클리닉 신규 등록자 목표 달성률 ② 금연클리닉 등록자의 4주 금연 성공률 ③ 금연클리닉 등록자의 6개월 금연 성공률
지표설명 (산식)	**① 금연클리닉 신규 등록자 목표 달성률** • 금연클리닉의 2008년 1월 1일부터 2007년 12월 31일 사이 등록자 수를 근거로 당초 신규등록자 목표 대비 달성정도를 기재함 • (당해년도 금연클리닉 신규 등록자 수/금연클리닉 신규 등록자 목표 수)×100 **② 금연클리닉 등록자의 4주 금연 성공률** • 금연클리닉에 2007년 12월 4일~2008년 12월 3일 사이 등록(사망자, 타지역 이사, 캠페인 제외)하고, 금연결심일이 2007년 11월 27일~2009년 1월 1일인자 중 금연일수가 42일 이상인 자의 비율을 기재함 • (4주 금연 성공자 수/금연클리닉 등록자 수)×100 **③ 금연클리닉 등록자의 6개월 금연 성공률** • 금연클리닉에 2007년 7월 16일~2008년 7월 15일 사이 등록(사망자, 타지역 이사, 캠페인 제외)하고, 금연결심일이 2007년 7월 9일~2008년 8월 12일인자 중 금연일수가 168일 이상인 자(호기일산화탄소 검사 확인, 자기보고)의 비율을 기재함 • (6개월 금연 성공자 수/금연클리닉 등록자 수)×100
조사방법	• 금연클리닉 시스템
조사서식	• 조사서식 생략
증빙자료	• 시군구 별도 제출 생략

지표 명	4-1 지역사회 금연 건강수준
조사항목	① 현재 흡연율 ② 흡연자의 금연 시도율 ③ 금연교육 경험률 ④ 금연홍보 경험률
지표설명 (산식)	**① 현재 흡연률** • 성인 인구 중 현재 담배를 피우는 사람의 비율을 기재함 • (현재 담배를 피운다고 응답한 사람의 수/지역사회 건강조사의 만19세 이상 조사대상자 수)×100 **② 흡연자의 금연 시도률** • 현재 흡연자 중 최근 1년 동안 담배를 끊고자 하루(24시간) 이상 금연한 적이 있는 사람의 비율을 기재함 • (최근 1년 동안 담배를 끊고자 하루(24시간) 이상 금연한 적이 있다고 응답한 사람의 수/현재 담배를 피운다고 응답한 사람의 수)×100 **③ 금연교육 경험률** • 성인 인구 중 최근 1년 동안 흡연예방 또는 금연에 대한 교육을 받은 사람의 비율을 기재함 • (최근 1년 동안 흡연예방 또는 금연에 대한 교육을 받은 적이 있다고 응답한 사람의 수/지역사회 건강조사의 만19세 이상 조사대상자 수)×100 **③ 금연홍보 경험률** • 성인 인구 중 최근 1년 동안 TV 및 라디오의 공익광고, 포스터, 리플렛 등을 통해 금연캠페인을 보거나 들어본 적 있는 사람의 비율을 기재함 • (최근 1년 동안 금연캠페인을 들어본 적이 있다고 응답한 사람의 수/지역사회 건강조사의 만19세 이상 조사대상자 수)×100
조사방법	• 지역사회 건강조사
조사서식	• 조사서식 생략
통계자료	• 2008년 지역사회 건강조사(질병관리본부)

부록 3

합동평가지표

「금연」

2009년 보건위생분야 합동평가

□ 평가의 목적

○ **보건위생 분야**는 국민의 건강을 지키기 위한 식품의 안전성을 확보 하고 각종 전염병 관리 및 가축방역에 대한 사전 철저한 예방 활동 등 자치단체가 추진한 다양한 지원 및 추진시책의 성과를 확인하는데 목적이 있음

○ **보건위생분야**의 **5개 대상시책 세부 목표**는 다음과 같음

－(**지자체 보건관리**) **시책**은 맞춤형 방문건강관리사업 추진실적, 금연 사업 추진실적, 건강행태개선사업 추진실적, 구강보건사업 추진실적, 공중위생업무 활성화, 모자보건사업 추진실적, 암관리사업 추진실적, 정신보건사업 추진실적, 지역사회 치매상담센타 추진실적 등을 위한 지자체의 추진노력을 확인

□ 지표 구성 : 5개 시책 / 23개 지표

○ 계획 지표 : 0개

○ 집행 지표 : 1개

○ 산출/결과 지표 : 22개

○ 결과활용 지표 : 0개

□ 합동평가 평가지표 세부구성체계

평가시책	평가항목	평가지표	세부 지표수	가중치
계		23	57	100
3-1. 지자체 보건관리	계획			
	집행			
	산출/결과	3-1-1. 맞춤형방문건강관리사업 추진실적	2	7.00
		3-1-2. 금연사업 추진실적		
		3-1-3. 건강행태개선사업 추진실적	1	4.16
		3-1-4. 구강보건사업 추진실적	3	3.58
		3-1-5. 공중위생 업무 활성화	2	4.98
		3-1-6. 모자보건사업 추진실적	2	4.16
		3-1-7. 암관리 사업 추진실적	3	4.32
		3-1-8. 정신보건사업 추진실적	2	3.11
		3-1-9. 지역사회 치매상담센터 추진실적	1	2.49
	결과활용			
3-2. 전염병관리 사업	계획			
	집행			
	산출/결과	3-2-1. 전염병관리	4	7.87
		3-2-2. 전염병 감시 및 역학조사	4	7.54
		3-2-3. 예방접종 실적 보고율	4	5.47
		3-2-4. 전염병 진단 및 검사능력	3	3.53
	결과활용			
3-3. 가축방역 시책 평가	계획			
	집행	3-3-4. 가축 혈청검사 실시율	1	3.36
	산출/결과	3-3-1. 대가축 방역 추진실적	4	6.15
		3-3-2. 중가축 방역 추진실적	3	5.98
		3-3-3. 소가축 방역 추진실적	3	4.78
	결과활용			
3-4. 식품 · 한약재 안전관리	계획			
	집행			
	산출/결과	3-4-1. 식중독예방관리 강화	3	7.35
		3-4-2. 유통식품 안전성 확보	2	7.30
		3-4-3. 한약재 판매업소 점검률	1	3.87
	결과활용			
3-5. 한의약공공보건 사업	계획			
	집행			
	산출/결과	3-5-1. 한방진료사업(부분)	3	
		3-5-2. 한의약공공보건사업 인프라 구축 및 활용(부분)	2	
		3-5-3. 한의약건강증진 hub보건소 사업(부분)	3	
	결과활용			

<table>
<tr><td>평가시책</td><td colspan="3">3-1 지자체 보건관리</td></tr>
<tr><td>평가지표</td><td>3-1-2 금연사업 추진실적</td><td>가중치</td><td>3.00</td></tr>
<tr><td>측정방법</td><td colspan="3">

○ **산 식**
㉮ 금연구역 지도 점검률
- [{(금연구역 지도 · 점검 건수×0.8)+(금연구역 시정명령 및 과태료처분건수×0.2)}/해당지역인구수]×10,000

○ **산식설명**
㉮ 금연구역 지도점검률
- 금연구역 지도 · 점검 건수 : 보건기관이 해당지역 내 실시한 금연관련 지도 · 점검 건수(공중시설, PC방 등 금연구역시설의 지도 · 점검 건수)

- 금연구역 시정명령(과태료처분) 건수 : 보건기관이 해당지역 내 실시한 금연구역 위반시설에 대한 시정명령 및 과태료처분 건수
※ 형사처벌, 경찰청 범칙금은 제외

- 19세 이상 인구수 : 해당지역의 만 19세 이상 인구수(연나이 기준, 1990년생 이전)

○ **평가대상** : 시 · 군 · 구
※ 제주특별자치도의 경우 제주시, 서귀포시 실적

○ **평가기준일** : 2009. 12. 31

</td></tr>
<tr><td>자료제출 서식</td><td colspan="3">

㉮ 금연구역 지도점검률
(단위 : 명, 건, %)

<table>
<tr><th>구 분</th><th>해당지역 만 19세 이상 인구수(A)</th><th>금연구역 지도 점검건수(B)</th><th>금연구역 시정명령 및 과태료처분건수(C)</th><th>[{(B×0.8)+(C×0.2)}/A] ×10,000</th></tr>
<tr><td>시·군·구 합계</td><td></td><td></td><td></td><td></td></tr>
<tr><td>○○시</td><td></td><td></td><td></td><td></td></tr>
<tr><td>○○군</td><td></td><td></td><td></td><td></td></tr>
<tr><td>○○구</td><td></td><td></td><td></td><td></td></tr>
</table>

</td></tr>
</table>

증빙자료	㉮-1 금연구역 지도점검 총괄표 (단위:건) [see table below] ㉮-2 지도점검 계획서 사본 및 점검결과 보고서 사본 ㉮-3 시정명령 및 과태료처분 증빙서류(문서사본 및 부과대장사본) ㉮-4 시군구별 금연구역 지정현황 보고공문 사본 및 지정현황(업종, 시설명 등 기재)
통계자료	㉮ 해당지역 만 19세 이상 인구현황(행안부 주민등록인구 통계)
문의처	ㅇ 보건복지부 구강생활건강과 ***(전화 2023-7840, E-mail : ***@mw.go.kr)

지자체 명	지도점검일자	지도점검장소(시설)	처분내용		
			소계	시정명령	과태료처분
계					
ㅇㅇ시군구					

참고문헌

국회예산정책처(2009). 보건의료 연구사업 개발 평가.

김경화, 조용하(2005). 청소년 프로그램 평가시스템 개발 및 운영방안 연구, 한국청소년 개발원.

김선영(2009). 보건프로그램 개발 및 평가, 예응.

김성수, 황인경(2008). 보건사회복지사업의 프로그램 기획, 보문각.

김정이, 채구묵(1997). 욕구조사론, 아시아 미디어 리서치.

김종태(2007). 사회복지프로그램 개발과 평가, 대왕사.

김주경(2004). 건강보험 급여확대의 우선순위 설정에 대한 연구, 연세대학교 박사학위 논문.

김학주(2008). 사회복지 프로그램 개발과 평가, 청록출판사.

남철현(2004). 건강증진과 질병예방, 계축문화사.

도복능 외(2009). 인간관계와 커뮤니케이션, 정담미디어.

민경애, 이웅(2010). 보건교육사를 위한 보건프로그램 개발 및 평가, 형설출판사.

박남희(2009). 2008년 방문건강관리사업 실적 분석 및 2009년 사업우선순위 설정, 건강증진 FMTP 교재.

박형숙 외(2005). 간호학연구방법론, 정담미디어.

박형종 외(1997). 보건교육: 계획, 행동이론, 평가를 중심으로, 신광출판사.

배상수(2004). 보건사업기획, 계축문화사.

배상수(2007). 기획의 특성과 우리나라의 보건사업계획, 질병관리본부, 건강증진 FMTP 교재.

배상수(2008). 보건사업기획, 계축문화사.

보건복지부(2006). 질병관리본부, 건강증진 FMTP교재.

보건복지가족부(2009). 2009년 지방자치단체 보건사업 통합평가 평가지표 및 매뉴얼.

보건복지가족부(2009). 보건위생문야 합동평가 평가지표 및 매뉴얼

보건복지부(2010). 2010년도 상반기 흡연실태조사.

서인해, 공계순(2004). 욕구조사의 이론과 실제, 나남출판.

신복기, 박경일. 이명현(2008), 사회복지행정론, 공동체.
안양희 외(2008). 지역사회간호학 II, 정담미디어.
안옥희 외(2009). 학교보건, 메디컬코리아.
안옥희 외(2009). 보건교육학, 메디컬코리아.
안옥희 외(2010) . 한눈에 볼 수 있는 보건의약관계법규, 메디컬코리아.
왕명자 외(2010). 제5판 지역사회간호학 총론 및 분야별, 현문사.
윤순녕 외(2000). 건강증진, 수문사.
윤순녕 외(2010). 보건프로그램 개발 및 평가, 수문사.
이경순, 이미경, 김경희(2003). 인간관계와 의사소통, 현문사.
이무식, 안옥희(2008). 맞춤형 방문건강관리사업 기획, 맞춤형방문건강관리사업 FMTP 교재.
이영훈(2007). 우선순위 결정. 맞춤형 방문건강관리사업 기획, 건강증진 FMTP 교재.
이주열(2009). 보건프로그램 개발 및 평가, 계축문화사.
전국대학보건관리학교육협의회(2009). 보건교육사를 위한 보건프로그램개발 및 평가, 한미의학.
지역보건연구회(2002). 보건의료기획-이론과 실제, 계축문화사.
지역보건연구회(2004). 건강증진. 보건교육. 질병예방 프로그램 평가, 계축문화사.
최호윤(2007). 사회복지 프로그램 개발과 평가, 21세기사.
통계청(2008). 사망원인통계결과.
한국보건교육 · 건강증진학회 역(2003). 건강증진효과의 evidence, 계축문화사.
한국보건교육 · 건강증진학회(2005). 건강증진사업의 새로운 도전, 국민건강증진법 제정 10주년 기념 국제학술대회.

Barney, J.B.(1996).Building Strategy: Structural Revision, NewYork, Free Press.
Bower, C.(1978). Concept and procedure of need assessment; Paper presented at second national conference on need assessment in health and human services.
Brubaker, B. H.(1983). Health Promotion; a Linguistic analysis, Advanced in Nursing Seience.
CDC(1999). Framework for Program Evaluation in Public Health, Morbidity and Mortality.

CDC(2004). Surgeon General' s Report. 2004; America Cancer Society. Tobacco control country profiles.

Dejoy, D. and M. Wilson(1995). Critical Issues in Worksite Health Promotion, A division of Paramount Publishing, Massachusetts.

Dignan, M. B. & Carr, P. A(1992). Programe plaanning for health education and promotion. Philadelphia: Lea & Febiger.

Glueck, W.B.(1980). Community Development :Critical Review, Inc New Jersey.

Green, L. W. et al (1999). Health Promotion Planning; An Education and Ecological Approach.

Green, L. W. & Kreuter, M. W.(1991). Health Promotion Planning-An educational and environmental approach, 2nd. Mayfield pub. co.

Green, L. W. , Lewiw, F. M.(1986). Measurement and Evaluation in HealthEducation and Health Promotion, Mayfield Publishing: Palo Alto.

Green, L.,& Kreuter M.(1999). Health Promotion Planning: An Educational and Ecological Approch(3rd ed).

Haddorn DC, Brook RH. The Health care resource allocation debate: Defining our terms. The Journal of the American Medical Association 1991; 266; 3328-3331.

Kahn. A.(1969). Social service and social policy, NJ: University Associates.

Kaplan(1972), The School Health Division' s Position on Health Education, School Health Rev, 3(4), 4-10.

Kettner, P., Mornoney, R. & Martin, L.(1991). Designing and managing programs: An effectiveness based approach, Newbury Park: Sage publication. Kulbok, P. A. & J. H. Bahdwin(1992). From Preventive Health Behavior to Health Promotion; Advencing a Positive Construct of Health, Advenced Nursing Service, 20(1).

Laffery, S. C.(1985). Health Promotion; Relevance for Nursing, ANS, 7(2).

McKenzie, J.F(2008). Planning, Implementing and Evaluating Health Promotion Program, 5ed. Washington: Addison-Wesley.

McKenzie, J.F., Neiger, B.L.,Tackeray, R.(2009). Planning, implementing, & evaluating health promotion programs, SanFrancisco: Pearson Benjamin Cummings.

National Association of County and City Health Offical(2000). Achieving Healthier Communities through MAPP: A User's Handbook.

National Association of County and City Health Officers(NACCHO). Mobilizing for Action through Planning and Partnerships (MAPP). available at Nutt P.C(1984). Planning Methods for Health and related Organization, New York: Wiley.

Nutt P.C(1984). Planning Methods for Health and related Organization. New York: Wiley.

O' Donnell, M. P.(1986). Definition of Health Promotion, American Journal of Health Promot., 1(1).

Orem, D. E.(1995). Nursing Concepts of Practice, 5th ed., New York. NY: McGraw Hill Inc.

Pender, N. J.(1987). Health Promotion in Nursing Practice, 2nd ed., Norwalk, Conn, Appleton & Lange.

Pender N. J., Sechrist K. R., Walker S. D.(1987), The Health Promoting Lifestyle Profile; Development and Psychometric Characteristics, Nurse Res., 36(2).

Quinn, J.B.(1996). Community Organizing of Strategy, New Brunswick, NJ

Rossi, P. H. & Freeman, H. E. (1993). Evaluation: A Systematic Approach 2nd ed, Beverly Hills: Sage Publication. http://books.nap.edu/openbook.phprecord_id=10548&page=408

Roy, C.(1991), Introduction to Nursing: An Adoptation Model , 2nd ed., Norwalk, Conn: Appleton & Lange.

Siegel, L., Attkission, C. & Carson, L.(1995). Need identification & program planning in the community context; In J. Tropman, J. Erlich and J. Rothman. Tactics and Techniques of community intervention, IL: Peacock publishers, Inc.

Smith, W.(2000). Social Marketing: An Evolving Definition. American Journal of Health Behavior, Vol. 24, 11-17.

Sork, T.(1998). Workshop materials: Needs assessment in adult education and training, Workshop sponsored by the continuing education division of the university of Manitoba, Winnepeg, Manitoba, Canada.

Thomas, E. J.(1984). Designing intervention fot the helping professions, Beverly hills: Sage publication.

Timmereck, T.C.(2002). Planning, Program Development and Evaluation, Massachusetts, 2ed. Joes and Bartlett Publishers.

US Department of Health and Human Services, CDC. Planned Approach to Community Health-Guide for the local coordinator. available at US Department of Health and Human Services, CDC. Planned Approach to Community Health-Guide for the local coordinator.

Weinreich, N.(1999). hands-on Social Marketing: A Step-by-Step Guide. Thousand Oaks, CA: Sage Publicaion.

WHO(1980). Teaching for Better Learning.

WHO(1999). Regional Office for Europe. Towards a New Planning Process: A Guide to Reorienting Urban Planning towards Local Agenda 21, European Sustainable Development and Health Series 3.

찾아보기

한글

ㄱ

가격 122
가용자원의 효율적 사용 25
가정교사 155
가치판단 훈련 155
간접기여인자 148
간접자료조사법 64, 68
강의 135, 155
강의 후 토론 135
강화관리 53
개방형 질문 74
개별자기기입법 73
개인 간 수준 134, 152
개인 간 차원 134
개인 간 차원의 전략 138
개인 컴퓨터 155
개인별 기록조사 69
개인수준 151
개인의 지각 43
개인적 수준 134
개인적 인식 44
개인적 차원 134
개인적 차원의 전략 135
개인적 특성과 경험 45, 46
개인적으로 학습한 프로그램 155
개입 133
건강 13
건강 결정요인 103
건강 박람회 155
건강 박물관 155
건강검진 117
건강교육센터 155
건강마을 112
건강메시지 145
건강문제 148
건강문제의 심각성 88
건강문제의 크기 88
건강박물관 135
건강보호영역 41
건강시장 112
건강신념모형 43, 151
건강위험 사정도구 156
건강정보 116
건강증진 14
건강증진모형 45
건강프로그램 운영 116
건강학교 112
건강한 병원 112
게시판 155
게임 135, 155
견학 135
결과 102
결과목표 103
결과영역 195
결과지표 215
결과평가 33, 196, 197
결론 도출 205
결정인자 148
경제기획 27
경제성 93
경험적 과정 51
계획단계 126

계획된 행위이론 49
계획이전단계 126
공공 보건의 우수성 측정을 위한 평가방법 200
공급자 중심 119
공영 서비스 123
공청회 68
과정목표 103
과정영역 195
과정지표 214
과정평가 33, 197
관련자 참여 203
관리자의 입장 193
광고 123
광고방송 123
교과서와 참고문헌 155
교사 114
교실 밖 수업 전략과 기술 155
교실 밖에서의 교육방법 135
교실에서의 교육방법 135
교육 및 조직적 진단 33, 196
교육용 텔레비전 155
교육책자 및 유인물 155
교장 114
교재 135
구강보건교육 118
구조적 면접 67
구조적 변수 43
구조지표 213
구체성 104
국가 기획 29
국민건강증진법 237
국제 기획 29
군집표집 78
규범개선 146
규범적 신념 49
규제적 기획 28
그룹토의 155
그림 135, 155
극적 전환 52
금연 117, 118
금연 홍보물 169
금연교육 실적 171
금연교육프로그램 168
금연부스 169
금연분위기 조성 프로그램 168
금연사업 253
금연홍보 실적 171
긍적적인 건강보고 41
긍적적인 건강보호에 목적을 둔 보건교육 41
긍적적인 보건교육 41
기간에 따른 유형 28
기관의 입장 193
기여요인 103
기존 자료의 활용 223
기초자료 61
기한 105
기획 23
기획 과정 29
기획의 본질적 특성 24
기획의 유형 26
기획의 필요성 25

ㄴ

네트워크의 개발 139
네트워크의 활용 139
노래 155
노인보건교육 118
녹음기 155
녹음테이프 135
논리모형 193
논리모형에 따른 평가의 유형 194
논리모형의 기본틀 194
논쟁 155
농어촌 등 보건의료를 위한 특별조치법 243
눈덩이표집 79

ㄷ

단기 기획 28

단기목표 104
단순무작위표집 77
달성에 필요한 시간에 따른 분류 103
델파이기법 65, 147
도표 155
동료교사 155
동료집단 교육 135
동아리 조직 140

ㅁ
마케팅 믹스 122
마케팅믹스 사전조사 123
마케팅믹스 수행 123
면접 73
면접법 67
면접조사 224
모니터링 38
모의실험 135
모자보건교육 118
목적 101
목적설정 34
목표 101, 102
목표 및 추진 전략 도출 202
목표대상 선정 38
목표대상 38
목표와 지표 105
목표의 기준 104
목표의 설정과정 104
목표의 유형 102
목표의 이해 101
무관심단계 51
문자메시지의 활용 135
문제 쟁점화 121
문제의 심각성에 의한 방법 80
문제해결 135, 155
문제해결방식의 다양성 111
물적 기획 28
물질적 유인 137
미션 101

ㅂ
발견 155
배분적 기획 28
범위 105
범위에 따른 유형 26
범이론적 모형 50
변화 가능성 90
변화 가능성의 평가기준 90
변화과정 51
변화단계모형 151
변화의 시작 142
변화의 지속 142
보건교사 114
보건교육 41
보건교육사 114
보건교육센터 135
보건기획 24, 31
보건기획의 기능 31
보건기획의 유형별 과정 32
보건기획의 이해 31
보건기획의 정의 31
보건기획의 필요성 31
보건사업 통합평가지표 253
보건소 117
보건안전교육 115
보건위생분야 합동평가 267
보건의약관계법규 237
보건정책 강화 143
보건정책 집행계획 완성/지속 38
보건지소 117
보건지표 68
보건지표 분석 68
보건진료소 117
보건프로그램 18
보건프로그램 개발과정 166
보건프로그램 개발의 개념 166
보건프로그램 기획 163
보건프로그램 기획과정 163
보건프로그램 수행의 점검 및 통제 192

보건프로그램 제공자 119
보건프로그램 지표 105
보건프로그램 평가 191
보건프로그램에 대한 홍보 193
보건프로그램의 가치 및 장점 파악 192
보건프로그램의 개선 및 변화 192
보건프로그램의 목적 달성 정도 확인 192
보건프로그램의 의사결정 보조 192
보건프로그램의 평가단계 219
보건프로그램의 평가모형 193
보건프로그램의 효과 및 영향 파악 192
보건행동 122
분류/범주화 80
분배 85
불이익 137
불이익의 유형 138
브레인스토밍 135, 147, 155
비교대상자의 건강문제 선정 96
비교/해석 80
비구조적 면접 67
비디오 155
비디오 컨퍼런스 155
비용의 증가 125
비용편익평가 210
비용효과평가 210
비용효용평가 210
비전 101
비전문가 보건인력 140
비전확립 202
비확률표집 78

ㅅ

사례연구 135, 155
사례조사법 64, 69
사회 마케팅 37
사회 심리적 변수 43
사회기획 27
사회마케팅 119
사회마케팅 과정 121
사회생태학적 모형 134
사회인지이론 45, 152
사회적 13
사회적 유인 137
사회적 진단 32
사회적 해방 52
사회진단 196
사회활동 144
산업보건관리 116
산업안전보건법 244
산출 102
산출영역 195
상업마케팅 119
상위목표 38
상품 122
상품시장에서의 기준 128
상황적 영향 47
새국민건강증진종합계획 2010 212
새로운 자료 수집 223
생활습관 118
생활터별 보건프로그램 112
서열식 질문 76
선다식 질문 75
설문조사 73, 224
성공적인 협력관계 형성 202
성교육 115, 118
세부목표 선정 38
세부 프로그램 184
세분화정의 122
소비자 분석 122
수단에 따른 유형 28
수업전략과 기술 155
수요자 중심 119
수용성 93, 94
수용의 유형 111
수행 33
수행계획 175
스트레스 관리 117
슬라이드 135, 155

슬라이드 프로젝터 155
슬라이드 필름 155
시너지 효과 149
시뮬레이션 155
시범 135
시범과 실험 155
시장세분화 124
시장세분화 필요성의 진단 125
시장세분화의 기준 125
시장세분화의 전제조건 127
시청각 교재와 장비의 활용 135
시청각 자료 및 장비 155
신뢰할 만한 평가근거 수집 205
신문과 잡지 155
신체적 13
실물투사기 135
실물환등기 155
실천단계 126
실행 202
실행 가능성 205
실행기획 27
실행단계 51
실행준비 35
심리적 변수 127
심사숙고단계 51
심층면접과정 147
쌍방향 텔레비전의 활용 135

ㅇ

안전사고 예방 117
약물 오·남용 예방 117
약사법 117
업무 수행능력을 강화 26
업무일정표 작성방법 181
여과식 질문 75
역량강화 훈련 158
역조건형성 53
역학적 진단 33, 196
역할 연극 135
역할극 155, 224
연관성 105
영사기 155
영양 117
영양교육 118
영적 13
영향목표 103
영향변수 분석 38
영향요인 43, 44
영향평가 33, 196, 197
예방 41
예방서비스 41
예방적 행위채택이론 151
예방적인 건강보호 41
예방적인 건강보호를 위한 보건교육 41
예방적인 보건교육 41
예산/재정 방안 38
예상하지 못한 부작용 149
예시적 기획 28
오디오 테이프 155
요구도의 심각성과 해결 가능성 기준에 의한 방법 81
요구도조사 57
요구도조사 시 고려사항 64
요구도조사결과 활용단계 70
요구도조사단계 70
요구도조사의 내용 61
요구도조사의 단계 70
요구도조사의 목적 59
요구도조사의 유형 60
요구도조사의 이해 57
요구도조사의 정의 57
요구도파악자료 61
요약 80
우선순위 85
우선순위 결정 85
우선순위 결정 시 유의사항 96
우선순위 결정기준의 보완 93
우선순위 결정의 필요성 85
우선순위 설정과 대상집단 결정 199

우선순위 판단기준 97
우선순위의 개념 85
우선순위의 결정과정 95
우선순위의 결정기준 87
우편조사 74
운동 117, 118
위계에 따른 분류 102
유의표집 79
유익성 45
유인 137
유인과 불이익 제공 136
유전과 환경 112
유지단계 51, 126
윤리적 기준 94
윤리적 타당성 205
의도 49
의료법 117
의사결정 나무 147
의사결정균형 53
의사결정의 공정성 97
의사결정의 공정성과 전문성 97
의사소통 116
의사소통 이론 152
이벤트 123, 144
이분식 질문 75
이용 가능한 자원 121
이익의 증가 125
이해 집단별 평가 목적 193
이해관계자 123
이해관계자의 참여 219
인간 상호간의 영향 47
인과관계에 따른 목표분류 103
인구학적 변수 43
인력확보계획 177
인센티브 123
인쇄 교육매체 155
인쇄자료의 활용 135
인적자원 기획 27
인터넷 웹 155
일반인구조사 64
일반인의 입장 193
일반적 기획 과정 30
일반적 평가 목적 192

ㅈ

자극 통제 52
자기재평가 52
자기해방 53
자기효능감 53
자료 수집 및 분석 199
자료분석방법 80
자료수집방법 72, 223
자료의 종류 72
자발적 봉사자의 활용 140
자석칠판 155
자원 93
자원의 활용가능성 94
자원할당 85
작업 환경의 문제 116
작업기획 27
작업지 135
작업환경 관리 117
장기 기획 29
장기목표 104
장소 122
장애성 45
적극성과 성취가능성 105
적법성 93
적절성 93
전략 133
전략 기획 26
전략 실행에 필요한 자원의 양 149
전략 실행의 기술적 난이도 149
전략의 종류 134
전략적 기획 133
전략적 문제 파악 202
전문 의료인과 상담 123
전문가의 입장 193

전염병 예방교육 118
전자메일의 활용 135
전자우편조사 74
전화면접 73
전화상담 135
절주 117
절주교육 118
정보기술의 활용 135
정서적 13
정서적 각성 51
정서적인 비용 122
정신보건교육 118
정신적 13
정책요인 134
정확성 205
조력관계 52
조별학습 155
조직 차원의 전략 141
조직문화의 변화 142
조직요인 134
종료단계 126
주관적 규범 49
준구조적 면접 67
준비단계 51
중기 기획 28
중기목표 104
중요성의 평가기준 90
중재 133
중재계획 35
중재전략 개발 및 실행 200
중재활동 148
지각된 감수성 43
지각된 심각성 43
지각된 유익성 44, 47
지각된 자기 효능 45
지각된 자기 효능감 47
지각된 장애성 44, 47
지각된 행위통제 49
지방 기획 29
지역 기획 29
지역보건법 117, 243
지역사회 수준 134
지역사회 역량 94
지역사회 요인 134
지역사회 자원 155
지역사회 자원의 동원 199
지역사회 조직 및 개발 144
지역사회 조직화 152
지역사회 차원 134
지역사회 차원의 전략 143
지역사회나 대상자의 반응 149
지역사회의 건강증진 114
지역수준 152
지역에 따른 유형 29
지우개 155
지표 105
지향성에 따른 분류 102
지휘의 수단 25
직업병의 예방과 관리 117
직업병의 조기발견 117
직접경험법 67
직접관찰법 64
질문 135
질문의 양식 75
질문의 유형 74
질문하기 155
질병의 위험성 지각 44
질환관리 118
집단면접 74
짝만들기 139

ㅊ

차트 135
참여관찰 224
체계적 표집 78
초청강연 135
초청자 강연 155
추론 80

측정가능성 105
층화표집 78
칠판 155
칠판걸이 155

ㅋ

캠페인 123
커뮤니케이션 전략 153
컴퓨터 기반 155
컴퓨터를 이용한 개인학습프로그램 135
탐색적 요구도조사단계 70

ㅌ

터너힐모형 41
테이프 155
토의 135, 155
통제신념 49
통제의 수단 25
투시환등기 155
투입 102
투입–산출 모형에 따른 목표분류 102
투입영역 195
특성요인분석도 147

ㅍ

파워포인트 슬라이드 155
판매촉진 122
패널 토의 135
패널토의 155
팸플릿 135, 155
퍼즐 155
편의표집 79
평가 35
평가결과 공유 및 발표 205
평가결과 사용 및 공유 222
평가결과의 정당화 222
평가기준별 점수 부여 97
평가기획 개발 38
평가보고서 231
평가설계 204
평가자료 수집 및 분석 222
평가지표의 개념 211
평가초점 결정 및 방법설계 220
평정척도식 질문 76
폐쇄형 질문 74
포스터 135, 155
포지셔닝 130
포커스집단 224
표본추출 및 분석방법 결정 77
표본추출방법 77
표적인구조사 65
표적집단 결정의 기준 128
프로그램 18
프로그램 개발 35
프로그램기록 224
프로그램 기술 220, 204
프로그램기획 27
프로그램계획서 작성 183
프로그램 수행과정평가 196
프로그램의 추진체계 176
프로그램의 효과 89
프리젠테이션 프로그램 155
필드 트립 155

ㅎ

학교보건 프로그램 114
학교보건교육 114
학교보건법 244
학교보건봉사 114
학교환경제공 114
학습 안내물 155
학습장 155
학습지침서 135
할당표집 79
합리적 행위이론 48, 151
합법성 94
핸드아웃 135
행동 48

행동 및 환경진단 196
행동변화과정 50
행동변화단계 50
행동의 가능성 44
행동적 과정 51, 52
행동준비단계 126
행위 49
행위결과 46
행위변화 가능성 44
행위변화 단계 126
행위별 인지와 정서 47
행위신념 49
행위에 대항 태도 49
행위와 관련된 인지와 정서 46
행위의 결과 47
행위의도 49
행정 및 정책적 진단 33
행정 및 정책진단 196
행정가 114
행정기획 27
행정자료조사 69
행태 및 환경적 진단 33
행태개선 훈련 135
혁신의 확산 152
협동적 학습 135
홍보 123, 144
확률표집 77
확산이론 153
환경개선 145
환경기획 27
환경분석 38
환경재평가 52
환경적 요인 121
활동과 관련된 감정 47
활동관련정서 45
효과의 즉시성 149
효과의 지속시간 149
효과의 크기 149
효용성 205
효율성 94
후견인 제도 140

기타

1차 자료 72, 223
1차 자료 수집방법 73
1차 표적집단 129
2차 예방프로그램 113
2차 자료 72, 223
2차 자료수집방법 76
2차 표적집단 129
4P의 분석 38
4Ps 122
5 Why's 147

영문

A

Acceptability 93
Access-ability 128
Account-ability 129
Achieve-ability 129
Action 126
Action stage 51
Administrative and Policy Diagnosis 196
Aggressive and Achievable 105
APEX/PH 200
Assessment Protocol for Excellence in Public Health 200

B

Basic Priority Rating System 88
Behavioral and Environmental Diagnosis 196
Benefit-ability 129
Bryant방식의 작업지 92
Bryant의 우선순위 결정기준 92
BPRS 88
Buddy System 139

C

CBA 210
CD 135, 155
CDC 보건프로그램 평가모형 202
CDCynergy Process 모형 37
CEA 210
CLEAR 94
Closed Question 74
Club or Group System 140
Commercial 123
Consciousness Raising 51
Constructs in Educational 32
Contemplation 126
Contemplation Stage 51
Cost-Benefit Analysis 210
Cost-Effectiveness Analysis 210
Cost-Utility Analysis 210
Counter Conditioning 53
CUA 210

D

Decision Tree 147
Delphi 65
Disincentives 137
Dramatic Relief 52
DVD 155

E

Economics 93
Educational and Organizational Diagnosis 196
Enabling 32
Environmental Diagnosis 32
Environmental Reevaluation 52
Epidemiologic Diagnosis 196
Evaluation 32
Extent 105

F

Fishbone Diagram 147
Focus group Interview 147

G

Galloway 29

H

Haddorn & Brook 85
HBM 43
Health Belief Model 43
Health Communication Strategies 153
Health index 68
Health Ppromoting Hospital 112
Health Promotion Model 45
Health Risk Assessment 156
Healthy Market 112
Healthy School 112
Healthy Village 112
Helping Relationship 52
HRA 156

I

Impact Evaluation 196
Impact Objectives 103
Impact-ability 128
Impact-Based Planning 36
Implementation 196
Incentives 137
Input 102
Installing Change 142
Intervention 133
Involvement 142

K

Koonz and O' Donnell 30

L

Lay Health Adviser 140
Legality 93
Logic 모형 193

M

Maintenance 126
Maintenance Stage 51
MAPP 35, 200
MAPP 모형 200
MAPP 사정 202
Market Segmentation 124
MATCH 34
MATCH 접근법 179
Measurable 105
Mentoring System 140
Millet 30
Mobilizing for Action through Planning and Partnerships 35, 200
Morrison 30
Multilevel Approach To Community Health 34

N

Natural Helper 140
Needs 36
NIBP 36
NIBP방식에서 보건사업 실행여부 92
NIBP의 사용기준 92

O

Objective s 102
OHP 155
Open Question 74
Outcome 102
Outcome Evaluation 196
Outcome Objectives 103
Output 102

P

PATCH 34, 89, 90, 198
PATCH 모형 198
PATCH 평가 200
PATCH를 이용한 우선순위 결정 1단계 91
PATCH를 이용한 우선순위 결정 2단계 91
PATCH를 이용한 우선순위 결정 3단계 91
PEARL 93
PEARL 검사 작업지 93
Pender 46
Place 122
Planned Approach To Community Health 34, 89, 198
Positioning 130
Pre-contemplation 126
Precede-Procede Model 32
PRECEDE-PROCEED 모형 196
Precontemplation Stage 51
Predisposing 32
Preparation 126
Preparation stage 51
Price 122
Priority setting 85
Process evaluation 196
process objectives 103
Prochaska 126
Product 122
Promotion 122
Propriety 93
PSA 123
Public Service Announcement 123

R

Rationing 85
Reinforcement Management 53
Reinforcing 32
Relevant 105
Resource Allocation 85
Resources 93
Response-ability 129

S

Self Liberation 53
Self Reevaluation 52
Smith 120

Social Diagnosis 196
social Liberation 52
Social Marketing 37, 119
Specific 104
Stakeholder 123
Start-up 142
Stimuli Control 52
Storyboarding 147
STP전략 120
Strategy 133
Sustaining Change 142

T

Tannahill 41
Target Health Behavior 122
Termination 126
The Diffusion Theory 153
Theory of Planned Behavior 49
Theory Reasoned Action 48
Time limited 105
Trans-Theoretical Model 50

W

Worksheet 135
World Wide Web의 활용 135

| 저자 소개 |

안옥희 우석대학교 간호학과
정운숙 동우대학 간호과
최희정 목포가톨릭대학교 간호학과
최혜정 한중대학교 간호학과
심문숙 건양대학교 간호학과
전미순 백석대학교 보건학부
도은영 광주여자대학교 간호학과
주영희 김천과학대학 간호과
이경란 가톨릭상지대학 간호과

보건프로그램 개발 및 평가

초판인쇄 2010년 8월 23일
초판발행 2010년 8월 30일
공 저 자 안옥희, 정운숙, 최희정, 최혜정, 심문숙, 전미순, 도은영, 주영희, 이경란
발 행 자 김기봉
발 행 처 메디컬코리아
주 소 서울시 영등포구 문래동 1가 39번지 센터플러스 1118호
전 화 02-909-3141
팩 스 02-338-4832
출판등록 2005년 12월 7일 제307-2005-50호
전자우편 meko7@paran.com
홈페이지 www.medical-korea.co.kr

ISBN 978-89-6315-247-9

정가 : **값 25,000원**